皇甫谧医著集要

主编 李金田

中国中医药出版社

·北京·

图书在版编目（CIP）数据

皇甫谧医著集要/李金田主编. —北京：中国中医药出版社，2012.8

ISBN 978 - 7 - 5132 - 1061 - 4

Ⅰ.①皇… Ⅱ.①李… Ⅲ.①针灸学—中国—西晋时代 Ⅳ.①R245

中国版本图书馆 CIP 数据核字（2012）第 156139 号

中 国 中 医 药 出 版 社 出 版
北京市朝阳区北三环东路 28 号易亨大厦 16 层
邮政编码　100013
传真　010 64405750
北京泰锐印刷有限公司印刷
各地新华书店经销

*

开本 880 × 1230　1/32　印张 12.125　字数 241 千字
2012 年 8 月第 1 版　2012 年 8 月第 1 次印刷
书　号　ISBN 978 - 7 - 5132 - 1061 - 4

*

定价 38.00 元
网址　www.cptcm.com

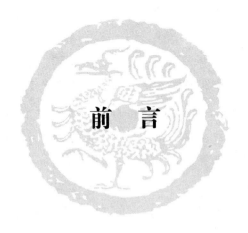

前　言

　　皇甫谧，晋朝高秀，著述颇丰。然幼年愚顽，至二十始受书，遂有高尚之志。性情沉静，重道轻权，博综典籍百家之言，以著述为务。因病习医而臻至妙。其学广涉文史医哲，因撰《甲乙》而名扬海外，及至今日千余年矣。

　　原中华文明自盘古开天辟地，历三皇五帝文武经世，迄今 20 余朝，遑遑五千余年。21 世纪以来，华医递兴，针术尤盛，海内外莫不仰止。针灸经典《黄帝三部针灸甲乙经》自公元 6 世纪传至朝、日等国，随后渐及东南亚、印度大陆、欧洲各国，随着中医针灸列入"人类非物质文化遗产代表作名录"，世界各国对中医针灸学的关注和运用与日俱增，对《针灸甲乙经》与皇甫谧的关注度也越来越高，"祭拜针灸先师"的热潮在学术界悄然涌动。

　　为此，甘肃中医学院皇甫谧针灸研究所在中国中医药出版社的大力支持下组织编写本书，作为祭师拜祖的一份礼物呈献给各位读者。全书分上、中、下篇三部分：上篇主要讲述皇甫谧家族世系及其在医学领域里的主要学术成就，以及后世学者对他的研究概况。中篇截取《针灸甲乙经》中针灸核心部分，及后世医家关于《寒食散论》的两种传本，还录取了《晋书·皇甫谧传》中《玄守》、《释劝》、《笃终》三论，分析其中蕴含的养生学思想。其中《针灸甲乙经》现流传版本较多，编写组反复考究，认为黄龙祥主编的由华夏出版社出版的《针灸名著集成》收录《针灸甲乙经》文字校对尤为上乘，故以此本为蓝本。这部分是本书的核心部分，首次将皇甫谧医学成就归纳为针灸、论寒食散方及养生三个方面。除此之外，皇甫谧医学著作尚有《皇甫谧脉诀》、《皇甫谧依诸方撰》等，可惜已佚。下篇主要荟萃近现代以来学者对皇甫谧及《针灸甲乙经》的研究成果及特征，概括为校注、腧穴、专题及总体研究四方面。

本书在编写过程中得到了中国中医药出版社、甘肃省中医药研究院的大力支持，谨致诚挚谢意！

甘肃中医学院皇甫谧针灸研究所

2012 年 6 月

目录

上篇　皇甫谧及其医学成就概说

中篇　医学集要

下篇 研究荟萃

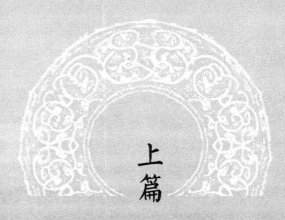

上篇 皇甫谧及其医学成就概说

一、皇甫世系及皇甫谧生平事迹

（一）皇甫世系

关于皇甫姓氏，《新唐书·宰相世系表》记："皇甫氏出自子姓。宋戴公白生公子充石，字皇父……汉兴，自鲁徙茂陵，改父为甫。"至此皇甫姓氏生焉。子姓，古国名，公元前11世纪建都于河南商丘。鲁，即今山东省。茂陵，是汉武帝的陵墓，建造于西汉建元二年（公元前139年），茂陵在槐里县茂乡（今陕西兴平东南）。《元和姓纂五》："后汉安定皇甫携生稷，始居安定，为著姓。"《长庆集·皇甫镈墓志》："皇父氏……改父为甫，及汉迁安定朝那，其后为安定朝那人。"由此可知，皇甫姓氏出现于西汉中期（公元前139年以后），其祖籍生成地在陕西兴平茂陵，后汉时迁居于安定朝那。在朝那皇甫氏开始显赫并形成士族。因此皇甫谧生于望族，为将门之后。

《晋书·皇甫谧传》："皇甫谧……汉太尉嵩之曾孙也。"

《后汉书·皇甫规传》："（皇甫规）祖父棱，渡辽将军，父旗，扶风都尉。"

《新修固原直隶州志·人物志》："皇甫规，字威明，安定朝那人，祖棱，渡辽将军，父旗，扶风都尉。"

《后汉书·皇甫嵩传》："渡辽将军之兄子也。父节，雁门太守。"

《世说新语·文学》篇注引王隐《晋书》："谧字士安，安定朝那人，汉太尉嵩曾孙也，祖叔献，灞陵令，父叔侯，举孝廉。"

从所引史料来看，朝那皇甫世系的名人主要有：安定都尉皇甫俊；俊之子皇甫棱，为渡辽将军；棱之子皇甫旗，为扶风都尉；旗之子皇甫规，征为尚书。皇甫棱之兄雁门太守皇甫节；节之子皇甫嵩，为汉太尉；嵩之子皇甫叔献和皇甫竖寿，皇甫叔献为灞陵令；叔献之子，皇甫叔侯，仅举孝廉；叔侯之子皇甫谧；谧生二子，长子皇甫童灵，生平不详；次子皇甫方回，曾为陶侃所器重，后被杀于四川。《晋书·皇甫谧传》记皇甫方回："少遵父操，兼有文才，永嘉初，博士征，不起。避乱荆州，闭户闲居，未尝入城府。蚕而后衣，耕而后食，先人后己，尊贤爱物，南土人士咸崇敬之……廙大行诛戮以立威，以方回为侃所敬，责其不来诣己，乃收而斩之。荆土华夷，莫不流涕。"

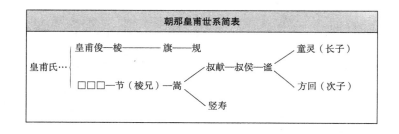

朝那皇甫氏族中，皇甫规（公元 104 — 174 年）和皇甫嵩是重要的人物，此二人使皇甫氏族名声显扬。《后汉书·皇甫规传》记："永和六年（公元 141 年）西羌大寇三辅（指长安、冯翊、扶风），围安定……郡将知规有兵略，乃命为功曹，使率甲士八百，与羌交战。斩首数级，贼遂退却。举规上计掾。其后羌众大合，攻烧陇西，朝廷患之。规乃上疏求乞自效。……时帝不能用。冲质之间，梁太后临朝，规举贤良方正。""延熹四年（公元 161 年）秋，叛羌零吾等与先零别种寇钞关中（古函谷关以西为关中）……规素悉羌事，志自奋效……志冬，羌遂大合，朝廷为忧。三公举规为中朗将，持节监关西兵，讨零吾等，破之，斩首八百级。先零诸种羌慕规威信，相劝降者十余万。""（后）征拜渡辽将军……永康元年（公 167 年），征为尚书……迁规弘农太守，封寿成亭候，邑二百户，让封不受。再转为护羌校尉。熹平三年（公元 174 年）以疾召还，未至，卒于谷城，年七十一。所著赋、铭、碑、赞、祷文、吊、章表、教令、书、檄、笺记，凡二十七篇。"皇甫规能征善战，足智多谋，他在抗羌护羌，安定凉州，护卫安定郡东迁的战事中，功绩卓著，称为西州豪杰，他的功就使皇甫氏族变得兴旺。

皇甫嵩，字义真，卒于东汉兴平二年（公元 195 年），生年不详。灵帝中平元年（公元 184 年），黄巾大起义，汉以嵩为左中朗将，与朱隽共讨张角，于颖川、仓亭（今河北威县一带）、广宗（今山东阳谷）、曲阳（今河北上曲阳县）等地，斩黄巾领袖张梁、张宝等人，斩黄巾将士十余万首级，俘虏十余万人。是汉王朝的大功臣，功拜车骑将军冀州牧，汉太尉，封槐里、美阳两县八千户。皇甫嵩功绩显赫，官居上品，使皇甫氏成为士族大姓。至西晋，皇甫氏族达到全盛时期。至隋时，有史书记载的皇甫氏名人已达到四十多人。

（二）皇甫谧生平事迹

皇甫谧（公元 215—282 年），字士安，幼名静，自号玄晏先生。生于东汉建安二十年。《晋书·皇甫谧传》："泰康三年卒，时年六十八岁。"

汉献帝建安二十年，乙未，公元 215 年，出生，一岁。至魏文帝黄初二年，辛丑，公元 221 年，七岁。为皇甫谧的少年时期。

魏文帝黄初三年，壬寅，公元 222 年，八岁。至魏明帝青龙二年，甲寅，公元 234 年，二十七岁，为皇甫谧的青少年时代。

皇甫谧在汉末战乱、疾疫中度过了他的青少年时代，目睹了当时社会的腐败黑暗。他在《帝王世纪》中写到："及灵帝遭黄巾。献帝即位，而董卓兴乱，大焚宫庙，劫御西迁，京师萧条，豪杰并争，郭氾李傕之属，残害又甚，是以兴平建安之际，海内凶荒，天子奔流，白骨盈野。故陕津之难，以箕撮指，安邑之东，后裳不完，遂有寇戎，雄雌未定，割剥庶民，三十余年。及魏武皇帝，克平天下，文帝受禅，人众之损，万有一存。"皇甫谧因处兵戈扰攘、民不安宁的乱世，整天东游西荡，"跟村童编荆为盾，执杖为矛，分阵相刺，有若习兵"（《说郛·玄晏春秋》）。

《晋书·皇甫谧传》曰："年二十，不好学，游荡无度，或以为痴。"皇甫谧自幼过继给叔父。因其游荡无度，叔父叔母甚以为忧。有一次，谧以瓜果敬叔母，叔母涕曰："汝今年余二十，目不存教，心不入道，无以慰我……修身笃学，自汝得之，于我何有？因对之流涕，谧乃感激，就乡人席坦受书，勤力不怠。"（《晋书·皇甫谧》）

齐王曹芳正始元年，庚申，公元 240 年，二十六岁。

《玉海书目》云："晋，正始初，安定皇甫谧以汉纪残缺，博案经传，旁观百家，著《帝王世纪》并《年历》，合十二篇，起太昊帝，讫汉献帝。"

齐王曹芳正始九年，戊辰，公元 248 年，三十四岁。

司马懿在京城发动政变前，皇甫谧曾做噩梦。《汉晋春秋》云："安定皇甫谧以九年冬（正始九年）梦至洛阳，自庙出，见车骑甚众，以物呈庙云：'诛大将军曹爽。'"寤而以告其邑人，邑人曰："君欲作曹之梦乎！朝无公孙疆如何？且爽兄弟典重兵，又权尚书事，谁敢谋之？"谧曰："爽无叔振铎之请，苟是天机则离矣，何恃于疆，昔汉之阎显，依母后之尊，权国威命，可为至重矣，阉人十九人一旦户之，且爽兄弟乎？"称之为"曹人之梦"。

齐王曹芳正始十年，己巳，公元 249 年，三十五岁。

掌权的司马懿在京城发动政变，制造了"高平陵事件"，趁皇帝曹芳和大将军曹爽离洛阳祭扫魏明帝高平陵之空，把曹爽兄弟和名士何晏、丁谧、李胜、毕轨、桓范等诛灭三族。其时皇甫谧在河南患疟疾。

高贵乡公曹髦正元元年，甲戌，公元 254 年，四十岁。

掌权的司马氏诛杀了名士夏侯宏、李丰、许允等。皇甫谧丧后母还本宗。《晋书·皇甫谧》曰："叔父有子既冠，谧年四十丧生后母，遂还本宗。"

正元元年以前，皇甫谧没有生活在生地甘肃，而是随其叔父在新安度过。他的启蒙老师是叔母任氏，就学魏晋间儒者席坦，谧以著述为志，性情"沉静寡欲"，"带经而农，遂博综典籍百家之言……有高尚之志"。

高贵乡公曹髦甘露三年，戊寅，公元 258 年，四十四岁。

《皇帝三部针灸甲乙经》开始编写。皇甫谧自序云："甘露中，吾病风加苦聋百日，方治要旨浅近。乃撰集三部，使事类相从，删其浮辞，除其重复，论其精要，至为十二卷。"

元帝曹奂景元元年，庚辰，公元 260 年，四十六岁。

司马昭借心腹贾充的手杀了高贵乡公曹髦，司马昭为收揽人心，下诏征辟皇甫谧等三十七人，而谧不仕，作了《释劝》，以说明自己不愿意为官的理由。

晋武帝司马炎泰始元年，乙酉，公元 265 年，五十一岁。

《晋书·皇甫谧传》云："泰始登禅，同命之士莫不毕至，皆拜骑都尉，或赐爵关内侯，进奉朝请，礼如侍臣。唯与疾困，不及国宠。"

晋泰始三年，丁亥，公元 267 年，五十三岁。

《晋书·皇甫谧传》云："武帝频下诏敦逼不已。"皇甫谧以病上疏自称草莽臣："小人无良，致灾速祸，久婴笃疾，躯半不仁，右脚偏小，十有九载"，"服寒食药，违错节度，辛苦荼毒，于今七年"。"初服寒食散，而性与之忤，每委顿不伦，尝悲恚，叩刃欲自杀，叔母谏之而止。"于是著《寒石散论》。

晋泰始四年，戊子，公元 268 年，五十四岁。

《晋书·皇甫谧传》云："岁余，又举贤良方正，并不起。自表就帝借书，帝送一车与之。"

咸宁元年，乙未，公元 275 年，六十一岁。

《晋书·皇甫谧传》云："咸宁初，又诏曰'男子皇甫谧沉静履素，守学好古，与流俗异趣，其以谧为太子中庶子'。谧固辞笃疾。帝初虽不夺其志，寻复发诏征为议郎，又召补著作郎。司隶校尉刘毅请为功曹，并不应。"著《笃终》。

晋泰康三年，壬寅，公元 282 年，六十八岁。

《晋书·皇甫谧传》云："泰康三年卒，时年六十八岁。子童灵、方回等尊其遗命。"

附:《晋书·皇甫谧传》

皇甫谧字士安，幼名静，安定朝那人，汉太尉嵩之曾孙也。出后叔父，徙居新安。年二十，不好学，游荡无度，或以为痴。尝得瓜果，辄进所后叔母任氏。任氏曰："《孝经》云：'三牲之养，犹为不孝。'汝今年余二十，目不存教，心不入道，无以慰我。"因叹曰："昔孟母三徙以成仁，曾父烹豕以成教，岂我居不卜邻，教有所阙，何尔鲁钝之甚也！修身笃学，自汝得之，于我何有！"因对之流涕。谧乃感激，就乡人席坦受书，勤力不怠。居贫，躬自稼穑，带经而农，遂博综典籍百家之言。沉静寡欲，始有高尚之志，以著述为务，自号玄晏先生。著《礼乐》、《圣真》之论。后得风痹疾，犹手不辍卷。

或劝谧修名广交，谧以为"非圣人孰能兼存出处，居田里之中亦可以乐尧舜之道，何必崇接世利，事官鞅掌，然后为名乎"。作《玄守论》以答之，曰：

　　或谓谧曰："富贵人之所欲，贫贱人之所恶，何故委形待于穷而不变乎？且道之所贵者，理世也；人之所美者，及时也。先生年迈齿变，饥寒不赡，转死沟壑，其谁知乎？"

　　谧曰："人之所至惜者，命也；道之所必全者，形也；性形所不可犯者，疾病也。若扰全道以损性命，安得去贫贱存所欲哉？吾闻食人之禄者怀人之忧，形强犹不堪，况吾之弱疾乎！且贫者士之常，贱者道之实，处常得实，没齿不忧，孰与富贵扰神耗精者乎？又生为人所不知，死为人所不惜，至矣！喑聋之徒，天下之有道者也。夫一人死而天下号者，以为损也；一人生而四海笑者，以为益也。然则，号笑非益死损生也。是以至道不损，至德不益。何哉？体足也。如回天下之念以追损生之祸，运四海之心以广非益之病，岂道德之至乎！夫唯无损，则至坚矣；夫唯无益，则

至厚矣。坚故终不损，厚故终不薄。苟能体坚厚
之实，居不薄之真，立乎损益之外，游乎形骸之
表，则我道全矣。"

遂不仕。耽玩典籍，忘寝与食，时人谓之"书淫"。或
有箴其过笃，将损耗精神。谧曰："朝闻道，夕死可矣，况
命之修短分定悬天乎！"

叔父有子既冠，谧年四十丧所生后母，遂还本宗。

城阳太守梁柳，谧从姑子也，当之官，人劝谧饯之。
谧曰："柳为布衣时过吾，吾送迎不出门，食不过盐菜，贫
者不以酒肉为礼。今作郡而送之，是贵城阳太守而贱梁柳，
岂中古人之道，是非吾心所安也。"

时魏郡召上计掾，举孝廉；景元初，相国辟，皆不行。
其后乡亲劝令应命，谧为《释劝论》以通志焉。其辞曰：

相国晋王辟余等三十七人，及泰始登禅，同
命之士莫不毕至，皆拜骑都尉，或赐爵关内侯，
进奉朝请，礼如侍臣。唯余疾困，不及国宠。宗
人父兄及我僚类，咸以为天下大庆，万姓赖之，
虽未成礼，不宜安寝，纵其疾笃，犹当致身。余
唯古今明王之制，事无巨细，断之以情，实力不
堪，岂慢也哉！乃伏枕而叹曰："夫进者，身之荣
也；退者，命之实也。设余不疾，执高箕山，尚
当容之，况余实笃！故尧舜之世，士或收迹林泽，
或过门不敢入。咎繇之徒两遂其愿者，遇时也。

故朝贵致功之臣，野美全志之士。彼独何人哉！今圣帝龙兴，配名前哲，仁道不远，斯亦然乎！客或以常言见逼，或以逆世为虑。余谓上有宽明之主，下必有听意之人，天网恢恢，至否一也，何尤于出处哉！”遂究宾主之论，以解难者，名曰《释劝》。

客曰："盖闻天以悬象致明，地以含通吐灵。故黄钟次序，律吕分形。是以春华发萼，夏繁其实，秋风逐暑，冬冰乃结。人道以之，应机乃发。三材连利，明若符契。故士或同升于唐朝，或先觉于有莘，或通梦以感主，或释钓于渭滨，或叩角以干齐，或解褐以相秦，或冒谤以安郑，或乘驷以救屯，或班荆以求友，或借术于黄神。故能电飞景拔，超次迈伦，腾高声以奋远，抗宇宙之清音。由此观之，进德贵乎及时，何故屈此而不伸？今子以英茂之才，游精于六艺之府，散意于众妙之门者有年矣。既遭皇禅之朝，又投禄利之际，委圣明之主，偶知己之会，时清道真，可以冲迈，此真吾生濯发云汉、鸿渐之秋也。韬光逐薮，含章未曜，龙潜九泉，砳焉执高，弃通道之远由，守介人之局操，无乃乖于道之趣乎？

且吾闻招摇昏回则天位正，五教班叙则人理定。如今王命切至，委虑有司，上招迕主之累，下致骇众之疑。达者贵同，何必独异？群贤可从，何必守意？方今同命并臻，饥不待餐，振藻皇涂，咸秩天官。子独栖迟衡门，放形世表，逊遁丘园，不睨华好，惠不加人，行不合道，身婴大痃，性命难保。若其羲和促辔，大火西颓，临川恨晚，将复何阶！夫贵阴贱璧，圣所约也；颠倒衣裳，明所箴也。子其鉴先哲之洪范，副圣朝之虚心，冲灵翼于云路，浴天池以濯鳞，排阊阖，步玉岑，登紫闼，侍北辰，翻然景曜，杂沓英尘。辅唐虞之主，化尧舜之人，宣刑错之政，配殷周之臣，铭功景钟，参叙彝伦，存则鼎食，亡为贵臣，不亦茂哉！而忽金白之辉曜，忘青紫之班瞵，辞容服之光粲，抱弊褐之终年，无乃勤乎！"

主人笑而应之曰："吁！若宾可谓习外观之晖晖，未睹幽人之仿佛也；见俗人之不容，未喻圣皇之兼爱也；循方圆于规矩，未知大形之无外也。故曰，天玄而清，地静而宁，含罗万类，旁薄群生，寄身圣世，托道之灵。若夫春以阳散，冬以阴凝，泰液含光，元气混蒸，众品仰化，诞制殊征。故进者享天禄，处者安丘陵。是以寒暑相推，四宿代中，阴阳不治，运化无穷，自然分定，两克厥中。二物俱灵，是谓大同；彼此无怨，是谓至通。

若乃衰周之末，贵诈贱诚，牵于权力，以利要荣。故苏子出而六主合，张仪入而横势成，廉颇存而赵重，乐毅去而燕轻，公叔没而魏败，孙膑刖而齐宁，蠡种亲而越霸，屈子疏而楚倾。是以君无常籍，臣无定名，损义放诚，一虚一盈。故冯以弹剑感主，女有反赐之说，项奋拔山之力，蒯陈鼎足之势，东郭劫于田荣，颜阖耻于见逼。斯皆弃礼丧真，苟荣朝夕之急者也，岂道化之本与！

若乃圣帝之创化也，参德乎二皇，齐风乎虞夏，欲温温而和畅，不欲察察而明切也；欲混混若玄流，不欲荡荡而名发也；欲索索而条解，不欲契契而绳结也；欲芒芒而无垠际，不欲区区而分别也；欲暗然而日章，不欲示白若冰雪也；欲醇醇而任德，不欲琐琐而执法也。是以见机者以动成，好遁者无所迫。故曰，一明一昧，得道之概；一弛一张，合礼之方；一浮一沈，兼得其真。故上有劳谦之爱，下有不名之臣；朝有聘贤之礼，野有遁窜之人。是以支伯以幽疾距唐，李老寄迹于西邻，颜氏安陋以成名，原思娱道于至贫，荣期以三乐感尼父，黔娄定谥于布衾，干木偃息以存魏，荆莱志迈于江岑，君平因著以道著，四皓潜德于洛滨，郑真躬耕以致誉，幼安发令乎今人。皆持难夺之节，执不回之意，遭拔俗之主，全彼人之志。故有独定之计者，不借谋于众人；守不动之安者，不假虑于群宾。故能弃外亲之华，通内道之真，去显显之明路，入昧昧之埃尘，宛转万情之形表，排托虚寂以寄身，居无事之宅，交释利之人。轻若鸿毛，重若泥沈，损之不得，测之愈深。真吾徒之师表，余迫疾而不能及者也。
子议吾失宿而骇众，吾亦怪子较论而不折中也。

夫才不周用，众所斥也；寝疾弥年，朝所弃
也。是以胥克之废，丘明列焉；伯牛有疾，孔子
斯叹。若黄帝创制于九经，岐伯剖腹以蠲肠，扁
鹊造虢而尸起，文挚徇命于齐王，医和显术于秦
晋，仓公发秘于汉皇，华佗存精于独识，仲景垂
妙于定方。徒恨生不逢乎若人，故乞命诉乎明王。
求绝编于天录，亮我躬之辛苦，冀微诚之降霜，
故俟罪而穷处。”

其后武帝频下诏敦逼不已。谧上疏自称草莽臣，曰：

臣以尪弊，迷于道趣，因疾抽簪，散发林阜，
人纲不闲，鸟兽为群。陛下披榛采兰，并收蒿艾。
是以皋陶振褐，不仁者远。臣惟顽蒙，备食晋粟，
犹识唐人击壤之乐，宜赴京城，称寿阙外。而小
人无良，致灾速祸，久婴笃疾，躯半不仁，右脚
偏小，十有九载。又服寒食药，违错节度，辛苦
荼毒，于今七年。隆冬裸袒食冰，当暑烦闷，加
以咳逆，或若温疟，或类伤寒，浮气流肿，四肢
酸重。于今困劣，救命呼嚼，父兄见出，妻息长
诀。仰迫天威，扶舆就道，所苦加焉，不任进路，
委身待罪，伏枕叹息。臣闻《韶》《卫》不并奏，
《雅》《郑》不兼御，故邻子入周，祸延王叔；虞

丘称贤，樊姬掩口。君子小人，礼不同器，况臣
糠燧（麦黄），糅之雕胡？庸夫锦衣，不称其服
也。窃闻同命之士，咸以毕到，唯臣疾疢，抱衅
床蓐，虽贪明时，惧毙命路隅。设臣不疾，已遭
尧舜之世，执志箕山，犹当容之。臣闻上有明圣
之主，下有输实之臣；上有在宽之政，下有委情
之人。唯陛下留神垂恕，更旌环俊，索隐于傅岩，
收钓于渭滨，无令泥滓久浊清流。

谧辞切言至，遂见听许。

岁余，又举贤良方正，并不起。自表就帝借书，帝送
一车书与之。谧虽羸疾，而披阅不怠。初服寒食散，而性
与之忤，每委顿不伦，尝悲恚，叩刃欲自杀，叔母谏之而
止。

济阴太守蜀人文立，表以命士有赘为烦，请绝其礼币，
诏从之。谧闻而叹曰："亡国之大夫不可与图存，而以革历
代之制，其可乎！夫'束帛戋戋'，《易》之明义，玄纁之
赘，自古之旧也。故孔子称夙夜强学以待问，席上之珍以
待聘。士于是乎三揖乃进，明致之难也；一让而退，明去
之易也。若殷汤之于伊尹，文王之于太公，或身即莘野，
或就载以归，唯恐礼之不重，岂吝其烦费哉！且一礼不备，
贞女耻之，况命士乎！孔子曰：'赐也，尔爱其羊，我爱其
礼。'弃之如何？政之失贤，于此乎在矣。"

咸宁初，又诏曰："男子皇甫谧沉静履素，守学好古，
与流俗异趣，其以谧为太子中庶子。"谧固辞笃疾。帝初虽

不夺其志，寻复发诏征为议郎，又召补著作郎。司隶校尉刘毅请为功曹，并不应。著论为葬送之制，名曰《笃终》，曰：

玄晏先生以为存亡天地之定制，人理之必至也。故礼六十而制寿，至于九十，各有等差，防终以素，岂流俗之多忌者哉！吾年虽未制寿，然婴疢弥纪，仍遭丧难，神气损劣，困顿数矣。常惧夭陨不期，虑终无素，是以略陈至怀。

夫人之所贪者，生也；所恶者，死也。虽贪，不得越期；虽恶，不可逃遁。人之死也，精歇开散，魂无不之，故气属于天；寄命终尽，穷体反真，故尸藏于地。是以神不存体，则与气升降；尸不久寄，与地合形。形神不隔，天地之性也；尸与土并，反真之理也。今生不能保七尺之躯，死何故隔一棺之土？然则衣衾所以秽尸，棺椁所以隔真，故桓司马石椁不如速朽；季孙玙璠比之暴骸；文公厚葬，《春秋》以为华元不臣；扬王孙亲土，《汉书》以为贤于秦始皇。如今魂必有知，则人鬼异制，黄泉之亲，死多于生，必将备其器物，用待亡者。今若以存况终，非即灵之意也。如其无知，则空夺生用，损之无益，而启奸心，是招露形之祸，增亡者之毒也。

夫葬者，藏也；藏也者，欲人之不得见也。而大为棺椁，备赠存物，无异于埋金路隅而书表于上也。虽甚愚之人，必将笑之。丰财厚葬以启奸心，或剖破棺椁，或牵曳形骸，或剥臂捋金环，或扪肠求珠玉。焚如之形，不痛于是？自古及今，未有不死之人，又无不发之墓也。故张释之曰："使其中有欲，虽固南山犹有隙；使其中无欲，虽无石椁，又何戚焉！"斯言达矣，吾之师也。夫赠终加厚，非厚死也，生者自为也。遂生意于无益，弃死者之所属，知者所不行也。《易》称"古之葬者，衣之以薪，葬之中野，不封不树"。是以死得归真，亡不损生。

故吾欲朝死夕葬，夕死朝葬，不设棺椁，不加缠敛，不修沐浴，不造新服，殡唅之物，一皆绝之。吾本欲露形入坑，以身亲土，或恐人情染俗来久，顿革理难，今故粗为之制。奢不石椁，俭不露形。气绝之后，便即时服，幅巾故衣，以蘧篨裹尸，麻约二头，置尸床上。择不毛之地，穿坑深十尺，长一丈五尺，广六尺，坑讫，举床就坑，去床下尸。平生之物，皆无自随，唯赍《孝经》一卷，示不忘孝道。蘧篨之外，便以亲土。土与地平，还其故草，使生其上，无种树木、削除，使生迹无处，自求不知。不见可欲，则奸不生心，终始无怵惕，千载不虑患。形骸与后土同体，魂爽与元气合灵，真笃爱之至也。若亡有前后，不得移祔。祔葬自周公来，非古制也。舜葬苍梧，二妃不从，以为一定，何必周礼。无问师工，无信卜筮，无拘俗言，无张神坐，无十五日朝夕上食。礼不墓祭，但月朔于家设席以祭，百日而止。临必昏明，不得以夜。制服常居，不得墓次，夫古不崇墓，智也。今之封树，愚也。若不从此，是戮尸地下，死而重伤。魂而有灵，则冤悲没世，长为恨鬼。王孙之子，可以为诚。死誓难违，幸无改焉！

而竟不仕。太康三年卒，时年六十八。子童灵、方回等遵其遗命。

谧所著诗赋诔颂论难甚多，又撰《帝王世纪》、《年历》、《高士》、《逸士》、《列女》等传、《玄晏春秋》，并重于世。门人挚虞、张轨、牛综、席纯，皆为晋名臣。

二、皇甫谧医学成就概说

皇甫谧在医学领域里的成就应该至少包括针灸学、论寒食散方和养生思想。由于《针灸甲乙经》在中医学发展史上的显赫地位，使人们对皇甫谧在其他医学领域里的学术成就重视度相对较少。

（一）针灸学科的开门立户之作——《针灸甲乙经》

《针灸甲乙经》是我国最早最多地收集和整理古代针灸资料的重要文献，也是系统化、规范化的针灸学专著，因此由晋到宋，许多针灸专书，诸如王惟一的《铜人腧穴针灸图经》，所载穴位和适应证基本上没有超出《针灸甲乙经》的范围，其他如《千金方》、《外台秘要》等书中有关针灸部分，也和本书基本一致，尤其《外台秘要》几乎完全取材于本书。《针灸资生经》等针灸专著，也无一不是参考遵循本书编辑而成。在明清两代的针灸著作中，如《针灸聚英》、《针灸大成》、《针灸集成》、《医宗金鉴·针灸心法要诀》等，也都是在本书的基础上发展起来的。《四库全书总目提要》曾说："考《隋志》有《明堂孔穴》五卷、

《明堂孔穴图》三卷，又《明堂孔穴图》三卷。《唐志》有
《黄帝内经明堂》十三卷……今并亡佚，惟赖是书存其精
要，且节解章分，具有条理，亦寻省较易，至今与《内经》
并行，不可偏废，盖有由矣。"可见《针灸甲乙经》在保存
历代针灸重要文献资料方面尤有重大贡献。

从《针灸甲乙经》看，皇甫谧对针灸学术的贡献可以
概括为以下几点。

1. 保存了针灸古文献资料

《针灸甲乙经》最早最完整地收藏和整理了自黄帝始
至魏晋以前针灸方面的大量原始资料，保留了《明堂》
的基本内容。《四库全书·总目提要》卷一百三云："考
《隋志》有《明堂孔穴》五卷、《明堂孔穴图》三卷，又
《明堂孔穴图》三卷，《唐志》有十三卷……杨元孙《黄
帝明堂》三卷，今并亡佚。惟赖是书有其精要。"又《黄
帝内经明堂》黄以周叙云："顾《黄帝明堂》之文，多经
后人窜改，而不见其旧。自皇甫谧刺取《甲乙》而后秦
承祖增其穴（杨注引其说，《千金方》亦引之）甄权修其
图，孙思邈之《千金》，王焘之《秘要》，又各据后代之
言，损益其间。今之所行《铜人经》，非王惟德所著三卷
之文，今之所传《黄帝明堂经》，尤非杨上善所见三卷之
旧。古之《明堂》，其文具及于《甲乙》。"使得《明堂》
珍贵价值的针灸资料在该书中得以完整地保存，并且节
解章分，具有条理，显示了它不可替代的针灸文献价
值。

2. 弘扬了《内经》针灸学术思想

《内经》是中医基础与针灸基本理论的经典之作。皇甫谧《针灸甲乙经·序》始云:"按《七略》艺文志,《黄帝内经》十八卷,今有《针经》九卷、《素问》九卷,二九十八卷,即《内经》也。"《针灸甲乙经》一书,是由皇甫谧以《素问》、《灵枢》、《明堂》三书为蓝本撰集而成,就弘扬《内经》针灸学术思想的贡献是极其伟大的。

皇甫谧将《内经》原文篇序重新编排,使事类相从,便于查寻。《针灸甲乙经·序》谓:《素问》、《针经》,虽原本经脉,论病精微,其文有理。"然称述多而切事少,有不编次",故不易浏览。所谓"称述多而切事少",即以经文所论,理论说的多,临床实用者少。皇甫谧将《内经》中有关解剖、生理、病理、体质、脏腑、经络、诊断、治疗等知识有机地统一起来,以整体观指导针灸理论与临床,发展了《内经》的针灸学说。皇甫谧发展了《内经》的腧穴学,由《内经》确定腧穴 160 个,发展到官定 348 个。在《内经》循经布穴的原则上,创立了划线布穴法,实现了腧穴和经络在理论上的有机统一,扭转了临床取穴不统一、不准确的局面,大大方便了临床应用而具有实用性。

皇甫谧集《内经》经络学说之精要,在经络内容、经络循行、经络的生理、经络的主病、经络与腧穴的关系、刺灸法、刺灸禁忌、刺灸适应证等方面均较《内经》有了较大的发展。

在临床诊断与治疗方面,《针灸甲乙经》用了一半以上的篇卷,介绍了针灸的临床应用,从诊断方法到治疗原则,到特殊穴位的应用,到具体病症的辨证配穴施治,使针灸学在临床各科中得到广泛应用,对针灸学的发展起到了承前启后的作用。

3. 集西晋以前腧穴学之大成

(1)系统整理十四经腧穴

各穴位包括穴位的别名、部位、取法、何经所会、何经脉气所发、禁刺、禁灸、误针误灸所带来的不良后果、针刺深度、留针时间、艾灸壮数等,都作了详细的描述,为针灸学的全面发展奠定了雄厚的基础。

(2)提出了分部划线布穴的排列穴位方法

皇甫谧把人体的腧穴,按头、面、项、肩、胸、背、腹、四肢等体表部位,划分为排列穴位的35条线路,例如:背自第一椎循督脉下行至脊骶凡十一穴,这是正中线;背自第一椎两旁侠脊各一寸五分下至节凡四十二穴,这是第一傍行线;背自第二椎两旁侠脊各三寸行至二十一椎下两旁侠脊凡二十六穴,这是第二傍行线。这样寻找腧穴,便利而准确。且皇甫谧所记载的每一腧穴,都注明了属于哪条经脉,如:"天鼎,在缺盆上,直扶突、气舍后一寸五分,手阳明脉气所发,刺入四分,灸三壮。"这种方法,方便实用,是针灸学史上的一次重大变革。后世唐·甄权《明堂图》、孙思邈《千金方》以及王执中《针灸资生经》均沿用此法排列穴位。

（3）记载经穴别名 70 多个

穴位的别名，晋以前文献记载很少，但皇甫谧在《针灸甲乙经》中却记载有 70 多个，个别穴位甚至有 3 ~ 4 个名称，如攒竹又名夜光、员柱、始光、明光，石门又名利机、命门、精露，承扶又名皮部、肉郄、阴关。既对腧穴理论的发展起了促进作用，又对理解穴位的位置与作用提供了方便。

（4）补充完善了《内经》的未备内容

不少穴位，《内经》仅有其名，未说明取法和部位，《针灸甲乙经》对其作了补充，如风府，"疾言，其肉立起，言休，其肉立下"；取下关，"合口有孔，张口即闭"；取昆仑，按之有"细脉动应手"等。有的根据患者的口腔动作取穴，有的根据体表静脉分布取穴，大大提高了定穴的准确率。

（5）记载交会穴 80 多个

晋代以前的针灸文献，记载交会穴的很少。皇甫谧记载完整的交会穴有 80 多个，既扩大了腧穴的主治，又为考订提供依据，还方便临床选穴治疗，拓宽了选穴思路。如大椎为三阳经之会，不但能治督脉"脊强反折"等病变，而且能治疗所有三阳经病变；中极、关元为足三阴经任脉之会，既能治疗任脉疾患，又能治疗足三阴经病变。

（6）提出"脉气所发"穴 100 多个

如兑端（督脉穴）为手阳明脉气所发，大迎（足阳明经穴）为足太阳脉气所发。

（7）增补完善了五输穴的体系或内容

关于五输穴，虽《难经》对《内经》所述有所补充，但仍欠完整,《针灸甲乙经》进一步增补了手少阴经五输穴,使之得以完整。

4. 确立了针灸技术操作规范

(1)规定身体各部位针刺深度,保证针刺安全

《针灸甲乙经》以前,有关针刺深度的记载很少,《灵枢·经水》篇仅有某经针入几分的原则叙述,而《针灸甲乙经》则一一作了具体说明。如一般头面部诸穴3分,肢末、背部、胸胁处3~4分,肩部5~7分,腹部8~10分。这样分别不同情况的针刺深度,既保证了针刺的安全,又给后世学者确立了针灸操作规范。

(2)规定了200多个穴位的留针时间

《灵枢》关于留针时间的论述是原则性的,而《针灸甲乙经》却补充了近200个常用穴的留针时间。一般每穴平均留针时间6~7呼;少商诸井穴只留1呼,最多者为环跳、公孙,为20呼(约1分钟)。

(3)规定了艾灸的壮数

关于艾灸的壮数,《针灸甲乙经》规定一般为每穴3~4壮。其中头部、颈部、肩背等处多为3壮;胸、腋、腹部多为5壮;最少者为1壮,如井穴;最多者灸9壮,如大椎;个别甚至灸到50壮,如环跳。与现代临床肌肉丰厚处多灸的原则基本一致。

(4)指出了误刺误灸的不良后果

《针灸甲乙经》载有误针引起不良后果的穴位有13个,误灸引起不良后果的穴位29个。如刺人迎过深杀人(误伤

颈动脉窦压力感受器，令血压急速下降，致晕厥）。刺云门等胸部穴过深，"令人逆息"（出现呼多吸少，胸闷气短，损伤肺叶产生血胸而逆息）。

（5）最早应用化脓灸

《针灸甲乙经》卷三云："欲令灸发者，灸履遍熨之，三日即发。"对后世各家强调"用灸必发灸疮"的主张影响很大，如宋代王执中即主张："凡著艾得疮发，所患即差，不得疮发，其疾不愈。"《外台秘要》卷三十九："灸则不发者，灸故履底，令热好熨之，三日即发也，得发病愈矣。"

5. 汇集丰富的针灸临床经验

（1）归纳了不同疾病的选穴经验

重点是从卷七到卷十二的四十八篇中列出了内、外、妇、儿各种病症的配穴方法。《针灸甲乙经》不仅对各种病症指出了主治和有效的穴位，而且在《内经》的基础上进一步阐发了针灸大法。

（2）记载了500多个处方

其处方的内容是晋以前的其他古籍中从未记载过的，特点有：①单方多，即一病一穴或一症一穴，如"骨痹烦满，商丘主之"，"足下热，胫痛不能久立，湿痹不能行，三阴交主之"。②较少称取某某经脉，多指明具体穴位，如治疟，《内经》谓间日疟不渴刺足太阳，而《针灸甲乙经》则指出："疟，不渴，间日疟，飞扬主之。"③处方内容较少提到用补或用泻，如"身肿皮痛不可近衣，淫泺瘛疭，久则不仁，屋翳主之"。虽有"腹满不能食，刺脊中"，

"肠中常鸣，时上冲心，灸脐中"，"凡唾血，泻鱼际、补尺泽"等记载，但未言补法或泻法。④处方近取穴多，远取穴少。如《针灸甲乙经·手阳明脉动发口齿病》一篇，对龋齿齿痛，先提到目窗、正营、浮白、完骨、颧髎、兑端、耳门、龈交、颊车、上关、下关、角孙等近齿部穴位，然后述及合谷、三间等远端穴位。

（3）论述了200多种病症的治疗

①内科病症：外感热病、伤寒、脏腑病、黄胆、溏泄、癫痫、水肿。②外科病症：包括痈疽、厉风、浸淫、脱疽、痂疥等。③妇科病症：妊娠病、带下病、月经病、不孕症等。④儿科病症：惊痫、泄泻、脐风等。如："惊痫，筋缩主之。"⑤五官科病症：论述了近十种小儿科病症的针灸疗法，如"咽喉肿痛，天柱主之"，"暴喑不言，支沟主之"，"耳痛聋鸣，上关主之"等。

（4）重视妇科和儿科

中国针灸古典医籍中，《针灸甲乙经》是现存最早列出"妇人杂病"专项的医书。在《针灸甲乙经·妇人杂病》中论述了妇女的经、带、胎、产等二十余种妇科疾病的针灸疗法。《针灸甲乙经·小儿杂病》中，论述了十余种小儿科病症的针灸疗法，至今仍广泛应用于临床。

6. 使针灸学传播到国外，在对外医学交流中发挥了巨大作用

自南北朝开始，随着中外交流的日益频繁，中医学传到了国外，《针灸甲乙经》即是其中之一。公元7世纪初，

日本仿唐医事制度，制定医药职令，规定的医生通用教科书中就有《针灸甲乙经》，之后朝鲜也仿效之。《针灸甲乙经》也先后被翻译成多种外文版本，流传至几十个国家和地区。作为学习与研究的重要文献，《针灸甲乙经》对我国医学的发展有着卓越的贡献，在对外医学交流中也发挥了巨大作用。

（二）抨击药弊的警示洪钟——《寒食散论》

《寒食散论》或称《论寒食散方》，是皇甫谧的另一部重要医学著作。可见除针灸医学之外，皇甫谧在药物医学领域也有一定的造诣，《寒食散论》可谓窥豹之斑。

寒食散，又名"五石散"，其药方托始于汉人，由魏人何晏首先服用。关于寒食散中的"五石"，葛洪所述为丹砂、雄黄、白矾、曾青、磁石，隋代名医巢元方则认为是钟乳石、硫黄、白石英、紫石英、赤石脂。尽管"五石"配方各不相同，但其药性皆燥热烩烈，服后使人全身发热，并产生一种迷惑人心的短期效应，实际上是一种慢性中毒。传说何晏耽声好色，服了五石散后，顿觉神明开朗，体力增强。在其影响下，五石散广为流传。然而，许多长期服石者都因中毒而丧命，至唐代孙思邈则呼吁世人"遇此方，即须焚之，勿久留也"。然早此之前，皇甫谧对此曾有过深入的探讨。

生活在魏晋时代的著名学者多有厌世情结，但他们厌世并不厌生，学者们多从药石、山水、音乐、宗教等当中寻找更多的慰藉。由于玄学的发展，使得彼时养生之术、服石之风盛极一时。皇甫谧也在不知不觉间卷入了服石之风。中年之后的皇甫谧，罹患风痹，且病耳聋，更兼服石召祸，苦不堪言。既有一定学养，又精通医道的皇甫谧在这种特殊的情形下，深刻反思自己服食寒食散后身体所发生的反应，广泛考察历代医家之学术言论，结合自己的临床实践完成了《寒食散论》，在当时也很有名望。如《医心方》云："皇甫唯欲将冷，廪丘欲得将石药性热。多以将冷为宜，故士安所撰，偏行于世。"可惜《寒食散论》原著早已亡佚，其相关内容在隋·巢元方《诸病源候论》及日人丹波康赖之《医心方》中有部分保存。考两部著作收录《寒食散论》遗文，其主要学术贡献有以下几个方面：

1. 考察服石渊源

从《寒食散论》遗文看，寒食药不局限于石类药，亦有草类。寒食药始于何人，无人能确切其实，有言华佗者，有云仲景者。皇甫谧认为，华佗于中医学术思想钻研得更为深入精微，用方施药比较单省；而张仲景之经方中有侯氏黑散、紫石英方等，都是多味药物参合出入组成的大方剂。因此，寒食草、石二方，出自张仲景，而非华佗。皇甫谧云："仲景虽精，不及华佗。"指出以华佗之精微，是不会应用这种具有严重毒副作用，且临床不太好把握的配方的。仲景虽然也精于医道，然其精明尚不及华佗。

传世《金匮要略》载侯氏黑散方为：

菊花四十分，白术十分，细辛三分，牡蛎三分，桔梗八分，防风十分，人参三分，矾石三分，黄芩五分，当归三分，干姜三分，芎䓖三分，桂枝三分。上十四味，杵为散，酒服方寸匕，日一服。初服二十日，温酒调服，禁一切鱼肉大蒜。常宜冷食，六十日止，即药积在腹中不下也。热食即下矣，冷食自止。

从服用法中"常宜冷食"、"冷食自止"等语观之，当为寒食药无疑，方药组成以草药为主，则侯氏黑散为寒食草药之属。

又有紫石寒食散方，或许即皇甫谧所说紫石英方，药物及用法为：

紫石英十分，白石英十分，赤石脂十分，钟乳（煅）十分，栝楼根十分，防风十分，桔梗十分，文蛤十分，鬼臼十分，太乙余粮十分，干姜、附子、桂枝（去皮）各四分。上十三味，杵为散，酒服方寸匕。

与侯氏黑散相比，此方以石药较多，少量配以草药，但总以温热立法，仅以栝楼根相佐，方名"紫石寒食散"，当为寒食石药。

由此二方可见皇甫谧对于寒食散方渊源考察是比较严谨的，其"出自仲景，非佗也"之论是可信的。《针灸甲乙经》序中有仲景见侍中王仲宣"令服五石汤"的记载，此五石汤或许即五石散。

对于石药和草药，皇甫谧还有较为详尽的论述："吾观诸服寒食散者，咸言石药沉滞，凝着五脏，故积岁不除；草药轻浅，浮在皮肤，故解散不久。其违错草石正等。今之失度者，石尚迟缓，草多急疾，而今人利草惮石者，良有以也。石必三旬，草以日决，如其不便，草可悔止，石不得休故也。然人有服草散两匕十年不除者，有服石八两终身不发者，虽人性有能否，论药急缓，无以异也。"

2. 指明服石危害

皇甫谧在其《寒食散论》中明确指出了服食寒食散造成的严重危害。有舌缩入喉者，有痈疮陷背者，有脊肉烂溃者。总之"暴发不常，夭害天命"。服石之风如此盛行，是因为当时的尚书何晏，耽声好色，服用此药后，心情开朗，体力增强，于是"京师翕然，传以相授。历岁之困，皆不终朝而愈"。由于人们只喜贪近利，而看不到远期后患，因此在何晏去世以后服石者与日俱增，于时不辍，就连皇甫谧本人也参与其中。尽管当时就出现了因服石而招祸的不少事例，但人们还是不能引以为戒。

3. 批判医患之过

既然服食寒食散祸端百出，人们为何还竞相参与？侯氏黑散、紫石英方出自医圣，后世传用，服食寒食散却出现如此之多遗患，原因何在？皇甫谧指出这是因病乱投医，盲目源自无知。寒食药是至难之药，首先它有比较难以驾驭的较为复杂的药物配伍关系，虽侯氏黑散、紫石英方后世传用，但人们竞相服用的并不是此二方，而是一成不变的"五石散"。皇甫谧指出，服寒食药亦当辨证配方，不能千篇一律；同时服用寒食药后还有一套比较复杂的自我调理方法，而世人怠惰，多不遵循。他批判道：众人喜于近利，未睹后患；而医者精方不及华佗，审治莫如仲景。将至难之药，视为普食之方，岂有不招祸之理？

4. 制定服散量法

由于皇甫谧在当时已是饱学名士，服寒食散后找他救治的人不在少数，更兼他也参与服石，身自苟毒，于是开始琢磨服散之法。"咸宁四年，平阳太守刘泰，亦沉斯病，使使问余救解之宜。先时有姜子者，以药困绝，余实生之，是以闻焉。然身自荷毒，虽才士不能书，辨者不能说也。苟思所不逮，暴至不旋踵，敢以教人乎？辞不获已，乃退而惟之，求诸《本草》，考以《素问》，寻故事之所更，参气物之相使，并列四方之本，注释其下，集而与之。匪曰我能也，该三折臂者为医，非生而知之，试验亦其次也。"

经过深入研究，皇甫谧制定出了服散剂量和服用方法："服寒食散，二两为剂，分作三帖。清旦温醇酒服一帖，移日一丈，复服一帖，移日二丈，复服一帖，如此三帖尽。须臾，以寒水洗手足，药气两行者，当小痹，便因脱衣，以冷水极浴，药势益行，周体凉了，心意开朗，所患即瘥。虽赢困著床，皆不终日而愈。人有强弱，有耐药。若人赢弱者，可先小食，乃服；若人强者，不须食也。有至三剂，药不行者，病人有宿癖者，不可便服也，当先服消石大丸下去，乃可服也。"当然这也是一个大致的法度，皇甫谧是很注重辨证的，"若老小不耐药者，可减二两，强者过二两"。

5. 明确将养之法

寒食散不但服用方法有一定规矩，服散之后，也有一套严格的将养调理之法，大致而言宜寒衣、寒饮、寒食、寒卧、冷浴，极寒益善。但皇甫谧又反复设案举例特别强调仍须遵循辨证论治的基本原则。如药势未散者不可冷浴，否则会药噤不发，使人战掉，此时应换为温酒饮食，并配合活动出力，令人体温热即可。还应使服散者多次饮食，不分昼夜，因为饥饿亦会使人感觉寒冷，进食则会温热。又如，"凡服药者，服食皆冷，唯酒冷热自从"。

此外，服石将养还须十忌：第一忌怒，第二忌愁忧，第三忌哭泣，第四忌忍大小便，第五忌忍饥，第六忌忍渴，第七忌忍热，第八忌忍寒，第九忌忍过用力，第十忌安坐不动。

6. 详述解救之法

若服散后将养失节，出现不同的临床症状，应当遵循辨证论治原则予以治疗解救。皇甫谧结合自己的亲身实践提出了"违人理，反常性"的解救总则，总结出"六反"、"七急"、"八不可"、"三无疑"等解救特点。

六反：重衣更寒，一反也；饥则生臭，二反也；极则自劳，三反也；温则滞利，四反也；饮食欲寒，五反也；痈疮水洗，六反也。

七急：当洗勿失时，一急也；当食勿忍饥，二急也；酒必淳清令温，三急也；衣温便脱，四急也；食必极冷，五急也；卧必衣薄，六急也；食不厌多，七急也。

八不可：冬寒欲火，一不可也；饮食欲热，二不可也；常疹自疑，三不可也；畏避风凉，四不可也；极不能行，五不可也；饮食畏多，六不可也；居贪厚席，七不可也；所欲从意，八不可也。

三无疑：务违常理，一无疑也；委心弃本，二无疑也；寝处必寒，三无疑也。

还详细列述了服石失节的各种症状及其相应的解救措施，内容涉及普通内科、眼科、耳鼻喉科等，非常全面细碎，此处不便列举，参后文相关篇章。

（三）谈玄论道崇尚养生

古代的文人多数都崇尚养生之道，亦广涉医学知识，皇甫谧也不例外，尤其以疟弊而迷于道趣，又服寒食药，违错节度而致辛苦荼毒，不堪忍受时，在玄学成为社会主流思想的时代背景下，他更加重视养生之道。

玄学是在魏晋南北朝时期悄然兴起的社会主流思想。它不是道家学说的变种，也不是儒家学说的延续，而是儒道合流的思想体系。其典型特征是一方面以儒家经义解释《老子》、《庄子》，另一方面又把《周易》道家化，从而使儒道两家学说在玄学中融为一体。在春秋战国之际形成的儒道之学本来就是养生文化的变种，而崇尚清谈的玄学更与养生思想和目的密切相关。

皇甫谧多次婉然拒绝帝王的征召，固然是魏晋时期著名学者的一种心态，也与他"沉静寡欲"的个性有关。在

饱览文史哲学各家学术思想，专于治经的同时，皇甫谧也
花费大量精力，专门研究医学养生之道。他曾遗憾自己生
不逢时，没有遇到扁鹊、华佗等古代名医，但自黄帝始一
代代流传下来的中医学术体系，驱使皇甫谧感到莫大的快
慰。毫无疑问，皇甫谧是先儒后医的。皇甫谧成为一代著
名的医学家是在他中年以后，那时他早已在经学界声名显
赫。夙好医学，久慕养生之道的皇甫谧自然会在他的玄学
思想中流露出养生的旨趣。

比较能反映皇甫谧玄学思想的著作首推《玄守论》。其
文曰："人之所至惜者，命也；道之所必全者，形也；性
形所不可犯者，疾病也。若扰全道以损性命，安得去贫贱
存所欲哉？吾闻食人之禄者怀人之忧，形强犹不堪，况吾
之弱疾乎！且贫者士之常，贱者道之实，处常得实，没齿
不忧，孰与富贵扰神耗精者乎！又生为人所不知，死为人
所不惜，至矣！暗聋之徒，天下之有道者也。夫一人死而
天下号者，以为损也；一人生而四海笑者，以为益也。然
则号笑非益死损生也。是以至道不损，至德不益。何哉？
体足也。如回天下之念以追损生之祸，运四海之心以广
非益之病，岂道德之至乎！夫唯无损，则至坚矣；夫唯无
益，则至厚矣。坚故终不损，厚故终不薄。苟能体坚厚之
实，居不薄之真，立乎损益之外，游乎形骸之表，则我道
全矣。"

人们多以此段文字作为评价皇甫谧"轻权重道"的依
据，其所重之道无非养生而已。

此外，《针灸甲乙经》中也不同程度地收载了《内经》

中具有养生学意义的文字，如《针灸甲乙经·精神五脏》："智者之养生也，必顺四时而适寒暑，和喜怒而安居处，节阴阳而调刚柔，如是则邪僻不生，长生久视。"亦可视为皇甫谧养生思想的组成部分。

综合上述三个方面，皇甫谧的医学成就基本赅全了。

三、历代研究勾勒

后世医家对皇甫谧医学成就的传承与拓展主要在于《针灸甲乙经》。的确，《针灸甲乙经》对我国针灸学的发展影响很大，刊行之后立即得到了医学界的高度评价和重视，一向被认为是学医必读之书。《针灸甲乙经》成书于魏甘露年间（公元256–259年），而最早记载《针灸甲乙经》的书目是梁·阮孝绪编于普通四年（公元523年）的《七录》，最早引录《针灸甲乙经》的医书是5世纪中叶陈延之的《小品方》，在《隋书·经籍志》中亦记有"黄帝甲乙经十卷"。唐朝时尤其广泛流行，如孙思邈《千金方·大医习业》云："凡欲为大医，必须谙《素问》、《甲乙》、《黄帝针经》、《明堂流注》……等诸部经方。"

但至《隋书》并未注明该书的作者是谁。就连同一时期成书的《晋书·皇甫谧传》中列举了皇甫谧的很多著作名称，也唯独没有这本在当时已经有极大影响的《针灸甲乙经》。最早指出《针灸甲乙经》作者是皇甫谧的是隋唐医家杨上善、杨玄操。如《太素》任脉、冲脉篇杨上善注文两处称引"皇甫谧录《素问经》"文字；杨玄操序《八十一

难经》云:"皇甫玄晏总三部为甲乙之科。"唐、王焘在
《外台秘要·明堂序》中说:"夫明堂者,黄帝之正经……又
皇甫士安,晋朝高秀,洞明医术,撰次《甲乙》,并取三部
为定,如此则《明堂》、《甲乙》是医人之秘宝,后人学者,
宜遵而用之,不可苟从异说,致乖正理。"可见,隋唐时期
人们已经认定皇甫谧就是《针灸甲乙经》一书的作者。唐
以后似乎也并无人怀疑皇甫谧是《针灸甲乙经》的编著者。
现存目录学著作中,最早注名《针灸甲乙经》为"皇甫谧
撰"者系成书于五代后晋时期的《旧唐书·经籍志》。

宋臣国子博士高保衡、尚书屯田郎中孙琦、光禄卿
直秘阁林亿等在《新校正黄帝针灸甲乙经·序》中称:
"晋·皇甫谧博综典籍百家之言,沉静寡欲,有高尚之志。
得风痹因而学医,习览经方,遂臻至妙。取黄帝《素问》、
《针经》、《明堂》三部之书,撰为《针灸经》十二卷,历古
儒者之不能及也。"不但肯定了皇甫谧是《针灸甲乙经》一
书的编著者,还高度评价了皇甫谧在针灸学上的贡献及其
伟大的人格。

本书问世以后对国外医学也有着深远的影响,特别是
在日本和朝鲜影响较大。自南北朝开始,随着中外交流的
日益频繁,中医学就传到了国外,《针灸甲乙经》即是其
中之一。公元7世纪初,日本仿唐医事制度,制定医药职
令(《大宝律令·疾医令》),规定的医生通用教科书中就
有《针灸甲乙经》。至平安朝时代(相当于唐德宗至宋孝宗
时),他们的医学也都是根据大宝律令,以学习我国的医
学为主,其《大同类聚方》百卷,就是以我国的《素问》、

《黄帝针经》、《甲乙经》、《脉经》、《本草》、《小品方》等为蓝本编纂而成的，在学习针灸治疗方面则以《针灸甲乙经》为主要参考书。朝鲜也仿效隋唐设医学，置医博士，以我国医书为教本，用《素问》、《难经》、《针灸甲乙经》、《本草经》等教授学生。其针灸学的孔穴部位则与《针灸甲乙经》基本一样。《针灸甲乙经》也先后被翻译成多种外文版本，流传至几十个国家和地区。作为学习与研究的重要文献，《针灸甲乙经》对我国医学的发展有着卓越的贡献，在对外医学交流中也发挥了巨大作用。

尽管《针灸甲乙经》在唐朝已被高度重视，《千金》、《外台》诸书也都大量引录了该书的内容，但那时尚无人对该书进行任何辑校与注疏。由于在传承习诵过程中，"简编脱落，文字错乱，义理颠倒，世失其传"，于是自宋代开始国家政府组织官员对《针灸甲乙经》进行重新校正。实际上，自宋代开始我国辑注中医典籍之风才逐步形成，尤其宋徽宗赵佶还亲自主持编定了方书《圣济总录》。在这一学术气氛的影响下，政府才开始组织一大批儒臣担任辑校官，首次对《针灸甲乙经》进行校注，开校注《针灸甲乙经》之先河。林亿等在《新校正黄帝针灸甲乙经·序》中言："国家诏儒臣校正医书，令取《素问》、《九墟》、《灵枢》、《太素经》、《千金方》及《翼》、《外台秘要》诸家善书校对，玉成缮写，将备亲览。"自古以来，辑注古典医籍文献者可分为两家，一为辑经家，一为注疏家。注疏家长于医理，疏于考证；辑经家长于考证，疏于医理。像《新校正黄帝针灸甲乙经》这类著作多为辑经家之作。

宋臣校注《针灸甲乙经》的序例仍依皇甫谧之旧:"诸问,黄帝及雷公皆曰问。其对也,黄帝曰答,岐伯之徒曰对。上章问及对已有名字者,则下章但言问言对,亦不更说名字也。若人异则重复更名字,此则其例也。诸言主之者,可灸可刺,其言刺之者,不可灸,言灸之者,不可刺。"但是宋校本到明清之际已经失传,现所能见到者为明代以后的刻本。

宋校原刊本《针灸甲乙经》刊行于熙宁二年(公元1069年),在以后传播刊行的过程中又有不同的传本。现今看来《针灸甲乙经》传本主要有四个体系:一是明·万历吴勉学刊《医学六经》本,简称"六经本",此本是现存最早的《针灸甲乙经》刊本,于万历二十九年(公元1601年)收入吴勉学校刊《医统正脉全书》,后者的前六种书即《医学六经》。由于《医统正脉全书》多次重印,流传甚广,以致《医学六经》反而鲜为人知,故明以后所刊之《针灸甲乙经》多出自《医统正脉全书》,简称"医统本"。人们也认为"医统本"是明以后各类《针灸甲乙经》的祖本。二是明蓝格抄本,简称"明抄本",因其行格线为蓝色,而名为"蓝格抄本"。清代藏书家陆心源收有此本,后来陆氏藏书为日本购去,此本也在其中,现藏于日本静嘉堂文库。三是"嘉靖刊本",简称"嘉靖本",余云岫曾于1949年据此本校勘"医统本"《针灸甲乙经》。经考,《四库全书》录《针灸甲乙经》以此为底本。四是"抄正统本",简称"正统本",题记刊于明·正统二年(公元1437年),现藏于日本国立公文书馆内阁文库,仅存一至三残卷。曾一度认为这是宋以前之古本，但据当今针灸文献学大家黄龙祥氏详究细考认为，此乃后人据"六经本"或其底本改编的伪本，不足作为校注《针灸甲乙经》之对校参校本。

除了直接传抄原著之外，古代医籍对《针灸甲乙经》内容的引录也非常普遍。唐以前引录《针灸甲乙经》一书的医籍有：《集验方》、《小品方》、《太素》杨注、《千金要方》、《新修本草》、《外台秘要方》、《素问》王冰注、杨玄操《八十一难》注、《脉经》等书。其中《外台》与《千金》二书引录文字最多，也最有价值，而《脉经》一书所引用《针灸甲乙经》之文字均为后人所增。

孙思邈编撰《千金要方》时非常重视《针灸甲乙经》，这也可以反映出《针灸甲乙经》在隋唐时代影响极大。孙思邈在《千金要方·大医习业》中开卷即说："凡欲为大医，必须谙《素问》、《甲乙》、《黄帝针经》、《明堂流注》、十二经脉、三部九候……"显然，它已被列为习医之准绳了。《千金方》大量引录了《针灸甲乙经》的内容，但其引文多不注明出处，仅有四处著引《针灸甲乙经》篇名，即《千金》卷六上、十一、十三、十九引有《针灸甲乙经》"足太阳阳明手少阳脉动发目病"、"经络受病入于肠胃五脏积聚发伏梁息贲肥气否气奔豚"、"寒气客于五脏六腑发卒心痛胸痹心疝"、"阴衰发热厥阳衰发寒厥"等四条。除此之外，根据《针灸甲乙经》特有的腧穴主病条文形式，《千金方》中如果见有"××（病症），××（穴名）主之"这种形式的条文，一般就可以认为引自《针灸甲乙经》，如果其文字及腧穴排列顺序与《针灸甲乙经》相同，则无疑系录自

《针灸甲乙经》。若《千金》中某些文字既见于《素问》或《灵枢》，又见于《针灸甲乙经》，如果符合《针灸甲乙经》特有的体例，并用《针灸甲乙经》条文顺序去验证相符者，即为《针灸甲乙经》条文。

《外台》引录《针灸甲乙经》之文主要集中在第三十九卷"十二身流注五脏六腑明堂"，这一部分腧穴部位、灸法等内容录自《针灸甲乙经》卷三，腧穴主治病症录自卷七至卷十二。因王焘所据乃唐代传本，对于校勘《针灸甲乙经》有关《明堂》之文，具有十分重要的价值。除第三十九卷外，《外台》第五、七、十九、二十、二十三、二十八卷也引录了《针灸甲乙经》文字，这些引文的特点是注明了卷数，为考察唐代《针灸甲乙经》传本卷数，提供了可靠的资料。

引录《针灸甲乙经》的宋代医书有《太平圣惠方》、《铜人腧穴针灸图经》、《圣济总录》、《素问》新校正、《幼幼新书》、《资生经》等。其中《圣济总录》引录《甲乙经》之文最多，参考价值也最大。《圣济总录·叙例·针灸》云："凡针灸腧穴，并依《铜人经》及《黄帝三部针灸经》参定。"此处《黄帝三部针灸经》即指《针灸甲乙经》。该书共引录244条《针灸甲乙经》文字，其中52条系转引自《千金要方》。这些引文中已见有不少宋臣注文，知其所据《针灸甲乙经》系宋校本，为考察送刊本《针灸甲乙经》体例提供了宝贵资料，对校勘《针灸甲乙经》原文及注文具有重要参考价值。

除上述宋以前医书外，还有明初的《医学纲目》一书，该书引录了《针灸甲乙经》卷七至卷十二腧穴主治病症条文的绝大部分，引文多与《外台》、《圣济总录》所引《针灸甲乙经》之文相合，在很多地方可校补现行本错漏之处，可能其所据《针灸甲乙经》乃元明善本，值得重视。

《针灸甲乙经》原著自宋臣校注后直至明清都只是刊刻传行，未再见有校注者。1949 年余云岫对"医统本"进行了校勘，中华人民共和国成立以后也进行了新印，截至目前共有约十多种本子。如 1955 年，商务印书馆据明刻《古今医统正脉全书》本排版的铅印本；1956 年，人民卫生出版社影印《古今医统正脉全书》本；1962 年，人民卫生出版社出版的《针灸甲乙经校勘》（以下简称校勘本）；1979 年，人民卫生出版社出版山东中医学院校释的《针灸甲乙经校释》（以下简称山东中医学院校释本）；1990 年，中国医药科技出版社出版黄龙祥校注的《黄帝针灸甲乙经（新校本）》（以下简称黄龙祥新校本）；1995 年，四川科学技术出版社出版古文山、廖崇明等翻译的《黄帝甲乙经》白话全译本（以下简称古文山等白话全译本）；1996 年，华夏出版社出版的《针灸名著集成》收录黄龙祥重校本（以下简称《针灸名著集成》重校本）；2005 年，人民军医出版社出版王军点校的中医经典诵读丛书之《针灸甲乙经（新校版）》（以下简称王军新校版本）；2006 年，人民卫生出版社出版黄龙祥整理的中医临床必读丛书系列本《针灸甲乙经》（以下简称中医临床必读丛书黄龙祥整理本）；2007 年，学苑出版社出版刘聪校注的中医十大经典丛书之《针灸甲乙经》（以下简称中医十大经典丛书刘聪校注本）；

2008年，华夏出版社出版黄龙祥校注的中医必读百部名著《针灸甲乙经》精编版（以下简称黄龙祥精编版）；2010年，科学技术文献出版社出版张全明校注本（以下简称张全明校注本）等。

寒食散因其弊端流传未远，后世关于《寒食散论》几无所述，且原著已佚，仅巢元方《诸病源候论》及日本《医心方》收录其文，亦不知是否全面。期间对皇甫谧的评价仅见《医心方》引《释慧义论》语：皇甫唯欲将冷，廪丘欲得将石药性热，多以将冷为宜。故士安所撰，偏行于世。

又《医心方·治服石除热解发方》载《短剧方》引增损皇甫栀子豉汤，治人虚石盛，特折石势除热方：

豉（一升半） 栀子（十四枚） 黄芩（二两半）

凡三物，以水六升，煮取三升，去滓，纳豉，令得二升，分三服。

此方名"增损皇甫栀子豉汤"，当与玄晏先生有关。

养生之学，实为道学，魏晋之际盛行之玄学乃道学之变。皇甫氏有《玄守论》、《释劝论》、《笃终论》可反映其生命观与道学思想。《针灸甲乙经》间或有中医养生思想，但并未引起人们对皇甫谧养生思想的探究。而实际上关于皇甫谧的养生思想，本书首次明确提及，未见他人论述，后世几无研究。

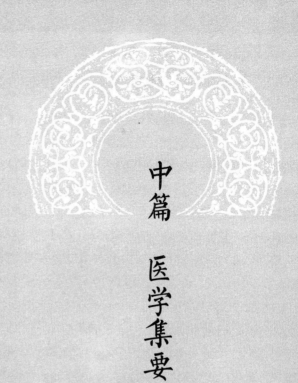

中篇　医学集要

一、针灸精要

新校正《黄帝针灸甲乙经》序

　　臣闻通天地人曰儒，通天地不通人曰技。斯医者虽曰方技，其实儒者之事乎。班固序《艺文志》称，儒者助人君，顺阴阳，明教化。此亦通天地人之理也。又云："方技者，盖论病以及国，原诊以知政。"非能通三才之奥，安能及国之政哉。晋·皇甫谧博综典籍百家之言，沉静寡欲，有高尚之志。得风痹，因而学医，习览经方，遂臻至妙。取黄帝《素问》、《针经》、《明堂》三部之书，撰为《针灸经》十二卷，历古儒者之不能及也。或曰：《素问》、《针经》、《明堂》三部之书非黄帝书，似出于战国。曰：人生天地之间，八尺之躯，脏之坚脆，腑之大小，谷之多少，脉之长短，血之清浊，十二经之血气大数，皮肤包络其外，可剖而视之乎？非大圣上智，熟能知之？战国之人何与焉。大哉《黄帝内经》十八卷,《明堂》三卷,最出远古,皇甫士安能撰而集之。惜简编脱落者已多,是使文字错乱,义理颠倒,世失其传,学之者鲜矣。唐·甄权但修《明堂图》,孙思邈从而和之,其余篇第亦不能尽言之。

国家诏儒臣校正医书,令取《素问》、《九墟》、《灵枢》、《太素经》、《千金方》及《翼》、《外台秘要》诸家善书校对,玉成缮写,将备亲览。恭惟主上圣哲文明,光辉上下,孝慈仁德,蒙被众庶,大颁岐黄,远及方外,使皇化兆于无穷,和气浃而充塞。此亦助人灵,顺阴阳,明教化之一端云。

国子博士臣高宝衡、尚书屯田郎中臣孙奇、
光禄卿直秘阁臣林亿等上

《黄帝三部针灸甲乙经》序

晋·玄晏先生皇甫谧

夫医道所兴，其来久矣。上古神农始尝草木而知百药。黄帝咨访岐伯、伯高、少俞之徒，内考五脏六腑，外综经络血气色候，参之天地，验之人物，本性命，穷神极变，而针道生焉。其论至妙，雷公受业传之于后。伊尹以亚圣之才，撰用《神农本草》，以为《汤液》。中古名医，有俞跗、医缓、扁鹊，秦有医和，汉有仓公，其论皆经理识本，非徒诊病而已。汉有华佗，张仲景。其他奇方异治，施世者多，亦不能尽记其本末。若知直祭酒刘季琰病发于畏恶，治之而瘥，云："后九年季琰病应发，发当有感，仍本于畏恶，病动必死。"终如其言。仲景见侍中王仲宣时年二十余，谓曰："君有病，四十当眉落，眉落半年而死。令服五石汤可免。"仲宣嫌其言忤，受汤勿服。居三日见仲宣谓曰："服汤否？"仲宣曰："已服。"仲景曰："色候固非服汤之诊，君何轻命也。"仲宣犹不言，后二十年果眉落，后一百八十七日而死，终如其言。此二事虽扁鹊、仓公无以加也。华佗性恶矜技，终以戮死。仲景论广伊尹《汤液》为十数卷，用之多验。近代太医令王叔和撰次仲景遗论甚精，皆事施用。按《七略》艺文志，《黄帝内经》十八卷，今有《针经》九卷，《素问》九卷，二九十八卷，即《内经》也，亦有所忘失。其论遐远，然称述多而切事少，有不编次，比按仓公传，其学皆出于《素问》，论病精微；《九卷》是原本经脉，其义深奥，不易觉也；又有《明堂》孔穴、针灸治要，皆黄帝岐伯选事也。三部同归，文多重复，错互非一。

甘露中，吾病风加苦聋百日，方治要皆浅近，乃撰集三部，使事类相从，删其浮辞，除其重复，论其精要，至为十二卷。《易》曰："观其所聚，而天地之情事见矣。"况物理乎。事类相从，聚之义也。夫受先人之体，有八尺之躯，而不知医事，此所谓游魂耳。若不精通于医道，虽有忠孝之心，仁慈之性，君父危困，赤子涂地，无以济之，此固圣贤所以精思极论尽其理也。由此言之，焉可忽乎？其本论，其文有理，虽不切于近事，不甚删也。若必精要，后其闲暇，当撰核以为教经云尔。

序 例

　　诸问，黄帝及雷公皆曰"问"；其对也，黄帝曰"答"，岐伯之徒皆曰"对"。上章问及对已有名字者，则下章但言"问"言"对"，亦不更说名字也；若人异则重复更名字，此则其例也。诸言主之者，可灸可刺；其言刺之者，不可灸；言灸之者，不可刺，亦其例也。

　　　　　　　　　晋·玄晏先生皇甫谧士安集
朝散大夫守光禄直秘阁判登闻检院上护军臣林亿
朝奉郎守尚书屯田郎中同校正医书上骑都尉赐绯鱼袋
　　　　　　　　　　　　　　　臣孙奇
朝奉郎守国子博士同校正医书上骑都尉赐绯鱼袋臣高
　　　　　　　　　　　　　　　保衡
　　　　　　　　　　　明·新安吴勉学校

针灸甲乙经卷之二

十二经脉络脉支别第一（上）

【原文】

雷公问曰：禁脉之言，凡刺之理，经脉为始，愿闻其道。黄帝答曰：经脉者，所以决死生，处百病，调虚实，不可不通也。

肺手太阴之脉，起于中焦，下络大肠，还循胃口，上膈属肺，从肺系横出腋下，下循臑内，行少阴心主之前，下肘中，循臂内上骨下廉，入寸口，上鱼，循鱼际，出大指之端。其支者，从腕后直出次指内廉，出其端。是动则病肺胀满膨膨然而喘咳，缺盆中痛，甚则交两手而瞀（音务，又音茂），是谓臂厥。是主肺所生病者：咳，上气，喘喝，烦心，胸满，臑（音如）臂内前廉痛厥，掌中热。气盛有余则肩背痛，风寒，汗出中风，小便数而欠；气虚则肩背痛寒，少气不足以息，溺色变（一云卒遗矢无度），为此诸病。凡十二经之病，盛则泻之，虚则补之，热则疾之，

寒则留之，陷下则灸之，不盛不虚，以经取之。盛者则寸
口大三倍于人迎；虚者则寸口反小于人迎也。

大肠手阳明之脉，起于大指次指之端外侧，循指上廉，
出合谷两骨之间，上入两筋之中，循臂上廉，入肘外廉，
上循臑外廉上肩，出髃（音隅）骨之前廉，上出柱骨之会
上，下入缺盆，络肺，下膈属大肠。其支者，从缺盆直上
至颈，贯颊，下入齿中，还出夹口，交人中，左之右，右
之左，上夹鼻孔。是动则病齿痛，□肿。是主津液所生病
者：目黄，口干，鼽（音求）衄，喉痹，肩前臑痛者，大
指次指痛不用。气盛有余则当脉所过者热肿，虚则寒栗不
复。为此诸病。盛者则人迎大三倍于寸口；虚者则人迎反
小于寸口也。

胃足阳明之脉，起于鼻，交頞中，旁约太阳之脉，下
循鼻外，入上齿中，还出夹口，环唇，下交承浆，却循颐
后下廉，出大迎，循颊车，上耳前，过客主人，循发际
至额颅。其支者，从大迎前下人迎，循喉咙，入缺盆，下
膈，属胃络脾。其直者，从缺盆下乳内廉，下夹脐，入气
街中。其支者，起于胃口下，循腹里，下至气街中而合。
以下髀关，抵伏兔下入膝膑中，下循胻外廉，下足跗，入
中指内间。其支者，下膝三寸而别，以下入中指外间。其
支者，别跗上，入大指间，出其端。是动则病凄凄然振
寒，善伸数欠，颜黑。病至则恶人与火，闻木音则惕然
惊，心欲动，独闭户塞牖而处，甚则欲上高而歌，弃衣而
走，贲响腹胀，是为骭（一作骬）厥。是主血所生病者，
狂痎（一作疟），温淫汗出，鼽衄，口喎，唇紧，颈肿，

喉痹，大腹水肿，膝膑肿痛，循膺乳、气街、股、伏兔、
骭外廉、足跗上皆痛，中指不用。气盛则身以前皆热，其
有余于胃，则消谷善饥，溺色黄。气不足则身以前皆寒
栗，胃中寒则胀满。为此诸病。盛者人迎大三倍于寸口，
虚者人迎反小于寸口也。

　　脾足太阴之脉，起于大指之端，循指内侧白肉际，过
核骨后，上内踝前廉，上腨内，循胻骨后，交出厥阴之前，
上循膝股内前廉，入腹，属脾络胃，上鬲夹咽，连舌本，
散舌下。其支者，复从胃别上鬲，注心中。是动则病舌本
强，食则呕，胃脘痛，腹胀善噫，得后与气则快然而衰，
身体皆重。是主脾所生病者：舌本痛，体不能动摇，食不
下，烦心，心下急，寒疟、溏、瘕（音加）、泄、水闭、黄
疸，不能食，唇青，强立，股膝内肿痛，厥，足大指不用。
为此诸病，盛者则寸口大三倍于人迎；虚者则寸口反小于
人迎也。

　　心手少阴之脉，起于心中，出属心系，下鬲络小肠。
其支者，从心系上夹咽，系目系（一本作循胸出胁）。其直
者，复从心系却上肺，上出腋下，下循臑内后廉，循太阴、
心主之后，下肘中内廉，循臂内后廉，抵掌后兑骨之端，
入掌内后廉，循小指内出其端。是动则病嗌干心痛，渴而
欲饮，是为臂厥。是主心所生病者，目黄，胁满痛，臑臂
内后廉痛，厥，掌中热痛。为此诸病，盛者则寸口大再倍
于人迎；虚者则寸口反小于人迎也。

　　小肠手太阳之脉，起于小指之端，循手外侧上腕，出
踝中，直上循臂骨下廉，出肘内侧两骨之间，上循臑外后

廉，出肩解，绕肩胛，交肩上，入缺盆向腋，下络心，循咽下鬲，抵胃，属小肠。其支者，从缺盆循颈上颊，至目锐眦，却入耳中。其支者，别颊上䪼抵鼻，至目内眦，斜络于颧。是动则病嗌痛颔肿，不可以顾，肩似拔，臑似折。是主液所生病者：耳聋目黄，颊肿，颈颔肩臑肘臂外后廉痛。为此诸病，盛者则人迎大再倍于寸口；虚者则人迎反小于寸口也。

膀胱足太阳之脉，起于目内眦，上额交巅。其支者，从巅至耳上角。其直者，从巅入络脑，还出别下项，循肩膊内，挟脊抵腰中，入循膂，络肾属膀胱。其支者，从腰中下会于后阴，贯臀入腘中。其支者，从膊内左右别下贯胛（一作髋），过髀枢，循髀外后廉，下合腘中，以下贯腨（足跟也）内，出外踝之后，循京骨，至小指外侧。是动则病冲头痛，目似脱，项似拔，脊腰似折，不可以曲，腘如结，腨如裂，是谓踝厥。是主筋所生病者：痔疟，狂颠疾，头囟（音信）项颈间痛，目黄泪出，鼽衄，项背腰尻腘腨脚皆痛，小指不用。为此诸病，盛者则人迎大再倍于寸口；虚者则人迎反小于寸口也。

肾足少阴之脉，起于小指之下，斜趣足心，出然谷之下，循内踝之后，别入跟中，以上腨内，出腘中内廉，上股内后廉，贯脊属肾，络膀胱。其直者，从肾上贯肝膈，入肺中，循喉咙，侠舌本（一本云从横骨中挟脐循腹里上行而入肺）。其支者，从肺出络心，注胸中。是动则病饥不欲食，面黑如炭色，咳唾则有血，喝喝（一作喉鸣）而喘，坐而欲起，目䀮䀮无所见，心如悬若饥状，气不足则善恐，心惕惕如人将捕之，是为骨厥。是主肾所生病者：口热舌干，咽肿上气，嗌干及痛，烦心，心痛，黄疸，肠澼，脊股内后廉痛，痿厥嗜卧，足下热而痛。灸则强食生肉，缓带被发，大杖重覆而步。为此诸病，盛者则寸口大再倍于人迎；虚者则寸口反小于人迎也。

心主手厥阴之脉，起于胸中，出属心包，下膈历络三焦。其支者，循胸出胁，下腋三寸，上抵腋下，下循臑内，行太阴、少阴之间，入肘中，下循臂，行两筋之间，入掌中，循中指出其端。其支者，别掌中，循小指次指出其端。是动则病手心热，臂肘挛急，腋肿，甚则胸胁支满，心中憺憺大动，面赤目黄，喜笑不休。是主脉（一作心包络）所生病者，烦心，心痛，掌中热。为此诸病，盛者则寸口大一倍于人迎；虚者则寸口反小于人迎也。

三焦手少阳之脉，起于小指次指之端，上出两指之间，循手表腕出臂外两骨之间，上贯肘，循臑外上肩，而交出足少阳之后，入缺盆，布膻中，散络心包，下膈属三焦。其支者，从膻中上出缺盆，上项夹耳后直上出耳上角，以屈下额（一作颊）至颐。其支者，从耳后入耳中，出走耳前，过客主人前，交颊至目锐眦。是动则病耳聋，浑浑焞焞，嗌肿喉痹。是主气所生病者：汗出，目锐眦痛，颊、耳后、肩、臑、肘臂外皆痛，小指次指不用。为此诸病，盛者则人迎大一倍于寸口；虚者则人迎反小于寸口也。

胆足少阳之脉，起于目锐眦，上抵头角，下耳后，循颈行手少阳之前，至肩上却交出手少阳之后，入缺盆。其支者，从耳后入耳中，出走耳前，至目锐眦后。其支者，别锐眦，下大迎，合手少阳，抵于颅下（一本云别目锐眦上迎手少阳于额），加颊车，下颈合缺盆，以下胸中，贯膈络肝属胆，循胁里出气街，绕毛际，横入髀厌中。其直者，从缺盆下腋，循胸中过季胁，下合髀厌中，以下循髀阳，出膝外廉，下外辅骨之前，直下抵绝骨之端，下出外踝之前，循足跗上，出小指次指之端。其支者，别跗上，入大指之间，循大指歧骨内出其端，还贯入爪甲，出三毛。是动则病口苦，善太息，心胁痛不能反侧，甚则面微尘，体无膏泽，足外反热，是为阳厥。是主骨所生病者：头面颔痛，目锐眦痛，缺盆中肿痛，腋下肿痛，马刀挟瘿，汗出振寒，疟，胸中、胁肋、髀、膝外至胫、绝骨、外踝前及诸节皆痛，小指次指不用。为此诸病，盛者则人迎大一倍于寸口；虚者人迎反小于寸口也。

　　肝足厥阴之脉，起于大指丛毛之际，上循足跗上廉，去内踝一寸，上踝八寸交出太阴之后，上腘内廉，循股阴入毛中，环阴器，抵小腹，侠胃属肝络胆，上贯膈，布胁肋，循喉咙之后，上入颃颡，连目系，上出额，与督脉会于巅。（一云：其支者，从小腹与太阴、少阳结于腰髁夹脊下第三第四骨孔中）。其支者，从目系下颊里，环唇内。其支者，复从肝别贯膈，上注肺中。是动则病腰痛不可以俯仰，丈夫㿗疝，妇人少腹肿，甚则嗌干，面尘脱色。是主肝所生病者：胸满呕逆，洞泄，狐疝，遗溺癃闭。为此诸病，盛者则寸口大一倍于人迎；虚者则寸口反小于人迎也。

足少阴气绝则骨枯。少阴者，冬脉也，伏行而濡骨髓者也。故骨不濡（一作软）则肉不能著骨也，骨肉不相亲，则肉濡而却，肉濡而却，故齿长而垢，发无润泽，无润泽者骨先死，戊笃己死，土胜水也。

手少阴气绝则脉不通，脉不通则血不流，血不流则发色不泽。故面色如黧（一作漆柴）者，血先死，壬笃癸死，水胜火也。《灵枢》云：少阴终者，面黑齿长而垢，腹胀闭，上下不通而终矣。

足太阴气绝则脉不营其口唇，口唇者肌肉之本也。脉弗营，则肌肉濡，肌肉濡则人中满（一作舌痿），人中满则唇反，唇反者肉先死，甲笃乙死，木胜土也。

手太阴气绝则皮毛焦。太阴者，行气温于皮毛者也，气弗营则皮毛焦，皮毛焦则津液去，津液去则皮节著，皮节著则爪枯毛折，毛折者，毛先死，丙笃丁死，火胜金也。《九卷》云：腹胀闭不得息，善噫善呕，呕则逆，逆则面赤，不逆上下不通，上下不通则面黑皮毛焦而终矣。

足厥阴气绝则筋弛。厥阴者，肝脉也，肝者，筋之合也，筋者聚于阴器而脉络于舌本。故脉弗营则筋缩急，筋缩急则引卵与舌，故唇青，舌卷卵缩，则筋先死，庚笃辛死，金胜木也。《九卷》云：中热嗌干，喜溺烦心，甚则舌卷卵上缩而终矣。

五阴俱绝，则目系转，转则目运，运为志先死，故志先死，则远一日半而死矣。

太阳脉绝，其终也，戴眼，反折瘛疭，其色白，绝汗

乃出则终矣。少阳脉绝，其终也，耳聋，百节尽纵，目睘
（一作睘，一本无此字）系绝，系绝一日半死，其死也，目
白（一作色青白）乃死。阳明脉绝，其绝也，口目动作，
善惊妄言，色黄，其上下经盛而不行（一作不仁），则终
矣。

六阳俱绝，则阴阳相离，阴阳相离则腠理发泄，绝汗
乃出，大如贯珠，转出不流则气先死矣。故旦占夕死，夕
占旦死。

此十二经之败也。

【按语】

全文见《灵枢·经脉》篇，其中"《九卷》云"文字见
《灵枢·终始》篇。最末7字见《素问·诊要经终论》篇。

本段文字详尽介绍了如下内容：①十二经脉的循行、经
脉变动异常时会出现的病症以及相应的本经腧穴能主治的病
症；②十二经脉病症的针灸治疗总则；③十二经之败可导致
的病变，以及此病变延续可产生的后果。

对于寸口脉和人迎脉之间的关系问题，其实应该和
《针灸甲乙经·经脉》篇中的文字结合起来理解，《针灸甲
乙经·经脉（上）》曰："寸口主中，人迎主外，两者相应，
俱往往来，若引绳，大小齐等。春夏人迎微大，秋冬寸口
微大，故曰平人也。人迎大一倍于寸口，病在少阳；再倍，
病在太阳；三倍，病在阳明。盛则为热，虚则为寒，紧则
为痛痹，代则乍甚乍间。盛则泻之，虚则补之，紧则取之
分肉，代则取之血络，且饮以药，陷下则灸之，不盛不虚

者，以经取之，名曰经刺。"《针灸甲乙经·经脉（上）》又曰："寸口大一倍于人迎，病在厥阴；再倍，病在少阴；三倍，病在太阴……盛则泻之，虚则补之，紧则先刺之而后灸之，代则取血络而后调之，陷下则徒灸之。"因此笔者认为，皇甫谧之所以苦心安排此种体例格式，就是因为在临床中，疾病的临床表现形式变化万端，仅从症状或许没有把握将其与变动异常的经脉联系起来，但是，如能脉、症双参，临证的把握就会更大一些。

以上内容在《黄帝内经》当中相对分散，经皇甫谧编纂和整理之后，内容更加充实、连贯，更适合后人阅读和学习。这也是皇甫谧抄录《灵枢》、《素问》、《明堂》而成《针灸甲乙经》后，此书能超越上述三书而成为针灸经典的最基本原因之一。

十二经脉络脉支别第一（下）

【原文】

（一）黄帝问曰：经脉十二，而手太阴之脉独动不休，何也？岐伯对曰：足阳明胃脉也，胃者，五脏六腑之海，其清气上注于肺，肺气从太阴而行之，其行也，以息往来，故人脉一呼再动，一吸脉亦再动，呼吸不已，故动而不止。

（二）问曰：气口何以独为五脏主？对曰：胃者水谷之海，六腑之大源也。五味入于口，藏于胃，以养五脏气，气口亦太阴也，是以五脏六腑之气味皆出于胃，变见于气口。故五气入于鼻，藏于心肺，肺有病而鼻为之不利也。
（《九卷》言其动，《素问》论其气，此言其为五脏之所主，
相发明也）。

（三）问曰：气之过于寸口也，上出焉息？下入焉伏？
何道从还？不知其极也。对曰：气之离于脏也，卒然如弓
弩之发，如水岸之下，上于鱼以反衰，其余气衰散以逆上，
故其行微也。问曰：足阳明因何而动？对曰：胃气上注于
肺，其悍气上冲头者，循喉上走空窍，循眼系入络脑，出
颅，下客主人，循牙车合阳明，并下人迎，此胃气别走于
阳明者也，故阴阳上下，其动也若一。故阳病而阳脉小者
为逆，阴病而阴脉大者为逆，阴阳俱盛与其俱动若引绳，
相倾者病。

问曰：足少阴因何而动？对曰：冲脉者，十二经脉之
海也，与少阴之络起于肾下，出于气街，循阴股内廉斜入
腘中，循胻骨内廉并少阴之经，下入内踝之后足下。其别
者，斜入踝内，出属跗上，入大指之间，以注诸络，以温
足跗，此脉之常动者也。问曰：卫气之行也，上下相贯，
如环无端，今有卒遇邪气及逢大寒，手足不随，其脉阴
阳之道，相输之会，行相失也，气何由还？对曰：夫四
末，阴阳之会，此气之大络也。四冲者，气之经（经一作
径）也。故络绝则经通，四末解则气从合，相输如环。黄
帝曰：善！此所谓如环无端，莫知其纪，终而复始，此之
谓也。

（四）十二经脉伏行于分肉之间，深而不见。其常见
者，足太阴脉，过于内踝之上无所隐。故诸脉之浮而常见

者，皆络脉也。六经络，手阳明、少阴之大络起五指间，上合肘中。饮酒者，卫气先行皮肤，先充络脉，络脉先盛，则卫气以平，营气乃满，而经脉大盛也。脉之卒然动者，皆邪气居之，留于本末，不动则热，不坚则陷且空，不与众同，是以知其何脉之动也。

雷公问曰：何以知经脉之与络脉异也？黄帝答曰：经脉者常不可见也。其虚实也以气口知之。脉之见者，皆络脉也。诸络脉皆不能经大节之间，必行绝道而出，入复合于皮中，其会皆见于外。故诸刺络脉者，必刺其结上，甚血者虽无血结，急取之以泻其邪而出其血，留之发为痹也。

凡诊络脉，脉色青则寒且痛，赤则有热。胃中有寒，则手鱼际之络多青；胃中有热，则鱼际之络赤；其暴黑者，久留痹也；其有赤有青有黑者，寒热也；其青而小短者，少气也。凡刺寒热者，皆多血络，必间日而取之，血尽乃止，调其虚实。其小而短者少气，甚者泻之则闷，闷甚则仆，不能言，闷则急坐之也。

手太阴之别，名曰列缺，起于腕上分间，并太阴之经直入掌中，散入于鱼际。其病实则手兑掌热，虚则欠（音掐，开口也），小便遗数，取之去腕一寸半，别走阳明。

手少阴之别，名曰通里，在腕一寸，别而上行，循经入于心中，系舌本，属目系。实则支膈，虚则不能言，取之腕后一寸，别走太阳。

手心主之别，名曰内关，去腕二寸，出于两筋之间，循经以上，系于心包，络心系。实则心痛，虚则为烦心，取之两筋间。

手太阳之别，名曰支正，上腕五寸，内注少阴，其别者，上走肘，络肩髃。实则筋弛肘废，虚则生疣，小者如指痂疥，取之所别。

手阳明之别，名曰偏历，去腕三寸，别走太阴，其别者上循臂，乘肩髃，上曲颊偏齿。其别者入耳，会于宗脉。实则龋（音禹）齿耳聋，虚则齿寒痹隔，取之所别。

手少阳之别，名曰外关，去腕二寸，外绕臂，注胸中，合心主。实则肘挛，虚则不收，取之所别。

足太阳之别，名曰飞扬，去踝七寸，别走少阴，实则窒鼻（一云鼽窒），头背痛，虚则鼽衄，取之所别。

足少阳之别，名曰光明，去踝上五寸，别走厥阴，并经下络足跗。实则厥，虚则痿躄，坐不能起，取之所别。

足阳明之别，名曰丰隆，去踝八寸，别走太阴。其别者，循胫骨外廉上络头项，合诸经之气，下络喉嗌。其病气逆则喉痹卒喑。实则颠狂，虚则足不收，胫枯，取之所别。

足太阴之别，名曰公孙，去本节后一寸，别走阳明。其别者，入络肠胃。厥气上逆则霍乱，实则腹中切痛，虚则鼓胀，取之所别。

足少阴之别，名曰大钟，当踝后绕跟，别走太阳。其别者，并经上走于心包下，外贯腰脊。其病气逆则烦闷，实则癃闭，虚则腰痛，取之所别。

足厥阴之别，名曰蠡沟，去内踝上五寸，别走少阳。其别者，循经上睾，结于茎。其病气逆则睾肿卒疝，实则挺长热，虚则暴痒，取之所别。

任脉之别，名曰尾翳，下鸠尾，散于腹。实则腹皮痛，虚则瘙痒，取之所别。

督脉之别，名曰长强。侠脊上项散头，上下当肩胛左右，别走太阳，入贯膂。实则脊强，虚则头重，高摇之，挟脊之有过者（《九墟》无此九字），取之所别。

脾之大络名曰大包，出渊腋下三寸，布胸胁。实则一身尽痛，虚则百脉皆纵。此脉若罗络之血者，皆取之。

凡此十五络者，实则必见，虚则必下，视之不见，求之上下，人经不同，络脉异所别也。

（五）黄帝问曰：皮有分部，脉有经纪，愿闻其道。岐伯对曰：欲知皮部以经脉为纪者，诸经皆然。阳明之阳，名曰害蜚，十二经上下同法，视其部中有浮络者，皆阳明之络也。其色多青则痛，多黑则痹，黄赤则热，多白则寒，五色皆见，则寒热也。络盛则入客于经，阳主外，阴主内。少阳之阳，名曰枢杼（一作持），视其部中有浮络者，皆少阳之络也。络盛则入客于经。故在阳者主内，在阴者主外，以渗于内也，诸经皆然。太阳之阳，名曰关枢，视其部中有浮络者，皆太阳之络也。络盛则入客于经。

少阴之阴，名曰枢儒，视其部中有浮络者，皆少阴之络也。络盛则入客于经，其入于经也，从阳部注于经，其出者，从阴部内注于骨。心主之阴，名曰害肩，视其部中有浮络者，皆心主之络也。络盛则入客于经。太阴之阴，名曰关蛰，视其部中有浮络者，皆太阴之络也。络盛则入客于经。凡此十二经络脉者，皮之部也。

是故百病之始生也，必先客于皮毛，邪中之则腠理开，开则入客于络脉，留而不去，传入于经，留而不去，传入于腑，廪于肠胃。邪之始入于皮也，淅然起毫毛，开腠理；其入于络也，则络脉盛，色变；其入客于经也则盛，虚乃陷下；其留于筋骨之间，寒多则筋挛骨痛，热多则筋弛骨消，肉烁䐃破，毛直而败也。

问曰：十二部，其生病何如？对曰：皮者，脉之部也。邪客于皮则腠理开，开则邪入客于络脉，络脉满则注于经脉，经脉满则入舍于腑脏。故皮有分部，不愈而生大病也。

（六）问曰：夫络脉之见，其五色各异，其故何也？对曰：经有常色，而络无常变。问曰：经之常色何如？对曰：心赤、肺白、肝青、脾黄、肾黑，皆亦应其经脉之色也。问曰：其络之阴阳亦应其经乎？对曰：阴络之色应其经，阳络之色变无常，随四时而行。寒多则凝泣，凝泣则青黑；热多则淖泽（音皋），淖泽则黄赤。此其常色者，谓之无病。五色俱见，谓之寒热。

（七）余闻人之合于天地也，内有五脏，以应五音、五色、五味、五时、五位。外有六腑，以合六律。主持阴阳诸经，而合之十二月、十二辰、十二节、十二时、十二经水、十二经脉，此五脏六腑所以应天道也。夫十二经脉者，人之所以生，病之所以成，人之所以治，病之所以起，学之所始，工之所止，粗之所易，工之所难也。其离合出入奈何？对曰：此粗之所过，工之所悉也，请悉言之。

足太阳之正，别入于腘中，其一道下尻五寸，别入于肛，属于膀胱，散之肾，循膂当心入散。直者，从膂上出于项，复属于太阳，此为一经也。足少阴之正，至腘中，别走太阳而合，上至肾，当十四椎，出属带脉。直者，系舌本，复出于项，合于太阳，此为一合。（《九墟》云：或以诸阴之别者皆为正也。）

足少阳之正，或以诸阴别者为正（一本云绕髀入毛际，合于厥阴）。别者入季胁之间，循胸里属胆，散之上肝贯心，以上夹咽，出颐颔中，散于面，系目系，合少阳于外眦。足厥阴之正，别跗上，上至毛际，合于少阳，与别俱行，此为二合。

足阳明之正，上至髀，入于腹里，属于胃，散之脾，上通于心，上循咽，出于口，上颏颡，还系目，合于阳明。足太阴之正，则别上至髀，合于阳明，与别俱行，上络于咽，贯舌本，此为三合。

手太阳之正，指地，别入于肩解，入腋走心，系小肠。手少阴之正，下于渊腋两筋之间，属心主，上走喉咙，出于面，合目内眦，此为四合。

手少阳之正，指天，别于巅，入于缺盆，下走三焦，散于胸中。手心主之正，下渊腋三寸，入胸中，别属三焦，出循喉咙，出耳后，合少阳完骨之下，此为五合。

手阳明之正，从手循膺乳，别于肩髃，入柱骨，下走大肠属于肺，上循喉咙出缺盆，合于阳明。手太阴之正，入渊腋少阴之前，入走肺，散之太阳，上出缺盆，循喉咙，复合阳明，此为六合。

【按语】

全文（一）见《灵枢·动输》篇，（二）见《灵枢·经别》篇，（三）见《灵枢·动输》篇，（四）见《灵枢·经脉》篇，（五）见《素问·皮部论》篇，（六）见《素问·经络论》篇，（七）见《灵枢·经别》篇。

本段文字详尽介绍了如下内容：①诊脉独取寸口与人迎脉和趺阳脉脉动相参在临床诊疗中的积极意义；②经脉与络脉的差异以及望诊络脉而判断感邪性质的方法和相应的针刺治疗模式；③十二经脉、任脉、督脉以及脾之大络等十五条络脉的络穴的名称、循行规律以及所属病症；④十二经皮部的名称以及皮部不同色泽表现所体现出的不同病症；⑤邪气由皮毛内传入里的传遍顺序及每一阶段所体现出的不同临床表现和经之常色和阳络色变无常，随四时而行的规律；⑥十二经别的循行线路和相表里经脉的经别相合组成六合的过程。

通过（三）这段文字和《针灸甲乙经》其他篇章的文字记录，表明古人诊脉并不是"独取寸口"，而是参合人迎脉和趺阳脉的脉动情况，整合后才判断病情，只是随着历史的发展，古人的这种严谨、细致、认真的工作精神反而因为后人的"封建思想"而被逐渐遗弃，现今医家诊脉便独取寸口了，科学文化发展到今天，我们不但在诊脉方面没有超越古人，反将其宝贵的医学遗产遗弃，的确令我们当世之人汗颜。

总之，本段文字所涉内容均是针灸学的核心理论，是学习针灸学必须要牢牢掌握的基础知识。

奇经八脉第二

【原文】

（一）黄帝问曰：脉行之逆顺奈何？岐伯对曰：手之三阴，从脏走手。手之三阳，从手走头。足之三阳，从头走足。足之三阴，从足走腹。

问曰：少阴之脉独下行何也？对曰：冲脉者，五脏六腑之海也，五脏六腑皆禀焉。其上者出于颃颡，渗诸阳，灌诸阴。其下者注少阴之大络，出于气冲，循阴股内廉，斜入腘中，伏行骭骨内，下至内踝之后属而别。其下者，至于少阴之经，渗三阴。其前者，伏行出属跗，下循跗，入大指间，渗诸络而温肌肉。故别络结则跗上不动，不动则厥，厥则寒矣。问曰：何以明之？对曰：以言道之，切而验之，其非必动，然后可以明逆顺之行也。

（二）冲脉、任脉者，皆起于胞中，上循脊里，为经络之海。其浮而外者，循腹上（一作右）行，会于咽喉，别而络唇口。血气盛则充肤热肉，血独盛则渗灌皮肤，生毫毛。妇人有余于气，不足于血，以其月水下，数脱血，任冲并伤故也。任冲之交脉，不营其唇，故髭须不生焉。《素问》曰：任脉者，起于中极之下，以上毛际，循腹里，上关元，至咽喉，上颐循面入目。冲脉者，起于气冲，并少阴之经，夹脐上行，至胸中而散（其言冲脉与《九卷》异）。任脉为病，男子内结七疝，女子带下瘕聚。冲脉为病，逆气里急。督脉为病，脊强反折（亦与《九卷》互相发也。）

　　问曰：人有伤于阴，阴气绝而不起，阴不为用，髭须不去，宦者独去，何也？对曰：宦者，去其宗筋，伤其冲脉，血泻不复，皮肤内结，唇口不营，故无髭须。夫宦者，其任冲之脉不盛，宗筋不成，有气无血，口唇不营，故髭须不生。（督脉者经缺不具，见于营气，曰上额循巅，下项中，循脊入骶，是督脉也。）

　　《素问》曰：督脉者，起于少腹以下骨中央，女子入系廷孔，其孔，溺孔之端也，其络循阴器，合篡间，绕篡后，别绕臀，至少阴与巨阳中络者，合少阴上股内后廉，贯脊属肾，与太阳起于目内眦，上额交巅上，入络脑，还出别下项，循肩膊内，侠脊抵腰中，入循膂络肾。其男子循茎下至篡，与女子等。其小腹直上者，贯脐中中央，上贯心入喉，上颐环唇，上系两目之中。此生病：从小腹上冲心而痛，不得前后，为冲疝。其女子不孕，癃痔遗溺，嗌干，督脉生病，治督脉。

　　《八十一难》曰：督脉者，起于下极之俞，并于脊里，上至风府，入属于脑，上巅循额至鼻柱，阳脉之海也。（《九卷》言营气之行于督脉，故从上下。《难经》言其脉之所起，故从下上。所以互相发也。《素问》言督脉似谓在冲，多闻阙疑，故并载以贻后之长者云。）

　　（三）问曰：跷脉安起安止，何气营也？对曰：跷脉者，少阴之别，起于然骨之后，上内踝之上，直上循阴股入阴，上循胸里入缺盆，上循人迎之前，上入頄（《灵枢》作頄字），属目内眦，合于太阳、阳跷而上行，气相并相还，则为濡（一作深）目，气不营则目不合也。

问曰：气独行五脏，不营六腑，何也？对曰：气之不得无行也，如水之流，如日月之行不休，故阴脉营其脏，阳脉营其腑，如环之无端，莫知其纪，终而复始。其流溢之气，内溉脏腑，外濡腠理。

问曰：跷脉有阴阳，何者当其数？对曰：男子数其阳，女子数其阴，其阴（一本无此二字）当数者为经，不当数者为络也。《八十一难》曰：阳跷脉者起于跟中，循外踝上行，入风池。阴跷脉者，亦起于跟中，循内踝上行，入喉咙，交贯冲脉。此所以互相发明也。又曰：阳维、阴维者，维络于身，溢蓄不能环流溉灌也。故阳维起于诸阳会，阴维起于诸阴交也。又曰：带脉起于季胁，回身一周。（自冲脉以下是谓奇经八脉。）又曰：阴跷为病，阳缓而阴急。阳跷为病，阴缓而阳急。阳维维于阳，阴维维于阴。阴阳不能相维，则怅然失志，容容不能自收持。带脉之为病，腰腹纵容如囊水之状（一云腹满腰溶溶如坐水中状）。此八脉之诊也。（维脉带脉皆见如此，详《素问·痿论》及见于《九卷》）

【按语】

全文（一）见《灵枢·逆顺肥瘦》篇；（二）见《灵枢·五音五味》篇，其中"《素问》曰"文字均见《素问·骨空论》篇，"《八十一难》曰"文字见《难经·二十八难》；（三）见《灵枢·脉度》篇，其中"《八十一难》曰"文字见《难经·二十八难》和《难经·二十九难》。

本段文字详尽介绍了如下内容：①论述了十二经脉的大体循行规律以及奇经八脉的循行规律和其生理功能之间

的相互协同关系；②论述了冲脉和任脉在髭须生长过程中的重要作用，并阐释了宦者不生髭须的原因；③论述了气（经脉之气）的循行规律及生理功能。

总之，此段文字集中体现了皇甫谧编纂《针灸甲乙经》的方式，即"事类相从，删其浮词，除其重复，论其精要"。具有很强的代表性。

脉度第三

【原文】

黄帝问曰：愿闻脉度？岐伯对曰：手之六阳，从手至头，长五尺，五六合三丈。手之六阴，从手至胸中，长三尺五寸，三六一丈八尺，五六合三尺，凡二丈一尺。足之六阳，从头至足，长八尺，六八合四丈八尺。足之六阴，从足至胸中，长六尺五寸，六六合三丈六尺，五六三尺，凡三丈九尺。跷脉从足至目，长七尺五寸，二七一丈四尺，二五合一尺，凡一丈五尺。督脉、任脉各长四尺五寸，二四合八尺，二五合一尺，凡九尺。凡都合一十六丈二尺。此气之大经隧也。

经脉为里，支而横者为络，络之别者为孙络，孙络之盛而有血者，疾诛之，盛者泻之，虚者饮药以补之。

【按语】

本段文字出自《灵枢·脉度》篇。

全文详细论述了十二经脉及奇经八脉循行的长度以及

经脉和络脉、络脉和孙络之间的关系和三者之间的辨别方法。为腧穴的"骨度"折量定位法埋下了伏笔。

十二经标本第四

【原文】

黄帝问曰：五脏者，所以藏精神魂魄也。六腑者，所以受水谷而化物者也。其气内循于五脏，而外络支节。其浮气之不循于经者为卫气，其精气之行于经者为营气。阴阳相随，外内相贯，如环无端，亭亭淳淳乎，孰能穷之？然其分别阴阳，皆有标本虚实所离之处。能别阴阳十二经者，知病之所生。候虚实之所在者，能得病之高下。知六经之气街者，能知解结绍于门户。能知虚实之坚濡者，知补泻之所在。能知六经标本者，可以无惑于天下也。岐伯对曰：博哉圣帝之论！臣请悉言之：足太阳之本，在跟上五寸中，标在两络命门，命门者目也。足少阴之本，在内踝下上三寸中，标在背腧与舌下两脉。足少阳之本，在窍阴之间，标在窗笼之前，窗笼者耳也。（《千金》云：窗笼者，耳前上下脉以手按之动者是也。）足阳明之本在厉兑，标在人迎，上颊颃颡。（《九卷》云：标在人迎颊上侠颃颡。）足厥阴之本，在行间上五寸所，标在背腧。足太阴之本，在中封前四寸之中，标在背腧与舌本。手太阳之本，在外踝之后，标在命门之上一寸（《千金》云：命门在心上一寸）。手少阳之本，在小指次指之间上三寸（一作二寸），标在耳后上角下外眦。手阳明之本，在肘骨中，上至别阳，标在腋下合钳上。手太阴之本，在寸口之中，标在腋下内动脉是也。手少阳之本，在兑骨之端，标在背腧。手心主之本，在掌后两筋之间，标在腋下三寸。

凡候此者，主下虚则厥，下盛则热，上虚则眩，上盛则热痛。故实者绝而止之，虚者引而起之。

请言气街：胸气有街，腹气有街，头气有街，胫气有街。故气在头者，上（一作止，下同）之于脑。在胸中者，上之膺与背腧。气在腹者，上之于背腧，与冲脉于脐左右之动脉者。气在胫者，上之气街与承山、踝上以下。取此者用毫针，必先按而久存之，应于手乃刺而予之。所刺者，头痛眩仆，腹痛中满，暴胀，及有新积可移者，易已也。积不痛者，难已也。

【按语】

本段文字出自《灵枢·卫气》篇。

全文首先详细论述了十二经脉的"标"部与"本"部的位置及其理论在临床中的重要作用；其次又论述了头、胸、腹、胫部有经脉之气聚集循行的通路，且指出了通路的具体位置。

总之，本段文字是针灸学阐释其标本、气街理论的重要篇章。

经脉根结第五

【原文】

黄帝曰：天地相感，寒热相移，阴阳之数，孰少孰多？

阴道偶而阳道奇。发于春夏，阴气少而阳气多，阴阳不调，何补何泻？发于秋冬，阳气少而阴气多，阴气盛阳气衰，故茎叶枯槁，湿雨下归，阴阳相离，何补何泻？奇邪离经，不可胜数，不知根结，五脏六腑，折关败枢，开阖而走，阴阳大失，不可复取。九针之要，在于终始，能知终始，一言而毕，不知终始，针道绝矣。

太阳根于至阴，结于命门。命门者，目也。阳明根于厉兑，结于颃颡，颃颡者钳大，钳大者，耳也。少阳根于窍阴，结于窗笼，窗笼者，耳也。

太阳为开，阳明为阖，少阳为枢，故开折则肉节溃缓，而暴病起矣，故候暴病者，取之太阳，视有余不足，溃缓者，皮肉缓膲而弱也。阖折则气无所止息，而痿病起矣，故痿病者，皆取之阳明，视有余不足。无所止息者，真气稽留，邪气居之也，枢折则骨摇而不能安于地，故骨摇者，取之少阳，视有余不足。骨摇者，节缓而不收也，当核其本。

太阴根于隐白，结于太仓。厥阴根于大敦，结于玉英，络于膻中。少阴根于涌泉，结于廉泉。太阴为开，厥阴为阖，少阴为枢。故开折则仓廪无所输膈洞，膈洞者，取之太阴，视有余不足，故开折者，则气不足而生病。阖则气弛而善悲，善悲者，取之厥阴，视有余不足。枢折则脉有所结而不通，不通者，取之少阴，视有余不足，有结者，皆取之。

足太阳根于至阴，流于京骨，注于昆仑，入于天柱、飞扬。足少阳根于窍阴，流于丘墟，注于阳辅，入于天容（疑误）、光明。足阳明根于厉兑，流于冲阳，注于下陵，入于人迎、丰隆。手太阳根于少泽，流于阳谷，注于少海。入于天窗（疑误）、支正。手少阳根于关冲，流于阳池，注于支沟，入于天牖、外关。手阳明根于商阳，流于合谷，注于阳溪，入于扶突、偏历。此所谓十二经络也，络盛者，当取之。

一日一夜五十营，以营五脏之精，不应数者，谓之狂生。所谓五十营者，五脏皆受气也。

【按语】

本段文字出自《灵枢·根结》篇。

全文首先详细论述根、结的重要性；其次详细阐释了十二经脉各自的"根"和"结"，具体情况是十二经脉以四肢为根，以头、胸、腹三部为结；最后说明了经气在一天当中的流注运行情况。

普遍的看法是，十二经脉的"根与本"、"结与标"位置相近或相同，意义也相似。标本、根结的理论相互印证，补充说明了经气的流注运行情况，即经气循行的多样性和弥散作用，强调了人体四肢与头身的密切联系，进一步说明四肢肘膝以下的腧穴治疗远离部位的脏腑及头面五官疾病的道理。

经筋第六

【原文】

足太阳之筋起于足小指上，结于踝，斜上结于膝。其下者，从足外侧结于踵，上循跟结于腘。其别者，结于腨外。上腘中内廉，与腘中并上结于臀，上挟脊上项。其支者，别入结于舌本。其直者，结于枕骨，上头下额（一作颜），结于鼻。其支者，为目上纲，下结于頄（《灵枢》作䪼字）。其下支者，从腋后外廉结于肩髃。其支者，入腋下，出缺盆，上结于完骨。其支者，出缺盆，斜上入于頄。其病：小指支，踵跟痛（一作小指支踵痛），腘挛急，脊反折，项筋急，肩不举，腋支，缺盆中纽痛，不可左右摇。治在燔针劫刺，以知为数，以痛为腧，名曰仲春痹。

足少阳之筋，起于小指次指之上，结于外踝，上循胻外廉，结于膝外廉。其支者，别起于外辅骨，上走髀，前者结于伏兔，后者结于尻。其直者，上胁乘季胁，上走腋前廉，系于膺乳，结于缺盆。直者，上出腋贯缺盆，出太阳之前，循耳后上额角，交巅上，下走颔，上结于頄。其支者，结于目外眦，为外维。其病小指次指支转筋，引膝外转筋，膝不可屈伸，腘筋急，前引髀，后引尻，上乘胁季胁痛，上引缺盆膺乳颈，维筋急，从左之右，右目不开，上过右角，并跷脉而行，左络于右，故伤左角，右足不用，命曰维筋相交。治在燔针劫刺，以知为数，以痛为输，名曰孟春痹。

足阳明之筋，起于中三指，结于跗上，斜外上加于辅骨，上结于膝外廉，直上结于髀枢，上循胁，属脊。其直者，上循骭，结于膝。其支者，结于外辅骨，合少阳。其直者，上循伏兔，上结于髀，聚于阴器，上腹而布，至缺盆而结，上颈，上侠口，合于頄，下结于鼻，上合于太阳。

太阳为目上纲，阳明为目下纲。其支者，从颊结于耳前。其病足中指支，胫转筋，脚跳坚，伏兔转筋，髀前肿，癏疝，腹筋乃急，引缺盆及颊，卒口僻，急者目不合，热则筋弛纵缓不胜，目不开。颊筋有寒则急，引颊移口，有热则筋弛纵不胜收，故僻。治之以马膏膏其急者，以白酒和桂涂其缓者，以桑钩钩之，即以生桑灰置之坎中，高下与坐等，以膏熨急颊，且饮美酒，啖炙肉，不饮酒者，自强也，为之三拊而已。治在燔针劫刺，以知为数，以痛为输，名曰季春痹。

　　足太阴之筋，起于大指之端内侧，上结于内踝。其直者，上络于膝内辅骨。上循阴股结于髀，聚于阴器，上腹结于脐，循腹里结于胁，散于胸中。其内者，著于脊。其病足大指支，内踝痛，转筋，内辅骨痛，阴股引髀而痛，阴器纽痛上脐，两胁痛，膺中脊内痛。治在燔针劫刺，以知为数，以痛为输，名曰孟秋痹。

　　足少阴之筋，起于小指之下，入足心，并足太阴，而斜走内踝之下，结于踵，则与足太阳之筋合而上结于内辅之下，并太阴之筋而上循阴股，结于阴器，循脊内侠脊上至项，结于枕骨，与足太阳之筋合。其病足下转筋，及所过而结者皆痛及转筋。病在此者主痫瘛及痉，病在外者不能俯，在内者不能仰。故阳病者腰反折，不能俯，阴病者不能仰。治在燔针劫刺，以知为数，以痛为输，在内者，熨引饮药。此筋折纽，发数甚者，死不治，名曰仲秋痹。

　　足厥阴之筋，起于大指之上，结于内踝之前，上冲胻，上结内辅之下，上循阴股，结于阴器，络诸经（一作筋）。

其病：足大指支，内踝之前痛，内辅痛，阴股痛，转筋，阴器不用，伤于内则不起，伤于寒则阴缩入，伤于热则纵挺不收。治在行水清阴器。其病转筋者，治在燔针劫刺，以知为数，以痛为输，名曰季秋痹。

手太阳之筋，起于小指之上，结于腕，上循臂内廉，结于肘内兑骨之后，弹之应小指之上，入结于腋下。其支者，从腋走后廉，上绕臑外廉上肩胛，循颈出足太阳之筋前，结于耳后完骨。其支者，入耳中。直者，出耳上，下结于颔，上属目外眦。其病：小指支，肘内兑骨后廉痛，循臂阴入腋下，腋下痛，腋后廉痛，绕肩胛，引颈而痛，应耳中鸣，痛引颔，目瞑良久乃能视，颈筋急则为筋痿，颈肿。寒热在颈者，治在燔针劫刺，以知为数，以痛为输，其为肿者，复而兑之。其支者，上曲牙，循耳前属目外眦，上颔结于角。其病：当所过者支，转筋，治在燔针劫刺，以知为数，以痛为输，名曰仲夏痹。

手少阳之筋，起于小指次指之端，结于腕，上循臂，结于肘，上绕臑外廉，上肩走颈，合手太阳。其支者，上当曲颊入系于舌本。其支者，上曲牙，循耳前，属目外眦，上乘颔，结于角。其病：当所过者即支，转筋，舌卷。治在燔针劫刺，以知为数，以痛为输，名曰季夏痹。

手阳明之筋，起于大指次指之端，结于腕，上循臂，上结于肘，上绕结于臑。其支者，绕肩胛，侠脊。其直者，从肩髃上颈。其支者，上颊，结于頄。其直者，上出手太阳之前，上左角络头，下右颔。其病：当所过者支（一本下有痛字及字），转筋痛，肩不举，颈不可左右视。治在燔针劫刺，以知为数，以痛为输，名曰孟夏痹。

手太阴之筋，起于大指之上，循指上行，结于鱼际后，行寸口外侧，上循臂结肘中，上臑内廉入腋下，上出缺盆，结肩前髃，上结缺盆，下结于胸里，散贯贲，合胁下，抵季肋。其病：当所过者支，转筋痛，甚成息贲，胁急吐血。治在燔针劫刺，以知为数，以痛为输，名曰仲冬痹。

手心主之筋，起于中指，与太阴之经并行，结于肘内廉，上臂阴结腋下，下散前后侠胁。其支者，入腋散胸中，结于臂。其病：当所过者支，转筋痛，手心主前及胸痛，息贲。治在燔针劫刺，以知为数，以痛为输，名曰孟冬痹。

手少阴之筋，起于小指之内侧，结于兑骨上，结肘内廉，上入腋，交太阴，夹乳里，结于胸中，循贲下系于脐。其病内急，心承伏梁，下为肘纲。其病：当所过者支，转筋痛。治在燔针劫刺，以知为数，以痛为输，其成伏梁吐脓血者，死不治。

经筋之病，寒则反折筋急，热则筋纵缓不收，阴痿不用，阳急则反折，阴急则俯不伸。焠刺者，刺寒急也，热则筋纵不收，无用燔针劫刺。名曰季冬痹。

足之阳明，手之太阳，筋急则口目为之僻，目眦急不，能卒视，治此皆如右方也。

【按语】

本段文字出自《灵枢·经筋》篇。其内容介绍了经筋之病的大体规律及治疗方法。

学者普遍认为，十二经筋是十二经脉之气濡养筋肉、骨骼、关节的体系，是附属于十二经脉的筋膜系统；他们均起于四肢末端，结聚于关节、骨骼，走向头面躯干，且行于体表，不入内脏。这就使他们具有约束骨骼、屈伸关节、维持人体正常运动功能的作用。

骨度肠度肠胃所受第七

【原文】

（一）黄帝问曰：脉度言经脉之长短，何以立之？伯高对曰：先度其骨节之大小、广狭、长短，而脉度定矣。问曰：人长七尺五寸者，其骨节之大小长短，知各几何？对曰：头（一作颈）之大骨围二尺六寸，胸围四尺五寸，腰围四尺二寸。发所覆者，颅至项一尺二寸，发以下至颐长一尺，君子参（又作三，又作终）折。结喉以下至缺盆中长四寸，缺盆以下至䯏骬长九寸，过则肺大，不满则肺小。䯏骬以下至天枢长八寸，过则胃大，不及则胃小。天枢以下至横骨长六寸半，过则回肠广长，不满则狭短。横骨长六寸半，横骨上廉以下至内辅之上廉长一尺八寸，内辅之上廉以下至下廉长三寸半，内辅下廉至内踝长一尺三寸，内踝以下至地长三寸，膝腘以下至跗属长一尺六寸，跗属以下至地长三寸，故骨围大则太过，小则不及。角以下至柱骨长一尺（一作寸），行腋中不见者长四寸，腋以下至季胁长一尺二寸，季胁以下至髀枢长六寸，髀枢以下至膝中长一尺九寸，膝以下至外踝长一尺六寸，外踝以下至京骨长三寸，京骨以下至地长一寸。耳后当完骨者广九寸，耳前当耳门者广一尺二寸（一作三寸）。两颧之间广九寸半（《九墟》作七寸），两乳之间广九寸半，两髀之间广六寸半。足长一尺二寸，广四寸半。肩至肘长一尺七寸，肘至腕长一尺二寸半，腕至中指本节长四寸，本节至其末长四寸半。项发以下至脊骨长三寸半（一作二寸），脊骨以下至尾骶二十一节长三尺，上节长一寸四分分之七奇分之一，奇分在下，故上七节下至膂骨，九寸八分分之七。此众人骨之度也。所以立经脉之长短也。是故视其经脉之在于身也，其见浮而坚，其见明而大者多血，细而沉者多气，乃经之长短也。

（二）问曰：愿闻六腑传谷者，肠胃之大小长短，受谷之多少奈何？曰：谷之所从出入浅深远近长短之度，唇至齿长九分，广二寸半。齿以后至会厌，深三寸半，大容五合。舌重十两，长七寸，口广二寸半。咽门重十两，广二寸半，至胃长一尺六寸。胃纡曲屈，伸之长二尺六寸，大一尺五寸，径五寸，大容三（一作二）斗五升。小肠后附脊，左环回周叶（一作迭，下同）积，其注于回肠者，外附于脐上，回运环反十六曲，大二寸半，径八分分之少半，长三丈二尺（一作三尺）。回肠当脐左环回周叶积而下，回运环反十六曲，大四寸，径一寸寸之少半，长二丈一尺。广肠胕（一作传）脊以受回肠，左环叶积（一作脊）上下，辟大八寸，径二寸寸之大半，长二尺八寸。肠胃所入至所出，长六丈四寸四分，回曲环反三十二曲。

（三）问曰：人不食七日而死者何也？曰：胃大一尺五寸，径五寸，长二尺六寸，横屈受水谷三斗五升。其中之谷常留者二斗，水一斗五升而满。上焦泄气，出其精微，慓悍滑疾。下焦下溉，泄诸小肠。小肠大二寸半，径八分分之少半，长三丈二尺，受谷二斗四升，水六升三合合之大半，回肠大四寸，径一寸寸之少半，长二丈一尺，受谷一斗，水七升半，广肠大八寸，径二寸寸之大半，长二尺八寸，受谷九升三合八分合之一。肠胃之长凡六丈四寸四分，受水谷九斗二升一合合之大半，此肠胃所受水谷之数也。平人则不然，胃满肠虚，肠满则胃虚，更满更虚，故气得上下，五脏安定，血脉和利，精神乃居，故神者水谷之精气也。故肠胃之中常留谷二斗四升，水一斗五升。故人一日再至后，后二升半，一日中五升。五七三斗五升，而留水谷尽矣。故平人不饮不食七日而死者，水谷精气津液皆尽，故七日死矣。

【按语】

本段文字（一）见《灵枢·骨度》篇；（二）见《灵枢·肠胃》篇；（三）见《灵枢·平人绝谷》篇。

原文详细记载了人体各部长短、宽窄和大小，虽从当时的角度看，并非为腧穴定位而设。但是后人在学习过程中，结合历代医家的临床实践，经过修补，用"骨度"作为量定针灸腧穴的折量尺寸，即成为现在临床定穴常用的"骨度折量定位法"。

虽然此篇文字内容被后人作为临床定穴常用的依据，但换个角度看，他也反映了古人对人体奥妙的初步探索，尤其是全文第三部分，如果没有大量对尸体的解剖和详细记录，是无法完美描述腹部胃肠等各器官的大体尺寸和比例的。说明中医学最初还是有关于解剖的实践过程的，而且认识到了解剖学的重要性，只是限于当时自然科学的水平和人们认识的局限性，中医学的发展必须选择司外揣内的模式，没有别的路可选。

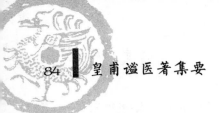

针灸甲乙经卷之三

头直鼻中发际傍行至头维凡七穴第一

【原文】

黄帝问曰：气穴三百六十五以应一岁，愿闻孙络溪谷，亦各有应乎？岐伯对曰：孙络溪谷，三百六十五穴会，以应一岁，以洒（《素问》作溢）奇邪，以通荣卫。肉之大会为谷，肉之小会为溪，肉分之间，溪谷之会，以行荣卫，以舍（《素问》作会）大气也。

神庭，在发际直鼻，督脉、足太阳、阳明之会，禁不可刺，令人癫疾，目失精，灸三壮。

曲差，一名鼻冲，侠神庭两傍各一寸五分，在发际，足太阳脉气所发，正头取之，刺入三分，灸五壮。

本神，在曲差两傍各一寸五分，在发际（一曰直耳上入发际四分），足少阳、阳维之会，刺入三分，灸五壮。

头维，在额角发际，侠本神两傍各一寸五分，足少阳、阳明之会，刺入五分，禁不可灸。

【按语】

本段文字黄帝、岐伯问答之文见《素问·气血论》篇，余为《明堂》佚文。

全文首段阐释了孙络具有"溢奇邪，通荣卫"的生理功能，后又对"谷"、"溪"等概念作了区分。随后详细介绍了位于前发际上 0.5 寸，从正中依次向两旁分布的 7 个腧穴的定位、归经、取穴方法及刺法和灸法。尤其是皇甫谧收录的与腧穴相关的信息均来源于《明堂》（已佚），这对后人研究《明堂》提供了重要线索。

头直鼻中入发际一寸循督脉却行至风府凡八穴第二

【原文】

上星一穴，在颅上，直鼻中央，入发际一寸陷者中，可容豆，督脉气所发，刺入三分，留六呼，灸三壮。

囟会，在上星后一寸骨间陷者中，督脉气所发，刺入四分，灸五壮。

前顶，在囟会后一寸五分骨间陷者中，督脉气所发，刺入四分，灸五壮。

百会，一名三阳五会，在前顶后一寸五分，顶中央旋毛中，陷可容指，督脉、足太阳之会，刺入三分，灸五壮。

后顶，一名交冲，在百会后一寸五分，枕骨上，督脉气所发，刺入四分，灸五壮。

强间，一名大羽，在后顶后一寸五分，督脉气所发，刺入三分，灸五壮。

脑户，一名匝风，一名会颅，在枕骨上，强间后一寸五分，督脉、足太阳之会，此别脑之会，刺入三分，留三呼不可灸，令人喑。（《素问·刺禁论》云：刺头中脑户，入脑立死。王冰注云：灸五壮。又《骨空论》云：不可妄灸。《铜人》经云：禁不可灸，灸之令人痖。）

风府，一名舌本，在项上，入发际一寸，大筋内宛宛中，疾言其肉立起，言休其肉立下，督脉、阳维之会，禁不可灸，灸之令人喑，刺入四分，留三呼。

【按语】

本段文字为《明堂》佚文。

文中详细介绍了督脉自上星始至风府终分布于头部的8个腧穴的定位、归经、取穴方法及刺法和灸法。

头直侠督脉各一寸五分却行至
玉枕凡十穴第三

【原文】

五处，在督脉傍，去上星一寸五分，足太阳脉气所发，刺入三分，留七呼，灸三壮。

承光，在五处后二寸，足太阳脉气所发，刺入三分，禁不可灸。

通天，一名天臼，在承光后一寸五分，足太阳脉气所发，刺入三分，留七呼，灸三壮。

络却，一名强阳，一名脑盖，一名反行，在通天后一寸五分，足太阳脉气所发，刺入三分，留五呼，灸三壮。

玉枕，在络却后七分半，侠脑户傍一寸三分起肉枕骨上，入发际三寸，足太阳脉气所发，刺入三分，留三呼，灸三壮。

【按语】

本段文字为《明堂》佚文。

文中详细介绍了足太阳膀胱经自五处始至玉枕终，分布于头部的 5 个左右对称腧穴的定位、归经、取穴方法及刺法和灸法。

头直目上入发际五分却行至脑空凡十穴第四

【原文】

临泣，当目上眦直入发际五分陷者中，足太阳、少阳、阳维之会，刺入三分，留七呼，灸五壮。

目窗，一名至荣，在临泣后一寸，足少阳、阳维之会，刺入三分，灸五壮。

正营，在目窗后一寸，足少阳、阳维之会，刺入三分，灸五壮。

承灵，在正营后一寸五分，足少阳、阳维之会，刺入三分，灸五壮。

脑空，一名颞（音热）颥（音儒），在承灵后一寸五分，侠玉枕骨下陷者中，足少阳、阳维之会，刺入四分，灸五壮（《素问·气府论》注云：侠枕骨后枕骨上）。

【按语】

本段文字为《明堂》佚文。

文中详细介绍了足少阳胆经自临泣始至脑空终分布于头部的 5 个左右对称腧穴的定位、归经、取穴方法及刺法和灸法。

头缘耳上却行至完骨凡十二穴第五

【原文】

天冲，在耳上如前三分，刺入三分，灸三壮。(《气府论》注云：足太阳、少阳之会。)

率谷，在耳上入发际一寸五分，足太阳、少阳之会，嚼而取之，刺入四分，灸三壮。

曲鬓，在耳上入发际，曲隅陷者中，鼓颔有空，足太阳、少阳之会，刺入三分，灸三壮。

浮白，在耳后，入发际一寸，足太阳、少阳之会，刺入三分，灸二壮。(《气穴》注云：灸三壮，刺入三分。)

窍阴，在完骨上，枕骨下，摇动应手，足太阳、少阳之会，刺入四分，灸五壮。(《气穴》注云：灸三壮，刺入三分。)

完骨，在耳后入发际四分，足太阳、少阳之会，刺入二分，留七呼，灸七壮(《气穴》注云：刺入三分，灸三壮)。

【按语】

本段文字为《明堂》佚文。

文中详细介绍了足少阳胆经分布于头部耳郭周围的 6
个左右对称腧穴的定位、取穴方法及刺法和灸法。

头自发际中央傍行凡五穴第六

【原文】

暗门，一名舌横，一名舌厌，在后发际宛宛中，入系
舌本，督脉、阳维之会，仰头取之，刺入四分，不可灸，
灸之令人喑。(《气府论》注云：去风府一寸。)

天柱，在侠项后发际，大筋外廉陷者中，足太阳脉气
所发，刺入二分，留六呼，灸三壮。

风池，在颞颥后发际陷者中，足少阳、阳维之会，刺
入三分，留三呼，灸三壮。(《气府论》注云：在耳后陷者
中，按之引于耳中，手足少阳脉之会，刺入四分。)

【按语】

本段文字为《明堂》佚文。

文中详细介绍了督脉之哑门、膀胱经之天柱、胆经之风池
等穴在后发际处的定位、归经、取穴方法及刺法和灸法。

背自第一椎循督脉下行至
脊骶凡十一穴第七

(《气府论》注云：第六椎下有灵台，十椎下有中枢，
十六椎下有阳关)

【原文】

大椎，在第一椎上陷者中，三阳督脉之会，刺入五分，灸九壮。

陶道，在大椎节下间，督脉、足太阳之会，俯而取之，刺入五分，留五呼，灸五壮。

身柱，在第三椎节下间，督脉气所发，俯而取之，刺入五分，留五呼，灸三壮。(《气府论》注云：灸五壮。)

神道，在第五椎节下间，督脉气所发，俯而取之，刺入五分，留五呼，灸三壮。(《气府论》注云：灸五壮。)

至阳，在第七椎节下间，督脉气所发，俯而取之，刺入五分，灸三壮。

筋缩，在第九椎节下间，督脉气所发，俯而取之，刺入五分，灸三壮。(《气府论》注云：灸五壮。)

脊中，在第十一椎节下间，督脉气所发，俯而取之，刺入五分，不可灸，灸则令人偻。

悬枢，在第十三椎节下间，督脉气所发，伏而取之，刺入三分，灸三壮。

命门，一名属累，在十四椎节下间，督脉气所发，伏而取之，刺入五分，灸三壮。

腰俞，一名背解，一名髓空，一名腰柱，一名腰户，在第二十一椎节下间，督脉气所发，刺入二寸，留七呼，灸三壮。(《气府论》注云：刺入三分。《热穴》注、《水穴》注同。《热穴》注作二寸，《缪刺论》同。)

长强，一名气之阴郄，督脉别络，在脊骶端，少阴所结，刺入二寸，留七呼，灸三壮。(《气府论》注及《水穴》注云：刺入二分。)

【按语】

本段文字为《明堂》佚文。

文中详细介绍了督脉自大椎始至长强终，分布于人体后正中线上的 11 个腧穴的定位、取穴方法及刺法和灸法。

背自第一椎两傍侠脊各一寸五分下至节凡四十二穴第八

【原文】

凡五脏之腧出于背者，按其处，应在中而痛解，乃其腧也。灸之则可，刺之则不可，盛则泻之，虚则补之。以火补之者，无吹其火，须自灭也。以火泻之者，疾吹其火，拊其艾，须其火灭也。

大杼，在项第一椎下，两傍各一寸五分陷者中，足太阳、手太阳之会，刺入三分，留七呼，灸七壮。(《气穴论》注云：督脉别络、手足太阳三脉之会。)

风门，一名热府，在第二椎下，两傍各一寸五分，督脉、足太阳之会，刺入五分，留五呼，灸五壮。

肺俞，在第三椎下两傍各一寸五分，刺入三分，留七呼，灸三壮。(《气府论》注云：五脏腧并足太阳脉之会。)

心俞，在第五椎下，两傍各一寸五分，刺入三分，留七呼，灸三壮。

膈俞，在第七椎下，两傍各一寸五分，刺入三分，留七呼，灸三壮。

肝俞，在第九椎下，两傍各一寸五分，刺入三分，留六呼，灸三壮。

胆俞，在第十椎下，两傍各一寸五分，足太阳脉所发，正坐取之，刺入五分，灸三壮。（《气府论》注云：留七呼。痹论注云：胆、胃、三焦、大小肠、膀胱俞，并足太阳脉气所发。）

脾俞，在第十一椎下，两傍各一寸五分，刺入三分，留七呼，灸三壮。

胃俞，在第十二椎下，两傍各一寸五分，刺入三分，留七呼，灸三壮。

三焦俞，在第十三椎下，两傍各一寸五分，足太阳脉气所发，刺入五分，灸三壮。

肾俞，在第十四椎下，两傍各一寸五分，刺入三分，留七呼，灸三壮。

大肠俞，在第十六椎下，两傍各一寸五分，刺入三分，留六呼，灸三壮。

小肠俞，在第十八椎下两傍各一寸五分，刺入三分，留六呼，灸三壮。

膀胱俞，在第十九椎下，两傍各一寸五分，刺入三分，留六呼，灸三壮。

中膂俞，在第二十椎下，两傍各一寸五分，侠脊胂而起，刺入三分，留六呼，灸三壮。

白环俞，在第二十一椎下，两傍各一寸五分，足太阳脉气所发，伏而取之，刺入五分。（《水穴》注云：刺入五分，灸三壮。自大肠俞至此五穴，并足太阳脉气所发。）

上髎，在第一空腰髁下一寸，侠脊陷者中，足太阳、少阳之络，刺入二寸，留七呼，灸三壮。

次髎，在第二空，侠脊陷者中，刺入三寸，留七呼，灸三壮。（《铜人经》云：刺入三分，灸七壮。）

中髎，在第三空，侠脊陷者中，刺入二寸，留十呼，灸三壮。（《铜人经》云：刺入二分。）

下髎，在第四空，侠脊陷者中，刺入二寸，留十呼，灸三壮。（《铜人经》云：针入二分。《素问·缪刺论》注云：足太阳、厥阴、少阳所结。）

会阳，一名利机，在阴毛骨两傍，督脉气所发，刺入八分，灸五壮。（《气府论》注云：灸三壮。）

【按语】

本段文字自"凡五脏之腧"至"须其火灭也"一节见《灵枢·背俞》篇，其余为《明堂》佚文。

文中首段说明了背腧穴是五脏之腧出于背者，后又详细介绍了其在五脏有病时详细的刺灸方法，为后世总结背腧穴为"阴病行阳之场所"奠定了理论基础。后又详细介绍了足太阳膀胱经分布于背腰部第一侧线自大杼始至会阳终的 21 个左右对称腧穴的定位、取穴方法及刺法和灸法。当时并没有收录厥阴俞、膈俞、气海俞、关元俞等后人补录的腧穴，这是学习《针灸甲乙经》需要注意的。

背自第二椎两傍侠脊各三寸行至二十一椎下 两傍侠脊凡二十六穴第九

【原文】

附分，在第二椎下，附项内廉两傍各三寸，手足太阳之会。刺入八分，灸五壮。

魄户，在第三椎下两傍各三寸，足太阳脉气所发，刺入三分，灸五壮。

神堂，在第五椎下两傍各三寸陷者中，足太阳脉气所发，刺入三分，灸五壮。

噫嘻，在肩髆内廉，侠第六椎下两傍各三寸，以手痛按之，病人言噫嘻是穴，足太阳脉气所发，刺入六分，灸五壮。（《骨空》注云：令病人呼噫嘻之言，则指下动矣。灸三壮。）

膈关，在第七椎下两傍各三寸陷者中，足太阳脉气所发，正坐开肩取之，刺入五分，灸三壮。（《气府论》注云：灸五壮。）

魂门，在第九椎下两傍各三寸陷者中，足太阳脉气所发，正坐取之，刺入五分，灸五壮。

阳纲，在第十椎下两傍各三寸陷者中，足太阳脉气所发，正坐取之，刺入五分，灸三壮。

意舍，在第十一椎下两傍各三寸陷者中，足太阳脉气所发，刺入五分，灸三壮。

胃仓，在第十二椎下两傍各三寸陷者中，足太阳脉气所发，刺入五分，灸三壮。

肓门，在第十三椎下两傍各三寸叉肋间，足太阳脉气所发，刺入五分，灸三壮。（异《经》云：与鸠尾相值。）

志室，在第十四椎下两傍各三寸陷者中，足太阳脉气所发，正坐取之，刺入五分，灸三壮。（《气府》注云：灸五壮。）

胞肓，在第十九椎下两傍各三寸陷者中，足太阳脉气所发，伏而取之，刺入五分，灸三壮。（《气府》注云：灸五壮。）

秩边，在第二十一椎下两傍各三寸陷者中，足太阳脉气所发，伏而取之，刺入五分，灸三壮。

【按语】

本段文字为《明堂》佚文。

文中详细介绍了足太阳膀胱经分布于背腰部第二侧线自附分始至秩边终的 13 个左右对称腧穴的定位、取穴方法及刺法和灸法。当时并没有收录膏肓穴，这是学习《针灸甲乙经》需要注意的。

面凡三十九穴第十

【原文】

悬颅，在曲周颞颥中，足少阳脉气所发，刺入三分，留三呼，灸三壮。（《气府》注云：在曲角上，颞颥之中。）

颔厌，在曲周颞颥上廉，手少阳、足阳明之会，刺入七分，留七呼，灸三壮。(《气府》注云：在曲角颞颥之上廉，刺深令人耳无闻。)

悬厘，在曲周颞颥下廉，手足少阳、阳明之会，刺入三分，留七呼，灸三壮。(《气府》注云：在曲角颞颥之上刺深令人耳无闻。)

阳白，在眉上一寸直瞳子，足少阳、阳维之会，刺入三分，灸三壮。(《气府》注云：足阳明、阴维二脉之会。今详阳明之经不到于此，又阴维不与阳明会，疑《素问》注非是。)

攒竹，一名员柱，一名始光，一名夜光，又名明光，在眉头陷者中，足太阳脉气所发，刺入三分，留六呼，灸三壮。

丝竹空，一名目髎，在眉后陷者中，足少阳脉气所发，刺入三分，留三呼，不宜灸，灸之不幸，令人目小及盲。(《气府论》注云：手少阳。又云：留六呼。)

睛明，一名泪孔，在目内眦，手足太阳、足阳明之会，刺入六分，留六呼，灸三壮。(《气府论》注云：手足太阳、足阳明、阴阳跷五脏之会。)

瞳子髎，在目外去眦五分，手太阳、手足少阳之会，刺入三分，灸三壮。

承泣，一名鼷穴，一名面髎，在目下七分，直目瞳子，阳跷、任脉、足阳明之会，刺入三分，不可灸。

四白，在目下一寸，向頄骨(即颧骨)颧空，足阳明脉气所发，刺入三分，灸七壮。(《气府论》注云：刺入四分，不可灸。)

颧髎，一名兑骨，在面頄骨下廉陷者中，手少阳、太阳之会，刺入三分。

素髎，一名面王，在鼻柱端，督脉气所发，刺入三分，禁灸。

迎香，一名冲阳，在禾髎上，鼻下孔旁，手、足阳明之会，刺入三分。

巨髎，在侠鼻孔旁八分，直瞳子，跷脉、足阳明之会，刺入三分。

禾髎，一名□，在直鼻孔下，侠水沟傍五分，手阳明脉气所发，刺入三分。

水沟，在鼻柱下人中，督脉、手足阳明之会，直唇取之，刺入三分，留七呼，灸三壮。

兑端，在唇上端，手阳明脉气所发。刺入二分，留六呼，灸三壮。

龈交，在唇内齿上龈缝中，刺入三分，灸三壮。（《气府论》注云：任、督脉二经之会。）

地仓，一名会维，侠口傍四分如近下是，跷脉、手足阳明之会，刺入三分。

承浆，一名天池，在颐前唇之下，足阳明、任脉之会，开口取之，刺入二分，留六呼（《气府论》注作五呼），灸三壮。

颊车，在耳下曲颊端陷者中，开口有孔，足阳明脉气所发，刺入三分，灸三壮。

大迎，一名髓孔，在曲颔前一寸三分骨陷者中动脉，足太阳脉气所发，刺入三分，留七呼，灸三壮。

【按语】

本段文字为《明堂》佚文。

文中详细介绍了手足三阳经脉分布在头面部的 17 个左右对称腧穴的定位、归经、取穴方法及刺法和灸法，以及 5 个归属于任督二脉的单穴的定位、归经、取穴方法及刺法和灸法。

耳前后凡二十六第十一

【原文】

上关，一名客主人，在耳前上廉起骨，开口有孔，手少阳、足阳明之会，刺入三分，留七呼，灸三壮，刺太深令人耳无闻。

下关，在客主人下，耳前动脉下空下廉，合口有孔，张口即闭，足阳明、少阳之会，刺入三分，留七呼，灸三壮，耳中有干摘抵，不可灸。（摘抵一作适之，不可灸。一作针灸留针。）

耳门，在耳前起肉当耳缺者，刺入三分，留三呼，灸三壮。

禾髎，在耳前兑发下横动脉，手足少阳、手太阳之会，刺入三分，灸三壮。（《气府论》注云：手、足少阳二脉之会。）

听会，在耳前陷者中，张口得之，动脉应手，手少阳脉气所发，刺入四分，灸三壮。（《缪刺》注云：正当手阳明脉之分。）

听宫，在耳中珠子，大如赤小豆，手足少阳、手太阳之会，刺入三分，灸三壮。（《气穴》注云：刺入一分。）

角孙，在耳廓中间，开口有孔，手足少阳、手阳明之会，刺入三分，灸三壮。(《气府论》注云：在耳上廓表之间发际之下，手太阳、手足少阳三脉之会。)

瘈脉，一名资脉，在耳本后鸡足青络脉，刺出血如豆汁，刺入一分，灸三壮。

颅息，在耳后间青络脉，足少阳脉气所发，刺入一分，出血多则杀人，灸三壮。

翳风，在耳后陷者中，按之引耳中，手、足少阳之会，刺入四分，灸三壮。

【按语】

本段文字为《明堂》佚文。

文中详细介绍了分布于耳前后的 10 个左右对称腧穴的定位、归经、取穴方法及刺法和灸法。

颈凡十七穴第十二

【原文】

廉泉，一名本池，在颔下结喉上舌本下，阴维、任脉之会，刺入二分，留三呼，灸三壮。(《气府论》注云：刺入三分。)

人迎，一名天五会，在颈大脉动应手，侠结喉傍，以候五脏气，足阳明脉气所发，禁不可灸，刺入四分，过深不幸杀人。(《素问·阴阳类论》注云：人迎在结喉旁一寸五分，动脉应手。)

天窗，一名窗笼，在曲颊下扶突后，动脉应手陷者中，手太阳脉气所发，刺入六分，灸三壮。

天牖，在颈筋间，缺盆上，天容后，天柱前，完骨下，发际上，手少阳脉气所发，刺入一寸，灸三壮。

天容，在耳曲颊后，手少阳脉气所发，刺入一寸，灸三壮。

水突，一名水门，在颈大筋前，直人迎下，气舍上，足阳明脉气所发，刺入一寸，灸三壮。

气舍，在颈，直人迎侠天突陷者中，足阳明脉气所发，刺入三分，灸三壮。

扶突，一名水穴，在曲颊下一寸，人迎后，手阳明脉气所发，仰而取之，刺入三分，灸三壮。（《针经》云：在气舍后一寸五分。）

天鼎，在颈缺盆上，直扶突，气舍后一寸五分，手阳明脉气所发，刺入四分，灸三壮。（《气府论》注云：在气舍后半寸。）

【按语】

本段文字为《明堂》佚文。

文中详细介绍了分布于颈部的 8 个左右对称腧穴及 1 个单穴的定位、归经、取穴方法及刺法和灸法。

肩凡二十八穴第十三

【原文】

肩井，在肩上陷者中，缺盆上，大骨前，手足少阳、阳维之会，刺入五分，灸三壮。(《气府论》注云：灸三壮。)

肩贞，在肩曲胛下两骨解间，肩髃后陷者中，手太阳脉气所发，刺入八分，灸三壮。

巨骨，在肩端上行两叉骨间陷者中，手阳明、跷脉之会，刺入一寸五分，灸五壮。(《气府论》注云：灸三壮。)

天髎，在肩缺盆中，毖骨之际陷者中，手少阳、阳维之会，刺入八分，灸三壮。

肩髃，在肩端两骨间，手阳明、跷脉之会，刺入六分，留六呼，灸三壮。

肩髎，在肩端臑上，斜举臂取之，刺入七分，灸三壮。(《气府论》注云：手少阳脉气所发)。

臑腧，在肩髎后大骨下，胛上廉陷者中，手足太阳、阳维、跷脉之会，举臂取之，刺入八分，灸三壮。

秉风，在侠天髎外，肩上小髃骨后，举臂有空，手阳明、太阳、手足少阳之会，举臂取之，刺入五分，灸五壮。(《气府论》注云：灸三壮。)

天宗，在秉风后大骨下陷者中，手太阳脉气所发，刺入五分，留六呼，灸三壮。

肩外俞，在肩胛上廉，去脊三寸陷者中，刺入六分，灸三壮。

肩中俞，在肩胛内廉，去脊二寸陷者中，刺入三分，留七呼，灸三壮。

曲垣，在肩中央曲甲陷者中，按之动脉应手。刺入九分，灸三壮。

缺盆，一名天盖，在肩上横骨陷者中。刺入三分，留七呼，灸三壮。刺太深，令人逆息。

臑会，一名臑髎，在臂前廉，去肩头三寸，手阳明之络。刺入五分，灸五壮。

【按语】

本段文字为《明堂》佚文。

文中详细介绍了分布于肩部的 14 个左右对称腧穴的定位、归经、取穴方法及刺法和灸法。

胸自天突循任脉下行至中庭凡七穴第十四

【原文】

天突，一名玉户，在颈结喉下五寸（《气穴论》注云：五寸）中央宛宛中，阴维、任脉之会，低头取之，刺入一寸，留七呼，灸三壮。（《气府论》注云：灸五壮。）

璇玑，在天突下一寸中央陷者中，任脉气所发，仰头取之，刺入三分，灸五壮。

华盖，在璇玑下一寸陷者中，任脉气所发，仰头取之，刺入三分，灸五壮。

紫宫，在华盖下一寸六分陷者中，任脉气所发，仰头取之，刺入三分，灸五壮。

玉堂，一名玉英，在紫宫下一寸六分陷者中，任脉气所发，仰头取之，刺入三分，灸五壮。

膻中，一名元儿，在玉堂下一寸六分，直两乳间陷者中，任脉气所发，仰而取之，刺入三分，灸五壮。

中庭，在膻中下一寸六分陷者中，任脉气所发，仰而取之，刺入三分，灸五壮。

【按语】

本段文字为《明堂》佚文。

文中详细介绍了前正中线上任脉自天突至中庭的7个腧穴的定位、取穴方法及刺法和灸法。

胸自输府侠任脉两傍各二寸下行至步廊凡十二穴第十五

【原文】

输府，在巨骨下，去璇玑傍各二寸陷者中，足少阴脉气所发，仰而取之，刺入四分，灸五壮。

彧中，在输府下一寸六分陷者中，足少阴脉气所发，仰而取之，刺入四分，灸五壮。

神藏，在彧中下一寸六分陷者中，足少阴脉气所发，仰而取之，刺入四分，灸五壮。

灵墟，在神藏下一寸六分陷者中，足少阴脉气所发，仰而取之，刺入四分，灸五壮。

神封，在灵墟下一寸六分陷者中，足少阴脉气所发，仰而取之，刺入四分，灸五壮。

步廊，在神封下一寸六分陷者中，足少阴脉气所发，仰而取之，刺入四分，灸五壮。

【按语】

本段文字为《明堂》佚文。

文中详细介绍了胸部正中线旁开 2 寸上自输府下至步廊的 6 个左右对称腧穴的定位、归经、取穴方法及刺法和灸法。

胸自气户侠输府两傍各二寸下行至
乳根凡十二穴第十六

【原文】

气户，在巨骨下，输府两傍各二寸陷者中，足阳明脉气所发，仰而取之，刺入四分，灸五壮。（《气府论》注云：去膺窗上四寸八分，灸三壮。）

库房，在气户下一寸六分陷者中，足阳明脉气所发，仰而取之，刺入四分，灸五壮。（《气府论》注云：灸三壮。）

屋翳，在库房下一寸六分陷者中，足阳明脉气所发，仰而取之，刺入四分，灸五壮。（《气府论》注云：在气户下三寸二分，灸三壮。）

膺窗，在屋翳下一寸六分，刺入四分，灸五壮。（《气府论》注云：在胸两傍侠中行各四寸，巨骨下四寸八分陷者中，足阳明脉气所发，仰而取之。）

乳中，禁不可刺灸，灸刺之不幸生蚀疮，疮中有脓血清汁者可治，疮中有息肉若蚀疮者死。

乳根，在乳下一寸六分陷者中，足阳明脉气所发，仰而取之，刺入四分，灸五壮。（《气府论》注云：灸三壮。）

【按语】

本段文字为《明堂》佚文。

文中详细介绍了胸部正中线旁开4寸上自气户下至乳根的6个左右对称腧穴的定位、归经、取穴方法及刺法和灸法。

胸自云门侠气户两傍各二寸下行至食窦凡十二穴第十七

【原文】

云门，在巨骨下，气户两傍各二寸陷者中，动脉应手，太阴脉气所发，举臂取之，刺入七分，灸五壮，刺太深令人逆息。（《气穴论》注云：在巨骨下，任脉两傍各六寸。刺热穴论注云；手太阳脉气所发。）

中府，肺之募也，一名膺中俞，在云门下一寸，乳上三肋间陷者中，动脉应手，仰而取之，手足太阴之会，刺入三分，留五呼，灸五壮。

周荣，在中府下一寸六分陷者中，足太阴脉气所发，仰而取之，刺入四分，灸五壮。

胸乡，在周荣下一寸六分陷者中，足太阴脉气所发，仰而取之，刺入四分，灸五壮。

天溪，在胸乡下一寸六分陷者中，足太阴脉气所发，仰而取之，刺入四分，灸五壮。

食窦，在天溪下一寸六分陷者中，足太阴脉气所发，举臂取之，刺入四分，灸五壮。（《气穴论》注云：手太阴脉气所发。）

【按语】

本段文字为《明堂》佚文。

文中详细介绍了胸部正中线旁开6寸上自云门下至食窦的6个左右对称腧穴的定位、归经、取穴方法及刺法和灸法。

腋胁下凡八穴第十八

【原文】

渊腋，在腋下三寸宛宛中，举臂取之，刺入三分，不可灸，灸之不幸生肿蚀。马刀疡内溃者死，寒热生马疡可治。（《气穴论》注云：足少阳脉气所发。）

大包，在渊腋下三寸，脾之大络，布胸胁中，出九肋间及季胁端，别络诸阴者，刺入三分，灸三壮。

辄筋，在腋下三寸，复前行一寸著胁，足少阳脉气所发，刺入六分，灸三壮。

天池，一名天会，在乳后一寸（《气府论》注云二寸），腋下三寸，著胁直掖撅肋间，手心主、足少阳脉之会（一作手心足少阳脉之会），刺入七分（《气府论》注云：刺入三分），灸三壮。

【按语】

本段文字为《明堂》佚文。

文中详细介绍了分布于腋下自渊腋至天池的4个左右对称腧穴的定位、归经、取穴方法及刺法和灸法。

腹自鸠尾循任脉下行至会阴凡十五穴第十九

【原文】

鸠尾，一名尾翳，一名𩩲骬，在臆前蔽骨下五分，任脉之别，不可灸刺。（鸠尾盖心上，人无蔽骨者，当从上岐骨度下行一寸半。《气府论》注云：一寸为鸠尾处。若不为鸠尾处，则针巨阙者中心。人有鸠尾短者少饶，今强一寸。）

巨阙，心募也，在鸠尾下一寸，任脉气所发，刺入六分（《气府论》注云：刺入一寸二分），留七呼，灸五壮。

上脘，在巨阙下一寸五分，去蔽骨三寸，任脉、足阳明、手太阳之会，刺入八分，灸五壮。

中脘，一名太仓，胃募也，在上脘下一寸，居心蔽骨与脐之中，手太阳、少阳、足阳明所生，任脉之会，刺入一寸二分，灸七壮。（《九卷》云：𩩲骬至脐八寸，太仓居其中为脐上四寸。吕广撰《募腧经》云：太仓在脐上三寸，非也。）

建里，在中脘下一寸，刺入五分，留十呼，灸五壮。（《气府论》注云：刺入六分留七呼。）

下脘，在建里下一寸，足太阴、任脉之会，刺入一寸，灸五壮。

水分，在下脘下一寸，脐上一寸，任脉气所发，刺入一寸，灸五壮。

脐中，禁不可刺，刺之令人恶疡，遗矢者死不治，灸三壮。

阴交，一名少因，一名横户，在脐下一寸，任脉、气冲之会，刺入八分，灸五壮。

气海，一名脖胦，一名下肓，在脐下一寸五分，任脉气所发，刺入一寸三分，灸五壮。

石门，三焦募也，一名利机，一名精露，一名丹田，一名命门，在脐下二寸，任脉气所发，刺入五分，留十呼，灸三壮（《气府论》注云：刺入六分，留七呼，灸五壮），女子禁不可灸中央，不幸使人绝子。

关元，小肠募也，一名次门，在脐下三寸，足三阴、任脉之会，刺入二寸（《气府论》注云：刺入一寸二分），留七呼，灸七壮。

中极，膀胱募也，一名气原，一名玉泉，在脐下四寸，足三阴、任脉之会，刺入二寸（《气府论》注云：刺入一寸二分），留七呼，灸三壮。

曲骨，在横骨上、中极下一寸毛际陷者中，动脉应手，任脉、足厥阴之会，刺入一寸五分，留七呼，灸三壮。（《气府论》注云：自鸠尾至曲骨十四穴，并任脉气所发。）

会阴，一名屏翳，在大便前小便后两阴之间，任脉别络，侠督脉、冲脉之会，刺入二寸，留三呼（《气府论》注云：留七呼），灸三壮。

【按语】

本段文字为《明堂》佚文。

文中详细介绍了前正中线上任脉自鸠尾至会阴的 15 个腧穴的定位、取穴方法及刺法和灸法。

腹自幽门挟巨阙两傍各半寸循冲脉下行至横骨凡二十二穴第二十

【原文】

幽门，一名上门，在巨阙两傍各五分陷者中，冲脉、足少阴之会，刺入五分（《气府论》注云：刺入一寸），灸五壮。

通谷，在幽门下一寸陷者中，冲脉、足少阴之会，刺入五分（《气府论》注云：刺入一寸），灸五壮。

阴都，一名食宫，在通谷下一寸，冲脉、足少阴之会，刺入一寸，灸五壮。

石关，在阴都下一寸，冲脉、足少阴之会，刺入一寸，灸五壮。

商曲，在石关下一寸，冲脉、足少阴之会，刺入一寸，灸五壮。

肓俞，在商曲下一寸，直脐傍五分，冲脉、足少阴之会，刺入一寸，灸五壮。

中注，在肓俞下五分，冲脉、足少阴之会，刺入一寸，灸五壮。（《素问·水穴论》注云：在脐下五分，两旁相去任脉各五分。）

四满，一名髓府，在中注下一寸，冲脉、足少阴之会，刺入一寸，灸五壮。

气穴，一名胞门，一名子户，在四满下一寸，冲脉、足少阴之会，刺入一寸，灸五壮。

大赫，一名阴维，一名阴关，在气穴下一寸，冲脉、足少阴之会，刺入一寸，灸五壮。

横骨，一名下极，在大赫下一寸，冲脉、足少阴之会，刺入一寸，灸五壮。

【按语】

本段文字为《明堂》佚文。

文中详细介绍了前正中线旁开 0.5 寸肾经自幽门至横骨的 11 个左右对称腧穴的定位、取穴方法及刺法和灸法。

腹自不容侠幽门两傍各一寸五分至气冲凡二十四穴第二十一

【原文】

不容，在幽门傍一寸五分，去任脉二寸，直两肋端，相去四寸，足阳明脉气所发，刺入五分，灸五壮。（《气府论》注云：刺入八分。又云：下至太乙各上下相去一寸。）

承满，在不容下一寸，足阳明脉气所发，刺入八分，灸五壮。

梁门，在承满下一寸，足阳明脉气所发，刺入八分，灸五壮。

关门，在梁门下，太乙上，足阳明脉气所发，刺入八分，灸五壮。

太乙，在关门下一寸，足阳明脉气所发，刺入八分，灸五壮。

滑肉门，在太乙下一寸，足阳明脉气所发，刺入八分，灸五壮。

天枢，大肠募也，一名长溪，一名谷门，去肓俞一寸五分，侠脐两傍各二寸陷者中，足阳明脉气所发，刺入五分，留七呼，灸三壮。（《气府论》注云：在滑肉门下一寸，正当于脐。）

外陵，在天枢下，大巨上，足阳明脉气所发，刺入八分，灸五壮。（《气府论》注云：在天枢下一寸。《水穴论》注云：在脐下一寸，两傍去冲脉各一寸五分。）

大巨，一名腋门，在长溪下二寸，足阳明脉气所发，刺入八分，灸五壮。（《气府论》注云：在外陵下一寸。）

水道，在大巨下三寸，足阳明脉气所发，刺入二寸五分，灸五壮。

归来，一名溪穴，在水道下二寸，刺入八分，灸五壮。（《水穴论》注云：足阳明脉气所发。）

气冲，在归来下，鼠鼷上一寸，动脉应手，足阳明脉气所发，刺入三分，留七呼，灸三壮，灸之不幸使人不得息。（《气府论》注云：在腹脐下，横骨两端鼠鼷上一寸。《刺禁论》注云：在腹下，侠脐两傍相去四寸鼠鼷上一寸，动脉应手。《骨空》注云：在毛际两傍，鼠鼷上一寸。）

【按语】

本段文字为《明堂》佚文。

文中详细介绍了前正中线旁开2寸胃经自不容至气冲12个左右对称腧穴的定位、取穴方法及刺法和灸法。

腹自期门上直两乳侠不容两傍各一寸五分下行至冲门凡十四穴第二十二

【原文】

期门，肝募也，在第二肋端，不容傍各一寸五分，上直两乳，足太阴、厥阴、阴维之会，举臂取之，刺入四分，灸五壮。

日月，胆募也，在期门下一寸五分，足太阴、少阳之会，刺入七分，灸五壮。（《气府论》注云：在第三肋端，横直心蔽骨傍各二寸五分，上直两乳。）

腹哀，在日月下一寸五分，足太阴、阴维之会，刺入七分，灸五壮。

大横，在腹哀下三寸，直脐傍，足太阴、阴维之会，刺入七分，灸五壮。

腹结，一名腹屈，在大横下一寸三分，刺入七分，灸五壮。

府舍，在腹结下三寸，足太阴、阴维、厥阴之会，此脉上下入腹络胸，结心肺，从胁上至肩，比太阴郄，三阴阳明支别，刺入七分，灸五壮。

冲门，一名慈宫，上去大横五寸，在府舍下，横骨两端约文中动脉，足太阴、阴维之会，刺入七分，灸五壮。

【按语】

本段文字为《明堂》佚文。

文中详细介绍了前正中线旁开4寸自期门至冲门7个左右对称腧穴的定位、归经、取穴方法及刺法和灸法。

腹自章门下行至居髎凡十二穴第二十三

【原文】

章门，脾募也，一名长平，一名胁髎，在大横外，直脐季肋端，足厥阴、少阳之会，侧卧屈上足，伸下足，举臂取之，刺入八分，留六呼，灸三壮。

带脉，在季肋下一寸八分，刺入六分，灸五壮。（《气府论》注云：足少阳、带脉二经之会。）

五枢，在带脉下三寸，一曰：在水道旁一寸五分，刺入一寸，灸五壮。（《气府论》注云：足少阳、带脉二经之会。）

京门，肾募也，一名气府，一名气俞，在监骨下腰中季肋本挟脊，刺入三分，留七呼，灸三壮。

维道，一名外枢，在章门下五寸三分，足少阳、带脉之会，刺入八分，灸三壮。

居髎，在长平下八寸三分，监骨上陷者中，阳跷、足少阳之会，刺入八分，灸三壮。（《气府论》注：监骨作骸骨）

【按语】

本段文字为《明堂》佚文。

文中详细介绍了十二浮肋下端自章门至居髎6个左右对称腧穴的定位、归经、取穴方法及刺法和灸法。

手太阴及臂凡一十八穴第二十四

【原文】

黄帝问曰：愿闻五脏六腑所出之处？岐伯对曰：五脏五俞，五五二十五俞；六腑六俞，六六三十六俞。经脉十二，络脉十五，凡二十七气，上下行，所出为井，所溜为荥，所注为俞，所过为原，所行为经，所入为合。别而言之，则所注为俞；总而言之，则手太阴井也，荥也，原也，经也，合也，皆为之俞。非此六者，谓之间。

凡穴手太阴之脉出于大指之端，内屈循白肉际。至本节后太渊，溜以澹，外屈本指以下（一作本于上节），内屈与诸阴络会于鱼际，数脉并注（疑此处有缺文），其气滑利，伏行壅骨之下，外屈（一本下有出字）于寸口而行，上至于肘内廉，入于大筋之下，内屈上行臑阴入腋下，内屈走肺，此顺行逆数之屈折也。

肺出少商。少商者，木也。在手大指端内侧，去爪甲如韭叶，手太阴脉之所出也，为井。刺入一分，留一呼，灸一壮（《气穴论》注作三壮）。

鱼际者，火也。在手大指本节后内侧散脉中，手太阴脉之所溜也，为荥。刺入二分，留三呼，灸三壮。

太渊者，土也。在掌后陷者中，手太阴脉之所注也，为俞。刺入二分，留二呼，灸三壮。

经渠者，金也。在寸口陷者中，手太阴之所行也，为经。刺入三寸，留三呼，不可灸，灸之伤人神明。

列缺，手太阴之络，去腕上一寸五分，别走阳明者，刺入三分，留三呼，灸五壮。

孔最，手太阴之郄，去腕七寸，专（此处缺文）金二七，水之父母，刺入三分，灸五壮。

尺泽者，水也。在肘中约上动脉，手太阴脉之所入也，为合。刺入三分（《素问·气穴论》注云：留三呼），灸三壮。

侠白，在天府下，去肘五寸动脉中，手太阴之别，刺入四分，留三呼，灸五壮。

天府，在腋下三寸，臂臑内廉动脉中，手太阴脉气所发，禁不可灸，灸之令人逆气，刺入四分，留三呼。

【按语】

本段文字黄帝问答之文见《灵枢·九针十二原》篇及《灵枢·邪客》篇，其余为《明堂》佚文。

文中首先提出了"五脏五俞，六腑六俞"的概念，其次回顾了手太阴肺经的循行路线，最后介绍了手太阴肺经腧穴的定位、刺法和灸法以及手太阴肺经五输穴名称和各自的五行属性。

手厥阴心主及臂凡一十六穴第二十五

【原文】

手心主之脉，出于中指之端，内屈中指内廉，以上留于掌中，伏（一本下有行字）两骨之间，外屈出两筋之间，骨肉之际，其气滑利，上二寸外屈（一本下有出字）行两筋之间，上至肘内廉，入于小筋之下（一本下有留字），两骨之会，上入于胸中，内络心胞。

心主出中冲。中冲者，木也。在手中指之端，去爪甲角如韭叶陷者中，手心主脉之所出，为井。刺入一分，留三呼，灸一壮。

劳宫者，火也。一名五里，在掌中央动脉中，手心主脉之所溜也，为荥。刺入三分，留六呼，灸三壮。

大陵者，土也。在掌后两筋间陷者中，手心主脉之所注也，为俞。刺入六分，留七呼，灸三壮。

内关，手心主络，在掌后去腕二寸，别走少阳，刺入二分，灸五壮。

间使者，金也。在掌后三寸两筋间陷者中，手心主脉之所行也，为经。刺入六分，留七呼，灸三壮。

郄门，手心主郄，去腕五寸，刺入三寸，灸三壮。

曲泽者，水也，在肘内廉下陷者中，屈肘得之，手心主脉之所入也，为合，留七呼，灸三壮。

天泉，一名天温，在曲腋下，去臂二寸，举腋取之，刺入六分，灸三壮。

【按语】

本段文字第一节见《灵枢·邪客》篇，其余为《明堂》佚文。

文中首先回顾了手厥阴心包经的循行路线，随后介绍了手厥阴心包经腧穴的定位、刺法和灸法以及手厥阴心包经五输穴名称和各自的五行属性。

手少阴及臂凡一十六穴第二十六

【原文】

黄帝问曰：手少阴之脉独无俞，何也？岐伯对曰：少阴者，心脉也。心者，五脏六腑之大主也，为帝王，精神之舍也。其脏坚固，邪弗能容也。容之则心伤，心伤则神去，神去则死矣。故诸邪之在于心者，皆在心之包络。包络者，心主之脉也。故独无俞焉。曰：少阴脉独无俞者，心不病乎？曰：其外经脉病而脏不病，故独取其经于掌后兑骨之端。其余脉出入曲折，皆如手少阴（少阴少字宜作太字，《铜人经》作厥字）。心主之脉行也。故本俞者，皆因其气之虚实疾徐以取之，是谓因冲而泄，因衰而补。如是者，邪气得去，真气坚固，是谓因天之叙。

心出少冲。少冲者，木也。一名经始，在手小指内廉之端，去爪甲角如韭叶，手少阴脉之所出也，为井。刺入一分，留一呼，灸一壮。少阴八穴，其七有治，一无治者，邪弗能容也，故曰无俞焉。

少府者，火也。在小指本节后陷者中，直劳宫，手少阴脉之所溜也，为荥。刺入三分，灸三壮。

神门者，土也。一名兑冲，一名中都，在掌后兑骨之端陷者中，手少阴脉之所注也，为俞。刺入三分，留七呼，灸三壮。（《素问·阴阳论》注云：神门在掌后五分，当小指间。）

手少阴郄，在掌后脉中，去腕五分，刺入三寸，灸三壮。

通里，手少阴经，在腕后一寸，别走太阳，刺入三寸，灸三壮。

灵道者，金也。在掌后一寸五分，或曰一寸，手少阴脉之所行也，为经。刺入三分，灸三壮。

少海者，水也。一名曲节，在肘内廉节后陷者中，动脉应手，手少阴脉之所入也，为合。刺入五分，灸三壮。

极泉，在腋下筋间动脉入胸中，手少阴脉气所发，刺入三分，灸五壮。

【按语】

本段文字黄帝、岐伯问答之文见《灵枢·邪客》篇，其余为《明堂》佚文。

文中首先解释了"手少阴之脉独无俞"及"心不病"的原因，即：①心包代心受邪，替心行令；②通过调节心包经腧穴可治疗心之病症。其次介绍了手少阴心经腧穴的定位、刺法和灸法以及手少阴心经五输穴名称和各自的五行属性。需要注意的是，此文较后世心经腧穴而言，没有收录青灵穴。所以，此文中手少阴心经的腧穴为8个，而非当今的9个。

手阳明及臂凡二十八穴第二十七

【原文】

大肠合手阳明，出于商阳。商阳者，金也。一名绝阳，在手大指次指内侧，去爪甲角如韭叶，手阳明脉之所出也，为井。刺入一分，留一呼，灸三壮。

二间者，水也。一名间谷，在手大指次指本节前内侧陷者中，手阳明脉之所溜也，为荥。刺入三分，留六呼，灸三壮。

三间者，木也。一名少谷，在手大指次指本节后内侧陷者中，手阳明脉之所注也，为俞。刺入三分，留三呼，灸三壮。

合谷，一名虎口，在手大指次指间，手阳明脉之所过也，为原。刺入三分，留六呼，灸三壮。

阳溪者，火也。一名中魁，在腕中上侧两筋间陷者中，手阳明脉之所行也，为经。刺入三分，留七呼，灸三壮。

偏历，手阳明络，在腕后三寸，别走太阴者，刺入三分，留七呼，灸三壮。

温溜，一名逆注，一名蛇头，手阳明郄，在腕后少士五寸，大士六寸，刺入三分，灸三壮。（大士、少士，调大人、小儿也。）

下廉，在辅骨下，去上廉一寸，怒（疑误）辅齐兑肉，其分外邪，刺入五分，留五呼，灸三壮。

上廉，在三里下一寸，其分抵阳明之会外邪，刺入五分，灸五壮。

三里，在曲池下二寸，按之肉起兑肉之端，刺入三分，灸三壮。

曲池者，土也。在肘外辅，屈肘曲骨之中，手阳明脉之所入也，为合。以手按胸取之，刺入五寸，留七呼，灸三壮。

肘髎，在肘大骨外廉陷者中，刺入四分，灸三壮。

五里，在肘上三寸，行向里大脉中央，禁不可刺，灸十壮。左取右，右取左。

臂臑，在肘上七寸腘肉端，手阳明络之会，刺入三分，灸三壮。

【按语】

本段文字为《明堂》佚文。

全文详细阐述了手阳明大肠经位于上肢部腧穴的定位、刺法和灸法以及手阳明大肠经五输穴名称和各自的五行属性。

手少阳及臂凡二十四穴第二十八

【原文】

三焦上合手少阳，出于关冲。关冲者，金也。在手小指次指之端，去爪甲角如韭叶，手少阳脉之所出也，为井。刺入一分，留三呼，灸三壮。

腋门者，水也。在小指次指间陷者中，手少阳脉之所溜也，为荥。刺入三分，灸三壮。

中渚者，木也。在手小指次指本节后陷者中，手少阳脉之所注也，为俞。刺入二分，留三呼，灸三壮。

阳池，一名别阳，在手表腕上陷者中，手少阳脉之所过也，为原。刺入二分，留三呼，灸三壮。(《铜人经》云：不可灸。)

外关，手少阳络，在腕后二寸陷者中，别走心者，刺入三分，留七呼，灸三壮。

支沟者，火也。在腕后三寸，两骨之间陷者中，手少阳脉之所行也，为经。刺入二分，留七呼，灸三壮。

会宗，手少阳郄，在腕后三寸空中，刺入三分，灸三壮。

三阳络，在臂上大交脉，支沟上一寸，不可刺，灸五壮。

四渎，在肘前五寸外廉陷者中，刺入六分，留七呼，灸三壮。

天井者，土也。在肘外大骨之后，肘后一寸两筋间陷者中，屈肘得之，手少阳脉之所入也，为合。刺入一分，留七呼，灸三壮。

清冷渊，在肘上三寸(一本作一寸)，伸肘举臂取之，刺入三分，灸三壮。

消泺，在肩下臂外开腋斜肘分下胻(一本无胻字)，刺入六分，灸三壮。(《气府论》注云：手少阳脉之会。)

【按语】

本段文字为《明堂》佚文。

全文详细阐述了手少阳三焦经位于上肢部腧穴的定位、刺法和灸法以及手少阳三焦经五输穴名称及各自的五行属性。

手太阳及臂凡一十六穴第二十九

【原文】

小肠上合手太阳，出于少泽。少泽者，金也。一名小吉，在手小指之端，去爪甲下一分陷者中，手太阳脉之所出也，为井。刺入一分，留二呼，灸一壮。

前谷者，水也。在手小指外侧本节前陷者中，手太阳脉之所溜也，为荥。刺入一分，留三呼，灸三壮。

后溪者，木也。在手小指外侧本节后陷者中，手太阳脉之所注也，为俞。刺入二分，留二呼，灸一壮。

腕骨，在手外侧腕前起骨下陷者中，手太阳脉之所过也，为原。刺入二分，留三呼，灸三壮。

阳谷者，火也。在手外侧腕中兑骨下陷者中，手太阳脉之所行也，为经。刺入二分，留二呼（《气穴论》注云：留三呼），灸三壮。

养老，手太阳郄，在手踝骨上一空，腕后一寸陷者中，刺入三分，灸三壮。

支正，手太阳络，在肘后（一本作腕后）五寸，别走少阴者，刺入三分，留七呼，灸三壮。

小海者，土也。在肘内大骨外，去肘端五分陷者中，屈肘乃得之，手太阳脉之所入也，为合。刺入二分，留七呼，灸七壮。（《气穴论》注作少海。）

【按语】

本段文字为《明堂》佚文。

全文详细阐述了手太阳小肠经位于上肢部腧穴的定位、刺法和灸法以及手太阳小肠经五输穴名称及各自的五行属性。

足太阴及股凡二十二穴第三十

【原文】

脾出隐白。隐白者，木也。在足大指端内侧，去爪甲角如韭叶，足太阴脉之所出也，为井。刺入一分，留三呼，灸三壮。

大都者，火也。在足大指本节后陷者中，足太阴脉之所溜也，为荥。刺入三分，留七呼，灸一壮。

太白者，土也。在足内侧核骨下陷者中，足太阴脉之所注也，为俞。刺入三分，留七呼，灸三壮。

公孙，在足大指本节后一寸，别走阳明，太阴络也，刺入四分，留二十呼，灸三壮。

商丘者，金也。在足内踝下微前陷者中，足太阴脉之所行也，为经。刺入三分，留七呼，灸三壮。（《气穴论》注云：刺入四分。）

三阴交，在内踝上三寸骨下陷者中，足太阴、厥阴、少阴之会，刺入三分，留七呼，灸三壮。

漏谷，在内踝上六寸骨下陷者中，足太阴络，刺入三分，留七呼，灸三壮。

地机，一名脾舍，足太阴郄，别走上一寸，空在膝下五寸，刺入三分，灸五壮。

阴陵泉者，水也。在膝下内侧辅骨下陷者中，伸足乃得之，足太阴脉之所入也，为合。刺入五分，留七呼，灸三壮。

血海，在膝膑上内廉白肉际二寸中，足太阴脉气所发，刺入五分，灸五壮。

箕门，在鱼腹上越两筋间，动脉应手太阴市内，足太阴脉气所发，刺入三分，留六呼，灸三壮。（《素问·三部九候论》注云：直五里下，宽巩足单衣，沉取乃得之，动脉应于手。）

【按语】

本段文字为《明堂》佚文。

全文详细阐述了足太阴脾经位于下肢腧穴的定位、刺法和灸法以及足太阴脾经五输穴名称和各自的五行属性。

足厥阴及股凡二十二穴第三十一

【原文】

肝出大敦，大敦者，木也。在足大指端，去爪甲角如韭叶及三毛中，足厥阴脉之所出也，为井。刺入三分，留十呼，灸三壮。

行间者，火也。在足大指间动脉陷者中，足厥阴之所溜也，为荥。刺入六分，留十呼，灸三壮。

太冲者，土也。在足大指本节后二寸，或曰一寸五分陷者中，足厥阴脉之所注也，为俞。刺入三分，留十呼，灸三壮。(《素问·刺腰痛论》注云：在足大指本节后内间二寸陷者中，动脉应手。)

中封者，金也。在足内踝前一寸，仰足取之陷者中，伸足乃得之，足厥阴脉之所行也，为经。刺入四分，留七呼，灸三壮。(《气穴论》注云：在内踝前一寸五分。)

蠡沟，足厥阴之络，在足内踝上五寸，别走少阳，刺入二分，留三呼，灸三壮。

中郄，一名中都，足厥阴郄，在内踝上七寸□骨中，与少阴相直，刺入三分，灸五壮。

膝关，在犊鼻下二寸陷者中，足厥阴脉气所发，刺入四分，灸五壮。

曲泉者，水也。在膝内辅骨下，大筋上小筋下陷者中，屈膝得之，足厥阴阴脉之所入也，为合。刺入六分，留十呼，灸三壮。

阴包，在膝上四寸股内廉两筋间，足厥阴别走（此处有缺），刺入六分，灸三壮。

五里，在阴廉下，去气冲三寸阴股中动脉，刺入六分，灸五壮。(《外台秘要》作去气冲三寸，去阴廉二寸。)

阴廉，在羊矢下，去气冲二寸动脉中，刺入八分，灸三壮。

【按语】

本段文字为《明堂》佚文。

全文详细阐述了足厥阴肝经位于下肢腧穴的定位、刺法和灸法以及足厥阴肝经五输穴名称和各自的五行属性。

足少阴及股并阴跷四穴阴维二穴凡二十六第三十二

【原文】

肾出涌泉。涌泉者，木也。一名地冲，在足心陷者中，屈足卷指宛宛中，足少阴脉之所出也，为井。刺入三分，留三呼，灸三壮。

然谷者，火也。一名龙渊，在足内踝前起大骨下陷者中，足少阴脉之所溜也，为荥。刺入三分，留三呼，灸三壮。刺之多见血，使人立饥欲食。

太溪者，土也。在足内踝后跟骨上动脉陷者中，足少阴脉之所注也，为俞。刺入三分，留七呼，灸三壮。

大钟，在足跟后冲中，别走太阳，足少阴络，刺入二分，留七呼，灸三壮。（《素问·水热穴论》注云：在内踝后。《刺腰痛论》注云：在足跟后街中，动脉应手。）

照海，阴跷脉所生，在足内踝下，刺入四分，留六呼，灸三壮。

水泉，足少阴郄，去太溪下一寸，在内踝下，刺入四分，灸五壮。

复溜者，金也。一名伏白，一名昌阳，在足内踝上二寸陷者中，足少阴脉之所行也，为经。刺入三分，留三呼，灸五壮。（《刺腰痛论》注云：在内踝上二寸动脉。）

交信，在足内踝上二寸，少阴前，太阴后，筋骨间，阴跷之郄。刺入四分，留五呼，灸三壮。

筑宾，阴维之郄，在足内踝上腨分中，刺入三分，灸五壮。(《刺腰痛论》注云：在内踝后。)

阴谷者，水也。在膝下内辅骨后，大筋之下，小筋之上，按之应手，屈膝得之，足少阴脉之所入也，为合。刺入四分，灸三壮。

【按语】

本段文字为《明堂》佚文。

全文详细阐述了足少阴肾经位于下肢腧穴的定位、刺法和灸法以及足少阴肾经五输穴名称和各自的五行属性。

足阳明及股凡三十穴第三十三

【原文】

胃出厉兑，厉兑者，金也。在足大指次指之端，去爪甲角如韭叶，足阳明脉之所出也，为井。刺入一分，留一呼，灸三壮。

内庭者，水也。在足大指次指外间陷者中，足阳明脉之所留也，为荥。刺入三分，留二十呼(《气穴论》注云：留十呼)，灸三壮。

陷谷者，木也。在足大指次指间本节后陷者中，去内庭二寸，足阳明脉之所注也，为俞。刺入五分，留七呼，灸三壮。

冲阳，一名会原，在足跗上五寸骨间动脉上，去陷骨三寸，足阳明脉之所过也，为原。刺入三分，留十呼，灸三壮。

解溪者，火也。在冲阳后一寸五分，腕上陷者中，足阳明脉之所行也，为经。刺入五分，留五呼，灸三壮。（《气穴论》注云二寸五分，《刺疟论》注云三寸五分。）

丰隆，足阳明络也，在外踝上八寸，下廉胻外廉陷者中，别走太阴者，刺入三分，灸三壮。

巨虚下廉，足阳明与小肠合，在上廉下三寸，刺入三分，灸三壮。（《气穴论》注云：足阳明脉气所发。）

条口，在下廉上一寸，足阳明脉气所发，刺入八分，灸三壮。

巨虚上廉，足阳明与大肠合，在三里下三寸，刺入八分，灸三壮。（《气穴论》注云：在犊鼻下六寸，足阳明脉气所发。）

三里者，土也。在膝下三寸，胻外廉，足阳明脉气所入也，为合。刺入一寸五分，留七呼，灸三壮。（《素问》云：在膝下三寸胻外廉两筋分肉间。）

犊鼻，在膝膑下，胻上侠解大筋中，足阳明脉气所发，刺入六分，灸三壮。

梁丘，足阳明郄，在膝上二寸两筋间，刺入三分，灸三壮。

阴市，一名阴鼎，在膝上三寸伏兔下，若拜而取之，足阳明脉气所发，刺入三分，留七呼，禁不可灸。（《刺腰痛论》注云：伏兔下陷者中，灸三壮。）

伏兔，在膝上六寸起肉间，足阳明脉气所发，刺入五分，禁不可灸。

髀关，在膝上伏兔后交分中，刺入六分，灸三壮。

【按语】

本段文字为《明堂》佚文。

全文详细阐述了足阳明胃经位于下肢腧穴的定位、刺法和灸法以及足阳明胃经五输穴名称和各自的五行属性。

足少阳及股并阳维四穴凡二十八穴第三十四

【原文】

胆出于窍阴。窍阴者，金也。在足小指次指之端，去爪甲角如韭叶，足少阳脉之所出也，为井。刺入三分，留三呼（《气穴论》注作一呼），灸三壮。

侠溪者，水也。在足小指次指歧骨间，本节前陷者中，足少阳脉之所溜也，为荥。刺入三分，留三呼，灸三壮。

地五会，在足小指次指本节后间陷者中，刺入三分，不可灸，灸之令人瘦，不出三年死。

临泣者，木也。在足小指次指本节后间陷者中，去侠溪一寸五分，足少阳脉之所注也，为俞。刺入二分，留五呼，灸三壮。

丘墟，在足外廉踝下如前陷者中，去临泣三寸，足少阳脉之所过也，为原。刺入五分，留七呼，灸三壮。

悬钟，在足外踝上三寸动者脉中，足三阳络，按之阳明脉绝乃取之，刺入六分，留七呼，灸五壮。

光明，足少阳络，在足外踝上五寸，别走厥阴者，刺入六分，留七呼（《骨空论》注云：刺入七分，留十呼），灸五壮。

外丘，足少阳郄，少阳所生，在外踝上七寸，刺入三分，灸三壮。

阳辅者，火也。在足外踝上四寸（《气穴论》注无四寸二字），辅骨前绝骨端，如前三分所，去丘墟七寸，足少阳脉之所行也，为经。刺入五分，留七呼，灸三壮。

阳交，一名别阳，一名足髎，阳维之郄，在内踝上七寸，斜属三阳分肉间，刺入六分，留七呼，灸三壮。

阳陵泉者，土也。在膝下一寸胻外廉陷者中，足少阳脉之所入也，为合。刺入六分，留十呼，灸三壮。

阳关，在阳陵泉上三寸，犊鼻外陷者中，刺入五分，禁不可灸。

中渎，在髀骨外，膝上五寸分肉间陷者中，足少阳脉气所发也。刺入五分，留七呼，灸五壮。

环跳，在髀枢中，侧卧伸下足屈上足取之，足少阳脉气所发。刺入一寸，留二十呼，灸五十壮。（《气穴论》注云：髀枢后，足少阳、太阳二脉之会，灸三壮）

【按语】

本段文字为《明堂》佚文。

全文详细阐述了足少阳胆经位于下肢腧穴的定位、刺法和灸法以及足少阳胆经五输穴名称和各自的五行属性。

足太阳及股并阳跷六穴凡
三十四穴第三十五

【原文】

膀胱出于至阴。至阴者，金也。在足小指外侧，去爪甲角如韭叶，足太阳脉之所出也，为井，刺入一分，留五呼，灸三壮。

通谷者，水也。在足小指外侧本节前陷者中，足太阳脉之所溜也，为荥。刺入二分，留五呼，灸三壮。

束骨者，木也。在足小指外侧本节后陷者中，足太阳脉之所注也，为俞。刺入三分，留三呼，灸三壮。(《气穴论》注云：本节后赤白肉际。)

京骨，在足外侧大骨下赤白肉际陷者中，按而得之，足太阳脉之所过也，为原。刺入三分，留七呼，灸三壮。

申脉，阳跷所生也，在足外踝下(《刺腰痛论》注云：外踝下五分)陷者中，容爪甲许，刺入三分，留六呼，灸三壮。

金门，在足太阳郄，在足外踝下，一名关梁，阳维所别属也，刺入三分，灸三壮。

仆参，一名安邪，在跟骨下陷者中(《刺腰痛论》注云：陷者中细脉动应手)，拱足得之，足太阳、阳跷脉所会。刺入三分，留六呼，灸三壮。(《刺腰痛论》云：陷者中细脉动应手。)

昆仑，火也。在足外踝后跟骨上陷者中，足太阳脉之所行也，为经。刺入五分，留十呼，灸三壮。

跗阳（《气穴论》注作付阳），阳跷之郄，在足外踝上三寸，太阳前，少阳后筋骨间，刺入六分，留七呼，灸三壮。

飞扬，一名厥阳，在足外踝上七寸，足太阳络，别走少阴者，刺入三分，灸三壮。

承山，一名鱼腹，一名肉柱，在兑腨肠下分肉间陷者中，刺入七分，灸五壮。

承筋，一名腨肠，一名直肠，在腨肠中央陷者中，足太阳脉气所发，禁不可刺，灸三壮。（《刺腰痛论》注云：在腨中央。）

合阳，在膝约文中央下二寸，刺入六分，灸五壮。

委中者，土也。在腘中央约文中动脉，足太阳脉之所入也，为合。刺入五分，留七呼，灸三壮。（《素问·骨空论》注云：腘谓膝解之后，曲脚之中，背面取之。《刺腰痛论》注云：在膝后屈处。）

委阳，三焦下辅俞也，在足太阳之前，少阳之后，出于腘中外廉两筋间，承扶下六寸，此足太阳之别络也，刺入七分，留五呼，灸三壮，屈身而取之。

浮郄，在委阳上一寸，屈膝得之，刺入五分，灸三壮。

殷门，在肉郄下六寸，刺入五分，留七呼，灸三壮。

承扶，一名肉郄，一名阴关，一名皮部，在尻臀下股阴上约文中，刺入二寸，留七呼，灸三壮。

欲令灸发者，灸履编（音遍）熨之，三日即发。

【按语】

本段文字为《明堂》佚文。

全文详细阐述了足太阳膀胱经位于下肢腧穴的定位、刺法和灸法以及足太阳膀胱经五输穴名称和各自的五行属性。

皇甫谧在卷三之中排列腧穴时，采用的方法是以四肢分经、头面躯干部划线，这种腧穴排列方法，今人很少应用，而全部代之以经脉循行线。学者认为，《针灸甲乙经》以部列穴具有合理性，原因在于头面躯干部经脉循行多有曲折交会，相应的经穴关系较为复杂，许多腧穴位于多条经脉循行交叉点上，由多经脉气所发。这种模式在推动针灸学发展，使后人更加清楚躯干部经脉之间的关系以及经、穴之间的关系上具有重要的价值。

针灸甲乙经卷之五

针灸禁忌第一（上）

【原文】

（一）黄帝问曰：四时之气，各不同形，百病之起，皆有所生，灸刺之道，何者为宝？岐伯对曰：四时之气，各有所在，灸刺之道，气穴为宝。

（二）故春刺络脉诸荥大经分肉之间，甚者深取之，间者浅取之。《素问》曰：春刺散俞及与分理，血出而止。又曰：春者木始治，肝气始生，肝气急，其风疾，经脉常深，其气少不能深入，故取络脉分肉之间。《九卷》云春刺荥者正同，于义为是。又曰：春取络脉治皮肤。又曰：春取经与脉分肉之间。二者义亦略同。又曰：春气在经脉。

夏取诸俞孙络肌肉皮肤之上。（又曰：春刺俞。二者正同，于义为是。长夏刺经。又曰：取盛经孙络，取分间，绝皮肤。又曰：夏取分腠，治肌肉，义亦略同。）《素问》曰：夏刺络俞，见血而止。又曰：夏者火始治，心气始长，脉瘦气弱，阳气流（一作留）溢，血温于腠，内至于经，故取盛经分腠，绝肤而病去者，邪居浅也。所谓盛经者，阳脉也（义亦略同）。又曰：夏气在孙络，长夏气在肌肉。

秋刺诸合，余如春法（秋取经俞，邪气在腑，取之于合）。《素问》曰：秋刺皮肤循理，上下同法。又曰：秋者金始治，肺将收杀，金将胜火，阳气在合，阴初胜，湿气及体，阴气未盛，未能深入，故取俞以泻阴邪，取合以虚阳邪，阳气始衰，故取于合。是谓始秋之治变也。又曰：秋气在肤，腠闭者是也。（《九卷》又曰：秋取气口，治筋脉。于义不同。）

冬取井诸俞之分，欲深而留之。（又曰：冬取井荥。）《素问》曰：冬取俞窍，及于分理，甚者直下，间者散下。（俞窍与诸俞之分，义亦略同。）又曰：冬者水始治，肾方闭，阳气衰少，阴气坚盛，巨阳伏沉，阳脉乃去，取井以下阴逆，取荥以通阳气（一云以实阳气）。故曰冬取井荥，春不鼽衄。是谓末冬之治变也。又曰：冬气在骨髓。（又曰：冬刺井，病在脏取之井。二者正同，于义为是。又曰：冬取经俞，治骨髓五脏。五脏则同，经俞有疑。）

（三）春刺夏分，脉乱气微，入淫骨髓，病不得愈，令人不嗜食，又且少气。春刺秋分，筋挛逆气，环为咳嗽，病不愈，令人时惊，又且笑（一作哭）。春刺冬分，邪气着脏，令人腹胀，病不愈，又且欲言语。

夏刺春分，病不愈，令人解堕。夏刺秋分，病不愈，令人心中闷，无言，惕惕如人将捕之。夏刺冬分，病不愈，令人少气，时欲怒。

秋刺春分，病不愈，令人惕然，欲有所为，起而忘之。秋刺夏分，病不愈，令人益嗜卧，又且善梦（谓立秋之后）。秋刺冬分，病不愈，令人凄凄时寒。

冬刺春分，病不愈，令人欲卧不能眠，眠而有见（谓十二月中旬以前）。冬刺夏分，病不愈，令人气上，发为诸痹。冬刺秋分，病不愈，令人善渴。

（四）足之阳者，阴中之少阳也。足之阴者，阴中之太阴也。手之阳者，阳中之太阳也。手之阴者，阳中之少阴也。

正月、二月、三月，人气在左，无刺左足之阳；四月、五月、六月，人气在右，无刺右足之阳；七月、八月、九月，人气在右，无刺右足之阴；十月、十一月、十二月，人气在左，无刺左足之阴。

（五）刺法曰：无刺熇熇之热，无刺漉漉之汗，无刺浑浑（音魂）之脉，无刺病与脉相逆者。上工刺其未生者也。其次刺其未成者也，其次刺其已衰者也。下工刺其方袭者，与其形之盛者，与其病之与脉相逆者也。故曰方其盛也，勿敢毁伤。刺其已衰，事必大昌。故曰上工治未病，不治已病。

大寒无刺，大温无凝，月生无泻，月满无补，月郭空无治。

（六）新内无刺，已刺勿内。大怒无刺，已刺勿怒。大劳无刺，已刺勿劳。大醉无刺，已刺勿醉。大饱无刺，已刺勿饱。大饥无刺，已刺勿饥。已渴勿刺，已刺勿渴。乘车来者，卧而休之，如食顷乃刺之。步行来者，坐而休之，如行十里顷乃刺之。大惊大怒，必定其气，乃刺之。

凡禁者，脉乱气散，逆其荣卫，经气不次，因而刺之，则阳病入于阴，阴病出为阳，则邪复生。粗工不察，是谓伐形；身体淫泺，反消骨髓，津液不化，脱其五味，是谓失气也。

（七）问曰：愿闻刺浅深之分？对曰：刺骨者无伤筋，刺筋者无伤肉，刺肉者无伤脉，刺脉者无伤皮，刺皮者无伤肉，刺肉者无伤筋，刺筋者无伤骨。

问曰：余不知所谓，愿闻其详？对曰：刺骨无伤筋者，针至筋而去，不及骨也。刺筋无伤肉者，至肉而去，不及筋也。刺肉无伤脉者，至脉而去，不及肉也。刺脉无伤皮者，至皮而去，不及脉也。刺皮无伤肉者，病在皮中，针入皮无中肉也。刺肉无伤筋者，过肉中筋，刺筋无伤骨者，过筋中骨，此之谓反也。

（八）刺中心，一日死，其动为噫。刺中肺，三日死，其动为咳。刺中肝，五日死，其动为欠（《素问》作语）。刺中脾，十五日（《素问》作十日，一作五日）死，其动为吞。刺中肾，三日（《素问》作六日，一作七日）死，其动为嚏。刺中胆，一日半死，其动为呕。刺中膈，为伤中，其病虽愈，不过一岁必死。刺跗上，中大脉，血出不止死。刺阴股中大脉，血出不止死。刺面中流脉，不幸为盲。刺客主人，内陷中脉，为漏为聋。刺头中脑户，入脑立死。刺膝膑出液为跛。

刺舌下中脉太过，出血不止为喑。刺肾中太阴脉出血多，立死。刺足下布络中脉，血不出为肿。刺足少阴脉，重虚出血。为舌难以言。刺郄中大脉，令人仆脱色。刺膺中陷脉（《素问》作刺膺中陷中肺），为喘逆仰息。刺气街中脉，血不出，为肿鼠鼷。刺肘中内陷，气归之，为不屈伸。刺脊间中髓，为伛。刺阴股下阴三寸内陷，令人遗溺。刺乳上中乳房，为肿根蚀。刺腋下胁间内陷，令人咳。刺缺盆中内陷，气泄，令人喘咳逆。刺少腹中膀胱，溺出，令人少腹满。刺手鱼腹内陷，为肿，刺腨肠内陷，为肿。刺眶上陷骨中脉，为漏为盲。刺关节中液出，不得屈伸。

【按语】

本段文字（一）见《灵枢·四时气》篇；（二）见《灵枢·本输》篇，其"素问曰"、"又曰"、"又曰"分别见《素问·诊要经终论》篇、《素问·水热穴论》篇及《素问·四时刺逆从论》篇等3篇；（三）见《素问·诊要经终论》篇；（四）见《灵枢·阴阳系日月》篇；（五）见《灵枢·逆顺》篇，其中最末一句见《素问·八正神明论》篇；（六）见《灵枢·终始》篇；（七）见《素问·刺齐论》篇；（八）见《素问·刺禁论》篇。

本篇主要论述了腧穴在针刺治疗中的重要地位，阐释了春、夏、秋、冬不同季节不同疾病的针刺方法及针刺不当可能引起的其他病症，论述了时辰禁忌、不同病症禁忌、人体各部针灸禁忌及违背禁忌可导致的严重后果，详细论述了针刺治病的注意事项，论述了病在皮、肉、筋、骨等不同层次深度针刺应中病为要，既不可过深亦不可过浅。

针灸禁忌第一（下）

【原文】

（一）黄帝问曰：愿闻刺要。岐伯对曰：病有浮沉，刺有浅深，各至其理，无过其道，过之则内伤，不及则生外

壅，壅则邪从之。浅深不及，反为大贼，内伤五脏，后生
大病。故曰：病有在毫毛腠理者，有在皮肤者，有在肌肉
者，有在脉者，有在筋者，有在骨者，有在髓者。是故刺
毫毛腠理无伤皮，皮伤则内动肺，肺动则秋病温疟，热厥，
淅然寒栗。刺皮无伤肉，肉伤则内动脾，脾动则七十二日
四季之月，病腹胀烦满，不嗜食。刺肉无伤脉，脉伤则内
动心，心动则夏病心痛。刺脉无伤筋，筋伤则内动肝，肝
动则春病热而筋弛。刺筋无伤骨，骨伤则内动肾，肾动则
冬病胀，腰痛。刺骨无伤髓，髓伤则消泺胻酸，体解㑊然
不去矣。

（二）神庭禁不可刺。上关刺不可深（深则令人耳无
所闻），缺盆刺不可深，颅息刺不可多出血，左角刺不可久
留，人迎刺过深杀人，云门刺不可深（深则使人逆息不能
食），脐中禁不可刺，五里禁不可刺，伏兔禁不可刺（本穴
云刺入五分），三阳络禁不可刺，复溜刺无多见血，承筋禁
不可刺，然谷刺无多见血，乳中禁不可刺。鸠尾禁不可刺。

上刺禁。

头维禁不可灸。承光禁不可灸。脑户禁不可灸，风府
禁不可灸。喑门禁不可灸（灸之令人喑）。下关耳中有干擿
抵。禁不可灸。耳门耳中有脓，禁不可灸。人迎禁不可灸。
丝竹空禁不可灸（灸之不幸令人目小或盲）。承泣禁不可
灸。脊中禁不可灸（灸之使人偻）。白环俞禁不可灸。乳中
禁不可灸。石门女子禁不可灸。气街禁不可灸（灸之不幸
不得息）。渊腋禁不可灸。（灸之不幸生肿蚀）。经渠禁不可
灸（伤人神）。鸠尾禁不可灸。阴市禁不可灸。阳关禁不可

灸。天府禁不可灸（使人逆息）。伏兔禁不可灸。地五会禁
不可灸（使人瘦）。瘛脉禁不可灸。

上灸禁。

（三）凡刺之道，必中气穴，无中肉节，中气穴则针
游于巷，中肉节则皮肤痛。补泻反则病益笃。中筋则筋缓，
邪气不出，与真相搏，乱而不去，反还内著，用针不审，
以顺为逆也。

（四）凡刺之理，补泻无过其度。病与脉逆者无刺。形
肉已夺，是一夺也。大夺血之后，是二夺也。大夺汗之后，
是三夺也。大泄之后，是四夺也。新产及大下血，是五夺
也。此皆不可泻也。

（五）问曰：针能杀生人，不能起死人乎？对曰：能杀
生人，不起死人者，是人之所生，受气于谷，谷之所注者
胃也。胃者，水谷气血之海也。海之所行云雨者，天下也。
胃之所出气血者，经隧也。经隧者，五脏六腑之大络也。
逆而夺之而已矣。迎之五里，中道而止，五至而已，五往
（一作注）而脏之气尽矣。故五五二十五而竭其俞矣。此所
谓夺其天气。故曰：窥门而刺之者，死于家；入门而刺之者，
死于堂。帝曰：请传之后世，以为刺禁。

【按语】

本段文字（一）见《素问·刺要论》篇；（二）不见于
《灵枢》、《素问》；（三）见《灵枢·邪气脏腑病形》篇；
（四）见《灵枢·五禁》篇；（五）见《灵枢·玉版》篇。

本篇承接上篇，仍然讨论针灸禁忌，列举了禁刺禁灸

的穴位，强调针刺应刺中气穴，补泻不可过度，明确指出
针刺不当会造成严重后果甚至危及生命。

九针九变十二节五刺五邪第二

【原文】

（一）黄帝问曰：九针安生？岐伯对曰：九针，者天地
之数也。天地之数，始于一，终于九。故一以法天，二以
法地，三以法人，四以法四时，五以法五音，六以法六律，
七以法七星，八以法八风，九以法九野。

（二）问曰：以针应九之数奈何？对曰：一者天，天
者阳也，五脏之应天者肺也，肺者五脏六腑之盖也，皮者
肺之合也，人之阳也，故为之治镵针。镵针者，取法于布
（一作巾）针，去末半寸卒锐之，长一寸六分，大其头而锐
其末，令无得深入而阳气出，主热在头身。故曰：病在皮
肤无常处者，取之镵针于病所。肤白勿取。

二者地，地者土也，人之所以应土者，肉也，故为之
治员针。员针者，取法于絮针，筒其身而员其末，其锋如
卵，长一寸六分，以泻分肉之气，令不伤肌肉，则邪气得
竭。故曰：病在分肉间，取以员针。

三者人也，人之所以成生者，血脉也，故为之治鍉
（音低）针。鍉针者，取法于黍粟，大其身而员其末，如黍
粟之锐，长三寸五分，令可以按脉勿陷以致其气，使邪独
出。故曰病在脉，少气，当补之以鍉针。针于井荥分俞。

四者时也，时者，四时八正之风，客于经络之中，为

痼病者也，故为之治锋针。锋针者，取法于絮针，筒其身而锋其末，其刃三隅，长一寸六分，令可以泻热出血，发泄痼病。故曰：病在五脏固居者，取以锋针。泻于井荥分俞，取以四时也。

五者音也，音者，冬夏之分，分于子午，阴与阳别，寒与热争，两气相薄，合为痈肿者，故为之治铍针，铍针者，取法于剑，令末如剑锋，广二分半，长四寸，可以取大脓出血，故曰：病为大脓血，取以铍针。

六者律也，律者，调阴阳四时，合十二经脉，虚邪客于经络而为暴痹者也，故为之治员利针。员利针者，取法于毫针，且员且锐，身中微大，长一寸六分，以取痈肿暴痹。一曰：尖如毫，微大其末，反小其身，令可深内也。故曰痹气暴发者，取以员利针。

七者星也，星者，人之七窍，邪之所客于经，舍于络，而为痛痹者也，故为之治毫针。毫针者，取法于毫毛，长一寸六分，令尖如蚊虻喙，静以徐往，微以久留，正气因之，真邪俱往，出针而养，主以治痛痹在络也。故曰：病痹气痛而不去者，取之毫针。

八者风也。风者，人之股肱八节也，八正之虚风伤人，内舍于骨解腰脊节腠之间为深痹者也，故为之治长针。长针者，取法于綦针，长七寸，其身薄而锋其末，令可以取深邪远痹。故曰：病在中者，取以长针。

九者野也，野者，人之骨解皮肤之间也，淫邪流溢于身，如风水之状，不能过于机关大节者也，故为之治大针。大针者，取法于锋针（一作锃针），其锋微员，长四寸，以泻机关内外大气之不能过关节者也。故曰病水肿不能过关节者，取以大针。

（三）凡刺之要，官针最妙。九针之宜，各有所为。长短大小，各有所施。不得其用，病不能移。疾浅针深，内伤良肉，皮肤为痈。疾深针浅，病气不泻，反为大脓。病小针大，气泻太甚，病后必为害。病大针小，大气不泻，亦为后败。夫针之宜，大者大泻，小者不移，已言其过，请言其所施。

凡刺有九，以应九变。一曰腧刺。腧刺者，刺诸经荥俞脏俞也。二曰道刺。道刺者，病在上，取之下，刺腑俞也。三曰经刺。经刺者，刺大经之结络经分也。四曰络刺。络刺者，刺小络之血脉也。五曰分刺。分刺者，刺分肉之间也。六曰大泻刺（一作太刺）。大泻刺者，刺大脓以铍针也。七曰毛刺。毛刺者，刺浮痹于皮肤也。八曰巨刺。巨刺者，左取右，右取左也。九曰淬刺。淬刺者，燔针取痹气也。

凡刺有十二节，以应十二经。一曰偶刺。偶刺者，以手直心若背，直痛所，一刺前，一刺后，以刺心痹，刺此者，傍针之也。二曰报刺，报刺者，刺痛无常处，上下行者，直纳无拔针，以左手随病所按之，乃出针复刺之也。三曰恢刺。恢刺者，直刺傍之，举之前后，恢筋急以治筋痹也。四曰齐刺。齐刺者，直入一，傍入二，以治寒热气小深者。或曰参刺。参刺者，治痹气小深者也。五曰扬刺。扬刺者，正内一，傍内四而浮之，以治寒热之博大者也。六曰直针刺。直针刺者，引皮乃刺之，以治寒气之浅者也。

七曰腧刺。腧刺者，直入直出，稀发针而深之，以治气盛而热者也。八曰短刺。短刺者，刺骨痹，稍摇而深之，致针骨所，以上下摩骨也。九曰浮刺。浮刺者，傍入而浮之，此治肌急而寒者也。十曰阴刺。阴刺者，左右卒刺之，此治寒厥中寒者，取踝后少阴也。十一曰傍刺。傍刺者，直刺傍刺各一，此治留痹久居者也。十二曰赞刺。赞刺者，直入直出，数发针而浅之出血，此治痈肿者也。

脉之所居深不见者刺之，微内针而久留之，致其脉空。脉气之浅者勿刺。按绝其脉刺之，无令精出，独出其邪气耳。所谓三刺之则谷气出者，先浅刺绝皮以出阳邪；再刺则阴邪出者，少益深，绝皮致肌肉，未入分肉之间；后刺深之，已入分肉之间，则谷气出矣。故刺法曰：始刺浅之，以逐阳邪之气；后刺深之，以致阴邪之气；最后刺极深之，以下谷气。此之谓也。（此文乃解后《针道终始》篇三刺至谷气之文也。）故用针者，不知年之所加，气之盛衰，虚实之所起，不可以为工矣。

凡刺有五，以应五脏。一曰半刺。半刺者，浅内而疾发针，无针伤肉，如拔发（一作毛）状，以取皮气，此肺之应也。二曰豹文刺。豹文刺者，左右前后针之，中脉为故，以取经络之血者，此心之应也。三曰关刺。关刺者，直刺左右尽筋上，以取筋痹，慎无出血，此肝之应也。四曰合谷刺。或曰渊刺，又曰岂刺。合谷刺者，左右鸡足，针于分肉之间，以取肌痹，此脾之应也。五曰腧刺。腧刺者，直入直出，深内之至骨，以取骨痹，此肾之应也。

（四）问曰：刺有五邪，何谓五邪？对曰：病有持痈者，

有大者，有小者，有热者，有寒者，是谓五邪。凡刺痈邪
（用铍针）无迎陇。易俗移性，不得脓。越道更行去其乡。
不安处所乃散亡。诸阴阳遇痈所者，取之其俞泻也。凡刺
大邪，用锋针，曰以少，泄夺其有余，乃益虚，慓其道，
针其邪，于肌肉视之无有乃自直道，刺诸阳分肉之间。凡
刺小邪，用员针，曰以大，补益其不足，乃无害。视其所
在迎之界。远近尽至不得外。侵而行之乃自贵（一作费）。
刺分肉之间。凡刺热邪，用镵针，越而沧，出游不归，乃
无病。为开道乎辟门户，使邪得出病乃已。凡刺寒邪，用
毫针，曰以温。徐往疾去，致其神，门户已闭，气不分，
虚实得调，真气存。

【按语】

本段文字（一）见《灵枢·九针论》篇；（二）系《灵
枢·九针论》、《灵枢·官针》、《灵枢·九针十二原》等篇合编
之文；（三）见《灵枢·官针》篇；（四）见《灵枢·刺节真邪》
篇。

本篇主要论述九针命名的依据及每一种针相对应的自
然之术。阐述黄帝创制九针所依据的"天道—自然—人体"
之理，以及九针中每一种针的大体形状和适应证。列举了
①九刺法：即九种不同性质的病变，应用九种不同的刺法
来治疗；②十二刺法：即由于刺法有十二节要，故能应合
于十二经的病症，又称"十二节刺"；③五刺法：即从五脏
应合五体（皮、脉、筋、肉、骨）的关系分成五种刺法，
故又名五脏刺。还提出用针者须知"年之所加，气之盛衰，

虚实之所起"在针刺中的重要性。最后讲述了五邪（即痈、大、小、寒、热等五种病邪的总称）的针刺治疗方法。

缪刺第三

【原文】

黄帝问曰：何谓缪刺？岐伯对曰：夫邪之客于形也，必先舍于皮毛，留而不去，入舍于络脉，留而不去，入舍于经脉，内连五脏，散于肠胃，阴阳俱感，五脏乃伤，此乃邪之从皮毛而入，极于五脏之次也。如此则治其经焉。今邪客于皮毛，入舍于孙络留而不去，闭塞不通，不得入经，溢于大络而生奇病焉。夫邪客大络者，左注右，右注左，上下左右，与经相干，而布于四末，其气无常处，不及于经俞，名曰缪刺。

问曰：以左取右，以右取左，其与巨刺何以别之？曰：邪客于经也，左盛则右病，右盛则左病，病易且移者，左痛未已而右脉先病，如此者，必巨刺之，必中其经，非络脉也。故络病者，其痛与经脉缪处，故曰缪刺。（巨刺者刺其经，缪刺者刺其络。）

问曰：缪刺取之何如？曰：邪客于足少阴之络，令人卒心痛，暴胀，胸胁支满。无积者，刺然谷之前出血，如食顷而已，左取右，右取左。病新发者，五日已。

邪客于手少阳（一作阴）之络，令人喉痹舌卷，口干心烦，臂外廉痛，手不及头。刺手中指（当作小指）次指爪甲上去端如韭叶各一痏（音悔），壮者立已，老者有顷已，左取右，右取左，此新病，数日已。

邪客于足厥阴之络，令人卒疝暴痛。刺足大指爪甲上与肉交者各一痏，男子立已，女子有顷已，左取右，右取左。

邪客于足太阳之络，令人头项痛，肩痛。刺足小指爪甲上与肉交者各一痏，立已，不已刺外踝上三痏，左取右，右取左，如食顷已。

邪客于手阳明之络，令人气满胸中，喘急而支胠，胸中热。刺手大指次指爪甲上去端如韭叶各一痏，左取右，右取左，如食顷已。

邪客于臂掌之间，不得屈，刺其踝后，先以指按之，痛乃刺之。以月死生为数，月生一日一痏，二日二痏，十五日十五痏，十六日十四痏。

邪客于足阳跷之脉，令人目痛从内眦始。刺外踝之下半寸所各二痏，左取右，右取左，如行十里顷而已。

人有所堕坠，恶血留于内，腹中胀满，不得前后，先饮利药，此上伤厥阴之脉，下伤少阴之络。刺足内踝之下，然谷之前血脉出血，刺跗上动脉。不已。刺三毛上各一痏，见血立已，左取右，右取左。善惊善悲不乐，刺如右方。

邪客于手阳明之络，令人耳聋，时不闻音，刺手大指次指爪甲上端如韭叶各一痏，立闻。不已，刺中指爪甲上与肉交者，立闻。其不时闻者，不可刺也。耳中生风者，亦刺之如此数，右取左，左取右。

凡痹行往来无常处者，在分肉间，痛而刺之，以月生死为数。用针者，随气盛衰以为痏数，针过其日数则脱气，不及其日数则气不泻，左刺右，右刺左。病如故，复刺之如法，以月生死为数，月生一日一痏，二日二痏，渐多之，十五日十五痏，十六日十四痏，渐少之。

邪客于足阳明之络（《素问》作经，王冰云：以其脉左右交于面部，故举经脉之病，以明缪刺之类），令人鼽衄，上齿寒。刺足中指（《素问》注云：刺大指次指）爪甲上与肉交者各一痏。左取右，右取左。

邪客于足少阳之络，令人胁痛不得息，咳而汗出。刺足小指次指爪甲上与肉交者各一痏，不得息立已，汗出立止，咳者温衣饮食，一日已，左刺右，右则左，病立已，不已，复刺如法。

邪客于足少阴之络，令人咽痛，不可内食，无故善怒，气上走贲上。刺足下中央之络各三痏，凡六刺，立已，左刺右，右刺左。

邪客于足太阴之络，令人腰痛，引少腹控□，不可以仰息。刺其腰尻之解，两胂之上，是腰俞，以月死生为痏数，发针立已，左刺右，右刺左。

邪客于足太阳之络，令人拘挛背急，引胁而痛，内引心而痛。刺之从项始，数脊椎，侠脊疾按之应手而痛，刺入傍三痏，立已。

邪客于足少阳之络，令人留于枢中痛，髀不得气（一作髀不可举），刺枢中以毫针，寒则留针，以月死生为痏数，立已。

诸经刺之，所过者不病，则缪刺之。耳聋刺手阳明，不已，刺其过脉出耳前者。齿龋刺手阳明立已，不已，刺其脉入齿中者，立已。

邪客于五脏之间，其病也，脉引而痛，时来时止，视其病脉，缪刺之于手足爪甲上，视其脉，出其血，间日一刺，一刺不已，五刺已。

缪传引上齿，齿唇寒（《素》多一痛字），视其手背脉血者去之，刺足阳明中指爪甲上一痏，手大指次指爪甲上各一痏，立已，左取右，右取左。

嗌中肿，不能内唾，时不能出唾者，缪刺然骨之前出血，立已，左取右，右取左。（自溢肿至此二十九字，《素问》王冰注原在邪客足少阴络之下，今移在此。）

邪客于手足少阴、太阴（一作阳）、足阳明之络，此五络者，皆会于耳中，上络左角，五络俱竭，令人身脉皆动，而形无知也，其状若尸，或曰尸厥。刺足大指内侧爪甲上去端如韭叶，后刺足心，后刺足中指爪甲上各有一痏，后刺手大指内侧爪甲上端如韭叶（《素问》又云：后刺手心主者，非也），后刺手少阴锐骨之端各一痏，立已。不已，以竹筒吹其两耳中，剔其左角之发方寸，燔治，饮以美酒一杯，不能饮者，灌之立已。

凡刺之数，先视其经脉，切而循之，审其虚实而调之。不调者，经刺之；有痛而经不病者，缪刺之。因视其皮部有血络者尽取之。此缪刺之数也。

【按语】

本篇全文引用《素问·缪刺论》篇，主要介绍了"缪刺"法和"巨刺"法。

针道第四

【原文】

（一）夫针之要，易陈而难入。粗守形，上守神。神乎神，客在门。未睹其病，恶知其原。刺之微，在速迟。粗守关，上守机。机之不动，不离其空，空中之机，清静以微。其来不可逢，其往不可追。知机道者，不可挂以发。不知机者，叩之不发。知其往来，要与之期。粗之暗乎，妙哉工独有之也。往者为逆，来者为顺。明知逆顺，正行无问。迎而夺之，恶得无虚。追而济之，恶得无实。迎而随之，以意和之。针道毕矣。

凡用针者，虚则实之，满则泄之，菀陈则除之，邪胜则虚之。《大要》曰：徐而疾则实，疾而徐则虚。言其实与虚，若有若无。察后与先，若存若亡。为虚与实，若得若失。虚实之要，九针最妙。补泻之时，以针为之。泻曰迎之。迎之意，必持而内之，放而出之。排阳出针，疾气得泄。按而引针，是谓内温。血不得散，气不得出。补曰随之。随之意，若忘之。若行若按，如蚊虻止。如留如环，去如绝弦。令左属右，其气故止。外门已闭，中气乃实。必无留血，急取诛之。

持针之道，坚者为实（《素问》注作宝）。正指直刺，无针左右。神在秋毫，属意病者，审视血脉，刺之无殆。方刺之时，心在悬阳，及与两衡（一作冲）。

神属勿去，知病存亡。取血脉者，在俞横居。视之独满，切之独坚。

夫气之在脉也，邪气在上，浊气在中，清气在下。故针陷脉则邪气出，针中脉则浊气出，针太深则邪反沉，病益甚。故曰皮肉筋脉，各有所处。病各有所舍，针各有所宜。各不同形，各以任其所宜。无实实虚虚，损不足，益有余，是为重病，病益甚。取五脉者死，取三脉者恇。夺阴者厥，夺阳者狂，针害毕矣。

（二）知其所苦。鬲有上下，知其气之所在。先得其道，布而涿之（《太素》作希而疏之），稍深而留之，故能徐入之。

大热在上者，推而下之，从下上者，引而去之，视前痛者，常先取之。大寒在外，留而补之，入于中者，从合泻之。针所不为，灸之所宜。上气不足，推而扬之；下气不足，积而从之。阴阳皆虚，火自当之，厥而寒甚，骨廉陷下，寒过于膝，下陵三里，阴络所过，得之留止，寒入于中，推而行之，经陷下者，即火当之。结络坚紧，火之所治。不知其苦，两跷之下，男阳女阴，良工所禁，针论毕矣。

（三）凡刺，虚者实之，满者泄之，此皆众工之所共知也。若夫法天则地，随应而动，和之若响，随之若影，道无鬼神，独来独往。

凡刺之真，必先治神。五脏已定，九候已明，后乃存针。众脉所（《素》作不）见，众凶所（《素》作弗）闻。外内相得，无以形先。可玩往来，乃施于人。虚实之要，五虚勿近，五实勿远。至其当发，间不容瞚。手动若务，针耀而匀。静意视义，观适之变，是谓冥冥，莫知其形。见其乌乌，见其稷稷；从见其飞，不知其谁。伏如横弩，起若发机。刺虚者须其实，刺实者须其虚。经气已至，慎守勿失。深浅在志，远近若一。如临深渊，手如握虎，神无营于众物。

（四）黄帝问曰：愿闻禁数？岐伯对曰：脏有要害，不可不察。肝生于左，肺藏于右。心部于表，肾治于里，脾为之使，胃为之市。膈肓之上，中有父母。七节之傍，中有志心（《素》作小心）。顺之有福，逆之有咎。

（五）泻必用方（《太素》作员）。切而转之，其气乃行。疾入徐出，邪气乃出。伸而迎之，摇大其穴，气出乃疾。补必用员（《太素》作方），外引其皮，令当其门。左引其枢，右推其肤，微旋而徐推之。必端以正，安以静，坚心无解，欲微以留，气下而疾出之。推其皮，盖其外门，真气乃存。用针之要，勿忘养神。

（六）泻者，以气方盛，以月方满，以日方温，以身方定，以息方吸而内针，乃复候其方吸而转针，乃复候其方呼而徐引针。补者，行也。行者，移也，刺必中其荣，复以吸排针也。必知形之肥瘦。营卫血气之衰盛。血气者，人之神，不可不谨养。

形乎形，目瞑瞑。扪其所痛（《素》作问其所痛），索之于经，慧然在前，按之弗得，不知其情，故曰形。

神乎神，耳不闻。目明心开而志光，慧然独觉，口弗能言，俱视独见，象若昏，昭然独明，若风吹云，故曰神。三部九候为之原，九针之论不必存。

（七）凡刺之而气不至，无问其数；刺之而气至，乃去之，勿复针。针各有所宜，各不同形，各任其所为。刺之要，气至而效，效之信，若风吹云，昭然于天，凡刺之道毕矣。

节之交，凡三百六十五会。知其要者，一言而终；不知其要者，流散无穷。所言节者，神气之所游行出入也，非皮肉筋骨也。

睹其色，察其目，知其散复。一其形，听其动静，知其邪正。右主推之，左持而御之，气至而去之。

凡将用针，必先视脉气之剧易，乃可以治病。五脏之气已绝于内，而用针者反实其外，是谓重竭。重竭必死，其死也静，治之者，辄反其气，取腋与膺。五脏之气已绝于外，而用针者，反实其内，是谓逆厥。逆厥则必死，其死也躁，治之者反取四末。刺之害，中而不去则精泄，害中而去则致气，精泄则病甚而恇，致气则生为痈疡。

（八）刺针必肃，刺肿摇针，经刺勿摇，此刺之道也。

刺诸热者，如手探汤；刺寒清者，如人不欲行。

刺虚者，刺其去；刺实者，刺其来。

刺上关者，呿不能欠；刺下关者，欠不能呿。刺犊鼻者，屈不能伸；刺内关者，伸不能屈。

病高而内者，取之阴陵泉；病高而外者，取之阳陵泉。阴有阳疾者，取之下陵三里。正往无殆，下气乃止，不下复始矣。

【按语】

（一）见《灵枢·九针十二原》篇；（二）见《灵枢·官

能》篇;(三)见《素问·保命全形论》篇;(四)见《素
问·刺禁论》篇;(五)见《灵枢·官能》篇;(六)见《素
问·八正神明论》篇;(七)《灵枢·九针十二原》篇;(八)
全文五句分别见于《素问·诊要经终论》篇、《灵枢·九针
十二原》、《灵枢·寒热病》、《灵枢·本输》、《灵枢·九针
十二原》等四篇。

本篇以"道"字名针法,用以深刻。(一)详尽论述
持针之道、用针之道和针道的微妙;(二)论述病在不同位
置的针治大法;(三)论述"治神"的整个针刺过程中需要
注意的问题;(四)论述针刺的"禁数";(五)阐述"泻用
方、补用员"的具体操作方法;(六)承接上段内容,补充
了泻法、补法操作过程中具体的注意事项;(七)论述针刺
中需做到"气至而效",及如何做到"气至而效"的方法,
并且列举了用针不审导致"重竭"和"逆厥"的治疗大法;
(八)讲针道注意事项。

针道终始第五

【原文】

凡刺之道,毕于终始。明知终始,五脏为纪,阴阳定
矣。阴者主脏,阳者主腑。阳受气于四肢,阴受气于五脏。
故泻者迎之,补者随之。知迎知随,气可令和。和气之方,
必通阴阳。五脏为阴,六腑为阳。谨奉天道,请言终始。
终始者,经脉为纪,持其脉口人迎,以知阴阳有余不足,
平与不平,天道毕矣。所谓平人者,不病也。不病者,脉

口人迎应四时也，上下相应而俱往来也，六经之脉不结动也，本末相遇，寒温相守司，形肉血气必相称也，是谓平人。若少气者，脉口人迎俱少而不称尺寸。如是者，则阴阳俱不足，补阳则阴竭，泻阴则阳脱。如是者，可将以甘药，不可饮以至剂。如此者弗灸。不已者，因而泻之，则五脏气坏矣。

人迎一盛，病在足少阳，一盛而躁，在手少阳。人迎二盛，病在足太阳，二盛而躁，在手太阳。人迎三盛，病在足阳明，三盛而躁，在手阳明。人迎四盛，且大且数，名曰溢阳，溢阳为外格。脉口一盛，病在足厥阴，一盛而躁，在手心主。脉口二盛，病在足少阴，二盛而躁，在手少阴。脉口三盛，在足太阴，三盛而躁，在手太阴。脉口四盛，且大且数，名曰溢阴。溢阴为内关，不通者死不治。

人迎与太阴脉口俱盛四倍以上，名曰关格。关格者，与之短期。

人迎一盛，泻足少阳而补足厥阴，二泻一补，日一取之，必切而验之，疏取之上，气和乃止。人迎二盛，泻足太阳而补足少阴，二泻一补，二日一取之，必切而验之，疏取之上，气和乃止。人迎三盛，泻足阳明而补足太阴，二泻一补，日一取之，必切而验之，疏取之上，气和乃止。脉口一盛，泻足厥阴而补足少阳，二补一泻，日一取之，必切而验之，气和乃止，疏取之。脉口二盛，泻足少阴而补足太阳，二泻一补，二日一取之，必切而验之，气和乃止，疏取之。脉口三盛，泻足太阴而补足阳明，二补一泻，日二取之，必切而验之，气和乃止，疏取之。所以日二取之者，太阴主胃，大富于谷，故可日二取之也。人迎脉口俱盛四倍（《灵枢》作三倍）以上，名曰阴阳俱溢。如是者，不开则血脉闭塞，气无所行，流淫于中，五脏内伤。如此者，因而灸之，则变易为他病矣。

凡刺之道，气和乃止，补阴泻阳，音声益彰，耳目聪明，反此者，血气不行。所谓气至而有效者，泻则益虚，虚者，脉大如其故而不坚也。大如故而益坚者，适虽言快，病未去也。补则益实，实者，脉大如其故而益坚也。大如故而不坚者，适虽言快，病未去也。故补则实，泻则虚，病虽不随针减，病必衰去矣。必先通十二经之所生病，而后可传于终始。故阴阳不相移，虚实不相顷，取之其经。

凡刺之属，三刺至谷气，邪僻妄合，阴阳移居，逆顺相反，浮沉异处，四时不相得，稽留淫泆，须针而去。故一刺阳邪出，再刺阴邪出，三刺则谷气至而止。所谓谷气至者，已补而实，已泻而虚，故知谷气至也。邪气独去者，阴与阳未能调而病知愈也。故曰补则实，泻则虚，病虽不随针减，病必衰去矣。

阳盛而阴虚，先补其阴，后泻其阳而和之。阴盛而阳虚，先补其阳，后泻其阴而和之。

三脉动于足大指之间，必审其虚实。虚而泻之，是谓重虚，重虚病益甚。凡刺此者，以指按之，脉动而实且疾者，则泻之，虚而徐者则补之，反此者病益甚。三脉动（一作重）于大指者，谓阳明在上，厥阴在中，少阴在下。

膺腧中膺，背腧中背，肩髆虚者取之上。重舌，刺舌柱以铍针也。手屈而不伸者，其病在筋；伸而不可屈者，其病在骨。在骨守骨，在筋守筋。

补泻须一方实，深取之，稀按其痏，以极出其邪气。一方虚，浅刺之，以养其脉，疾按其痏，无使邪气得入。邪气之来也紧而疾，谷气之来也徐而和。脉实者，深刺之以泄其气；脉虚者，浅刺之，使精气无得出，以养其脉，独出其邪气。刺诸痛者，深刺之，诸痛者，其脉皆实。

从腰以上者，手太阴、阳明主之；从腰以下者，足太阴、阳明主之。病在下者，高取之，病在上者，下取之，病在头者，取之足，病在腰者，取之腘，病生于头者头重，生于手者臂重，生于足者足重。治病者，先刺其病所从生者也。

春气在毫毛，夏气在皮肤，秋气在分肉，冬气在筋骨。刺此病者，各以其时为齐。刺肥人者，以秋冬为之齐；刺瘦人者，以春夏为之齐。病痛者阴也，痛而以手按之不得者亦阴也，深刺之。痒者，阳也，浅刺之。病在上者阳也，在下者阴也。病先起于阴者，先治其阴而后治其阳；病先起于阳者，先治其阳而后治其阴。久病者邪气入深，刺此病者，深纳而久留之，间日复刺之，必先调其左右，去其血脉，刺道毕矣。

凡刺之法，必察其形气。形肉未脱，少气而脉又躁，躁厥（一作疾字）者，必为缪刺之。散气可收，聚气可布。深居静处，占神往来，闭户塞牖，魂魄不散，专意一神，精气之分，无闻人声，以收其精，必一其神，令志在针。浅而留之，微而浮之，以移其神，气至乃休。男女内外，坚拒勿出，谨守勿内，是谓得气。

【按语】

全文见《灵枢·终始》篇。

文中共论述了如下内容：①五脏六腑与阴阳的关系及"平人"的判断标准；②人迎脉和脉口脉盛与病位的关系及相应的针刺取穴及补泻大法；③"补泻阴阳、气和乃止"的判断方法及针刺调节不同病症和不同邪气使之"气和乃止"的具体操作方法。

针道自然逆顺第六

【原文】

（一）黄帝问曰：愿闻针道自然？岐伯对曰：用自然者，临深决水，不用功力，而水可竭也。循掘决冲，不顾坚密，而经可通也。此言气之滑涩，血之清浊，行之逆顺也。

问曰：人之黑白肥瘦少长，各有数乎？对曰：年质壮大，血气充盛，皮肤坚固，因加以邪，刺此者，深而留之（此肥人也）。广肩腋项，肉薄厚皮而黑色，唇临临然者，其血黑以浊，其气涩以迟，其人贪于取予，刺此者，深而留之，多益其数。

问曰：刺瘦人奈何？对曰：瘦人者，皮薄色少，肉廉廉然，薄唇轻言，其血清，其气滑，易脱于气，易损于血，刺此者，浅而疾之。

问曰：刺常人奈何？对曰：视其黑白，各为调之。端正纯厚者，其血气和调，刺此者，无失其常数。

问曰：刺壮士真骨者，奈何？对曰：刺壮士真骨，坚肉缓节验验（一作监监）然，此人重则气涩血浊，刺此者，深而留之，多益其数；劲则气滑血清，刺此者，浅而疾之也。

问曰：刺婴儿奈何？对曰：婴儿者，其肉脆，血少气弱，刺此者，以毫针，浅刺而疾发针，日再可也。

问曰：临深决水奈何？对曰：血清气滑，疾泻之，则气竭矣。问曰：循掘决冲奈何？对曰：血浊气涩，疾泻之，则气可通也。

（二）问曰：逆顺五体，经络之数，此皆布衣匹夫之士也；食血者（《九墟》作血食之君），身体柔脆，肤肉软弱，血气慓悍滑利，刺之岂可同乎？对曰：夫膏粱菽藿之味，何可同也。气滑则出疾，气涩则出迟。气悍则针小而入浅，气涩则针大而入深。深则欲留，浅则欲疾。故刺布衣者，深以留，刺王公大人者，微以徐。此皆因其气之慓悍滑利者也。

问曰：形气之逆顺奈何？对曰：形气不足，病气有余，是邪胜也，急泻之。形气有余，病气不足，急补之。形气不足，病气不足，此阴阳俱不足，不可复刺之，刺之则重不足，重不足则阴阳俱竭；血气皆尽，五脏空虚，筋骨髓枯，老者绝灭，壮者不复矣。形气有余，病气有余者，此谓阴阳俱有余也，急泻其邪，调其虚实。故曰有余者泻之，不足者补之，此之谓也。故曰：刺不知逆顺，真邪相搏，实而补之，则阴阳血气皆溢，肠胃充郭，肺肝内胀，阴阳相错。虚而泻之，则经脉空虚，血气枯竭，肠胃慑辟，皮肤薄著，毛腠夭焦，予之死期。故曰：用针之要，在于知调，调阴与阳，精气乃充，合形与气，使神内藏，故曰：上工平气，中工乱经，下工绝气危生，不可不慎也。必察其五脏之变化，五脉之相应，经脉之虚实，皮肤之柔粗，而后取之也。

【按语】

（一）见《灵枢·逆顺肥瘦》篇；（二）见《灵枢·根结》篇。

其中（一）首先论述了针刺要顺之自然，其次列举了不同体质之人依自然之理，针刺方法也不相同；（二）论述了形气与病气二者在各自不同状态下针刺的治疗大法。

针道外揣纵舍第七

【原文】

（一）黄帝问曰：夫九针少则无内，大则无外，恍惚无穷，流溢无极，余知其合于天道人事四时之变也，余愿浑求为一可乎？岐伯对曰：夫唯道焉，非道何可？大、小、浅、深、离合为一乎哉。故远者，司外揣内，近者，司内揣外。是谓阴阳之极，天地之盖。

（二）问曰：持针纵舍奈何？对曰：必先明知十二经之本末，皮肤之寒热，脉之盛衰滑涩。其脉滑而盛者，病日进；虚而细者，久以持；大以涩者，为痛痹；阴阳如一者，病难治。察其本末上下，有热者病常在，其热已衰者，其病亦去矣。因持其尺，察其肉之坚脆、大小、滑涩、寒热、

燥湿。因视目之五色，以知五脏而决死生。视其血脉，察
其五色，以知寒热痹痛。

问曰：持针纵舍，余未得其意也。对曰：持针之道，
欲端以正，安以静。先知虚实，而行疾徐。左手执骨，右
手循之，无与肉裹。泻欲端正，补必闭肤。转针导气，邪
气不得淫泆，真气以居。

问曰：捍皮开腠理奈何？对曰：因其分肉，左别其肤。
微内而徐端之，适神不散，邪气得去也。

【按语】

（一）见《灵枢·外揣》篇；（二）见《灵枢·邪客》
篇。

本篇强调了中医学"司外揣内"和"司内揣外"的重
要性，以及通过十二经本末、皮肤、脉象来判断病情的方
法，并详细介绍了"持针纵舍"的具体方法和"捍皮开腠
理"的方法。

针灸治疗篇

针灸甲乙经卷之七

六经受病发伤寒热病第一（上）

【原文】

（一）黄帝问曰：夫热病者，皆伤寒之类也，或愈或死，其死皆以六七日之间，其愈皆以十日已上者，何也？岐伯对曰：太阳者，诸阳之属也，其脉连于风府，故为诸阳主气。人之伤于寒也，则为病热，热虽甚不死。其两感于寒而病者，必不免于死矣。

伤寒一日，太阳受之，故头项与腰脊皆痛。二日阳明受之，阳明主肉，其脉夹鼻，络于目，故身热目疼而鼻干，不得卧。三日少阳受之，少阳主骨（《素问》作胆），其脉循胁，络于耳，故胸胁痛而耳聋。三阳（《素》下有经络二字）皆受病而未入于腑（《素问》作脏）者，故可汗而已。四日太阴受之，太阴脉布胃中，络于嗌，故腹满面嗌干。五日少阴受之，少阴脉贯肾，络肺，系舌本，故口燥舌干而渴。六日厥阴受之，厥阴脉循阴器而络于肝，故烦满而囊缩。三阴三阳五脏六腑皆受病,营卫不行,五脏不通,则死矣。

其不两感于寒者,七日太阳病衰,头痛少愈。八日阳明病衰,身热少愈。九日少阳病衰,耳聋微闻。十日太阴病衰,腹减如故,则思饮食。十一日少阴病衰,渴止(《素问》下有不满二字),舌干乃已。十二日厥阴病衰,囊纵少腹微下,大气皆去,其病日已矣。治之各通其脏脉,病日衰已矣。其未满三日者,可汗而已,其满三日者,可泄而已。

问曰:热病已愈,时有所遗者,何也?对曰:诸遗者,热甚而强食,故有所遗。若此者,皆病已衰,而热有所藏,因其谷气相薄,两热相合,故有所遗。治遗者,视其虚实,调其逆顺,可使立已。病热少愈,食肉则复,多食则遗,此其禁也。

其两感于寒者,一日太阳与少阴俱病,则头痛口干,烦满。二日阳明与太阴俱病,则腹满身热,不欲食,谵语。三日少阳与厥阴俱病,则耳聋,囊缩而厥,水浆不入,不知人者,故六日而死矣。

问曰:五脏已伤,六腑不通,营卫不行,如是后三日乃死,何也?对曰:阳明者,十二经脉之长,其血气盛,故不知人,三日其气乃尽,故死。

(二)肝热病者,小便先黄,腹痛多卧,身热。热争则狂言及惊,胸中(《素问》无胸中二字)胁满痛,手足躁,不得安卧,庚辛甚,甲乙大汗,气逆则庚辛死。刺足厥阴、少阳。其逆则头疼贞贞,脉引冲头痛也。

心热病者，先不乐，数日乃热。热争则心烦闷（《素》又有卒心痛三字），善呕，头痛面赤无汗。壬癸甚，丙丁大汗，气逆则壬癸死。刺手少阴、太阳。

脾热病者，先头重颊痛，烦心（《素》下有颜青二字），欲呕，身热。热争则腰痛不可用俯仰，腹满，泄，两颔（一本作额）痛。甲乙甚，戊己大汗，气逆则甲乙死。刺足太阴、阳明。

肺热病者，先凄凄然厥，起皮毛，恶风寒，舌上黄，身热。热争则喘咳，痛走胸膺背，不得大息，头痛不甚（《素》作堪），汗出而寒。丙丁甚，庚辛大汗，气逆则丙丁死。刺手太阴、阳明，出血如大豆立已。

肾热病者，先腰痛胻酸，苦渴数饮，身热。热争则项痛而强，胻寒且酸，足下热，不欲言，其逆则项痛贞贞（《素问》下有澹澹二字）然。戊己甚，壬癸大汗，气逆则戊己死。刺足少阴、太阳。诸当汗者，至其所胜日汗甚。

肝热病者，左颊先赤。心热病者，颜额先赤。脾热病者，鼻先赤。肺热病者，右颊先赤。肾热病者，颐先赤。病虽未发者，见赤色者刺之，名曰治未病。热病从部所起者，至期而已，其刺之反者，三周而已，重逆则死。

诸治热病，先饮之寒水，乃刺之。必寒衣之，居止寒处，身寒而止，病甚者，为五十九刺。热病，先胸胁痛满，手足躁，刺足少阳，补足太阴，病甚者，为五十九刺。热病，先身重骨痛，耳聋好瞑，刺足少阴，病甚者，为五十九刺。热病，先眩冒而热，胸胁满，刺足少阴、少阳。

太阳之脉，色荣颧，骨热病也，荣未夭（《素问》作未交。下同），曰今且得汗，待时自已。与厥阴脉争见者死，其死不过三日。热病气内连肾。少阳之脉，色荣颊，筋热病也，荣未夭，曰今且得汗，待时自已。与手少阴脉争见者死。其死不过三日。

其热病气穴，三椎下间主胸中热，四椎下间主膈中热，五椎下间主肝热，六椎下间主脾热，七椎下间主肾热。荣在骶也，项上三椎骨陷者中也。颊下逆颧为大瘕，下牙车为腹满，颧后为胁痛，颊上者膈上也。

（三）冬伤于寒，春必温病，夏伤于暑，秋必病疟。凡病伤寒而成温者，先夏至日者为病温，后夏至日者为病暑，暑当与汗皆出勿止。所谓玄府者，汗孔也。

（四）问曰：《刺节》言彻衣者，尽刺诸阳之奇俞，未有常处，愿卒闻之。对曰：是阳气有余而阴气不足，阴气不足则内热，阳气有余则外热，两热相薄，热于怀炭，衣热不可近身，身热不可近席。腠理闭塞而不汗，舌焦唇槁腊（《黄帝古针经》作槁腊），嗌干欲饮，取天府、大杼三痏，刺中膂以去其热，补手足太阴以去其汗。热去汗晞，疾于彻衣。

《八十一难》曰：阳虚阴盛，汗出而愈，下之即死；阳盛阴虚，汗出即死，下之即愈。（与经乖错，于义反倒，不可用也。）

（五）问曰：人有四肢热，逢风寒如炙如火者，何也？对曰：是人阴气虚，阳气盛，四肢热者，阳也，两阳相得，而阴气虚少，少水不能灭盛火，而阳气独治，独治者，不能生长也，独盛而止耳。故逢风如炙如火者，是人当肉烁也。

问曰：人身非常温也，非常热也，而烦满者，何也？
对曰：阴气少，阳气胜，故热而烦满。

（六）问曰：足太阴、阳明为表里，脾胃脉也，生病异者，何也？对曰：阴阳异位，更实更虚，更逆更顺，或从内，或从外，所从不同，故病异名。

阳者，天气也，主外；阴者，地气也，主内。阳道实，阴道虚，故犯贼风虚邪者，阳受之，则入腑。食饮不节，起居不时者，阴受之，则入脏。入六腑则身热不得眠，上为喘呼；入五脏则䐜满闭塞，下为飧泄，久为肠澼。故喉主天气，咽主地气。故阳受风气，阴受湿气。故阴气从足上行至头，而下行循臂至指端；阳气从手上行至头，而下行至足。故曰：阳病者上行极而下，阴病者下行极而上。故伤于风者上先受之，伤于湿者下先受之也。

【按语】

本节内容（一）见《素问·热论》篇；（二）见《素问·刺热》篇；（三）见《素问·阴阳应象大论》篇、《素问·热论》篇、《素问·水热穴论》篇；（四）见《灵枢·刺节真邪》篇；（五）见《素问·逆调论》篇；（六）见《素问·太阴阳明论》篇。

本节文字主要论述了如下内容：①外感热病的概念、病因、预后、传变和转愈规律；②五脏热病的症状、刺法、预后及辨证调护；③丰富和完善了面部望诊法。皇甫谧将《黄帝内经》中有关热病的内容归纳总结在一起，有利于我们全面系统地去学习、掌握热病的内容。

六经受病发伤寒热病第一（中）

【原文】

（一）黄帝问曰：病热有所痛者，何也？岐伯对曰：病热者，阳脉也，以三阳之动也，人迎一盛在少阳，二盛在太阳，三盛在阳明。夫阳入于阴，故病在头与腹，乃胀而头痛也。

（二）问曰：病身热汗出而烦满不解者，何也？对曰：汗出而身热者风也，汗出而烦满不解者厥也，病名曰风厥。太阳为诸阳主气（《素问》作巨阳主气），故先受邪。少阴其表里也，得热则上从，上从则厥，治之表里刺之，饮之服汤。

问曰：温病汗出辄复热，而脉躁疾者不为汗衰，狂言不能食，病名曰何？对曰：名曰阴阳交，交者死。人所以汗出者，皆生于谷，谷生于精。今邪气交争于骨肉，而得汗者，是邪退精胜，精胜则当能食，而不复热。复热者，邪气也，汗者，精气也，今汗出而辄复热者，是邪胜也，不能食者，精无裨也，汗而热留者，寿可立而倾也。夫汗出而脉躁盛者死，今脉不与汗相应，此不胜其病，其死明矣。狂言者，是失志，失志者死。此有三死，不见一生，虽愈必死。

（三）病风且寒且热，炅汗出，一日数过，先刺诸分理络脉。汗出且寒且热，三日一刺，百日而已。

（四）问曰：何谓虚实？对曰：邪气盛则实，精气夺则虚。重实者，内（《素问》作言）大热病，气热，脉满，是谓重实。问曰：经络俱实何如？对曰：经络皆实，是寸脉急而尺缓也，皆当俱治。故曰：滑则顺，涩则逆。夫虚实者，皆从其物类治（《素问》作始），故五脏骨肉滑利，可以久长。寒气暴上，脉满而实，实而滑顺则生，实而涩逆则死。形尽满者，脉急大坚，尺满（一作涩）而不应也。如是者，顺则生，逆则死。所谓顺者，手足温，所谓逆者，手足寒也。

问曰：何谓重虚？对曰：脉虚、气虚、尺虚，是谓重虚也。所谓气虚者，言无常也；尺虚者，行步恇然也；脉虚者，不象阴也。如此者，滑则生，涩则死。气虚者，肺虚也；气逆者，足寒也。非其时则生，当其时则死，余脏皆如此也。

脉实满，手足寒，头热（一作痛）者，春秋则生，冬夏则死。脉浮而涩，涩而身有热者死。络气不足，经气有余者脉口热而尺寒，秋冬为逆，春夏为顺，治主病者。经虚络满者，尺热满，脉口寒涩，春夏死，秋冬生。络满经虚，灸阴刺阳；经满络虚，刺阴灸阳。

问曰：秋冬无极阴，春夏无极阳者，何谓也？对曰：无极阳者，春夏无数虚阳明，阳明虚则狂；无极阴者，秋冬无数虚太阴，太阴虚则死。

春亟治经络，夏极治经俞，秋亟治六腑，冬则闭塞，治用药而少针石。所谓少针石者，非痈疽之谓也。

（五）热病始手臂者，先取手阳明、太阴而汗出。始头首者，先取项太阳而汗出。始足胫者，先取足阳明而汗出，臂太阴（《灵枢》作阳）可出汗，足阳明可出汗。取阴而汗出甚者止之阳，取阳而汗出甚者止之阴。振寒凄凄，鼓颌不得汗出，腹胀烦闷，取手太阴。

（六）热病三日，气口静，人迎躁者，取之诸阳，五十九刺，以泻其热，而出其汗，实其阴，以补其不足。身热甚，阴阳皆静者，勿刺之。其可刺者，急取之，不汗则泄。所谓勿刺，皆有死征也。

热病七日八日，脉口动，喘而眩者，急刺之，汗且自出，浅刺手大指间。

热病七日八日，脉微小，病者溲血，口中干，一日半而死，脉代者，一日死。

热病已得汗而脉尚躁（一本作盛），喘且复热，勿庸（一本作肤）刺，喘盛者必死。

热病七日八日，脉不躁，不散数，后三日中有汗，三日不汗，四日死，未汗勿庸刺。

热病先肤痛，窒鼻充面，取之皮，以第一针五十九刺，苟鼻干（《灵枢》作诊鼻干），索于皮肺，不得，索之于火。火者，心也。

热病先身涩烦而热，烦闷唇嗌干，取之皮，以第一针五十九刺。

热病肤胀，口干，寒汗出，索脉于心；不得，索之于水。水者，肾也。

热病嗌干，多饮善惊，卧不能安，取之肤肉，以第六针五十九刺。目眦赤（《灵枢》作青），索肉于脾；不得，索之于木。木者，肝也。

热病而胸胁痛（《灵枢》作面青脑痛），手足躁，取之筋间，以第四针针于四逆。筋躄目浸，索筋于肝；不得，索之于金。金者，肺也。

热病数惊，瘛疭而狂，取之脉，以第四针急泻有余者。癫疾毛发去，索血于心，不得，索之于水。水者，肾也。

热病身重骨痛，耳聋好瞑，取之骨，以第四针五十九刺。骨病不食，啮齿耳青，索骨于肾；不得，索之于土。土者，脾也。

热病不知所痛，耳聋，不能自收，口干，阳热甚，阴颇有寒者，热在髓也，死不治。

热病头痛，颞颥目脉紧（一本作瘈），善衄，厥热病也，取之以第三针，视有余不足。

寒热痔（一作痛），热病体重，肠中热，取之以第四针于其俞及下诸指间，索气于胃络得气也。

热病夹脐急痛，胸胁满，取之涌泉与阴陵泉，以第四针针嗌里。

热病而汗且出，及脉顺可汗者，取鱼际、太渊、大都、太白，泻之则热去，补之则汗出。汗出太甚，取内踝上横脉以止之。

热病已得汗而脉尚躁盛者，此阴脉之极也，死；其得汗而脉静者生。

热病脉常躁盛而不得汗者，此阳脉之极也，死；其脉躁盛得汗而脉静者生。

厥，夹脊而痛，至头项几几，目𥇀𥇀然，腰脊强，取足太阳腘中血络。嗌干，口热如胶，取足少阴。（此条出

《素问·腰脊痛》篇，宜在后刺腰痛内。）

热病死候有九：一曰汗不出，大颧发赤者死（《太素》云汗不出，大颧发赤者，必不反而死）。二曰泄而腹满甚者死。三曰目不明，热不已者死。四曰老人婴儿热而腹满者死。五曰汗不出，呕血（《灵枢》作呕，下血）者死。六曰舌本烂，热不已者死。七曰咳而衄，汗出，出不至足者死。八曰髓热者死。九曰热而痉者死。热而痉者，腰反折，瘛疭，齿噤齘也。凡此九者不可刺也。

所谓五十九刺者，两手内外侧各三，凡十二痏；五指间各一，凡八痏；足亦如是。头入发际一寸，旁三分（《灵枢》无分字）各三，凡六痏；更入发际三寸边五，凡十痏；耳前后口下（《灵枢》作已下）者各一，项中一，凡六痏；颠上一。《素问》曰：五十九者，头上五行，行五者，以越诸阳之热逆也；大杼、膺俞、缺盆、背椎，此八者以泻胸中之热（一作阳）；气冲、三里、巨虚上下廉，此八者以泻胃中之热；云门、髃骨、委中、髓空，此八者以泻四肢之热；五脏俞旁五，此十者以泻五脏之热。凡此五十九者，皆热之左右也。（按：二经虽不同，皆泻热之要穴也。）

（七）头脑中寒，鼻衄，目泣出，神庭主之（《千金》作寒热头痛）。

头痛身热，鼻窒，喘息不利，烦满汗不出，曲差主之。

头痛目眩痛，颈项强急，胸胁相引不得倾侧，本神主之。

热病（《千金》下有烦满二字）汗不出，上星主之，先取譩譆，后取天牖、风池。

热病汗不出而苦呕，烦心，承光主之。

头项痛重，暂起僵仆，鼻窒衄衄，喘息不得通，通天主之。

头项恶风，汗不出，凄厥恶寒，呕吐，目系急痛引颈，头重项痛，玉枕主之。

颊清（《千金》作妄嚼视）不得视，口沫泣出，两目眉头痛，临泣主之。

脑风头痛，恶见风寒，衄衄，鼻窒喘息不通，承灵主之。

头痛身热，引两颔急（一作痛），脑空主之。

醉酒风发，两角（一作两目）眩痛，不能饮食，烦满呕吐，率谷主之。（《千金》以此条置风篇。）

项强，刺喑门。热病汗不出，天柱及风池、商阳、关冲、掖门主之。

颈项痛，不得顾，目泣出，多眵䁾，鼻衄衄，目内眦赤痛，气厥，耳目不明，咽喉偻引项，筋挛不收，风池主之。

伤寒热盛，烦呕，大椎主之。

头重目瞑，凄厥寒热，项强难以反顾，汗不出，陶道主之。

身热头痛，进退往来，神道主之。

头痛如破，身热如火，汗不出瘛疭（《千金》作头痛寒热，汗不出，恶寒）里急，腰腹相引痛，命门主之。

颈项痛不可以俯仰，头痛振寒，瘛疭，气实则胁满，夹脊有并气，热汗不出，腰背痛，大杼主之。

风眩头痛，鼻鼽不利，时嚏，清涕自出，风门主之。

凄凄振寒，数欠伸，膈腧主之。

热病汗不出，上髎及孔最主之。（《千金》作臂厥，热病汗不出，皆灸刺之，此穴可以出汗。）

肩髆间急，凄厥恶寒，魄户主之。项背痛引颈，魄户主之。

肩痛胸腹满，凄厥，脊背急强，神堂主之。喘逆，鼽衄，肩胛内廉痛，不可俯仰，月少季胁引少腹而痛胀，谚语主之。

背痛恶寒，脊强俯仰难，食不下，呕吐多涎，膈关主之（《千金》作阳关）。

胸胁胀满，背痛，恶风寒，饮食不下，呕吐不留住，魂门主之。

善嚏，头痛身热，颔厌主之。

热病头痛引目外眦而急，烦满汗不出，引颔齿，面赤皮痛，悬颅主之（《千金》有热病头痛身重悬颅主之）。

热病偏头痛引目外眦，悬厘主之。

头目瞳子痛，不可以视，挟项强急不可以顾，阳白主之。

风头痛，鼻鼽衄，眉头痛，善嚏，目如欲脱，汗出寒热，面赤，颊中痛，项椎不可左右顾，目系急，瘛疭，攒竹主之。

寒热，凄厥鼓颔，承浆主之。

身热，头胁痛不可反侧，颅息主之。

肩背痛，寒热瘰疬，颈有大气，暴聋气蒙瞀，耳目不明，头颔痛，泪出，鼻衄不得息，不知香臭，风眩，喉痹，天牖主之。

热病，胸中澹澹，腹满暴痛，恍惚不知人，手清，少腹满（《千金》作心腹），癥瘕，心疝，气满不得息，巨阙主之。

头眩痛，身热汗不出（《千金》作烦满汗不出），上脘主之。

身寒热，阴都主之。

热病象疟，振栗鼓颔，腹胀睥睨，喉中鸣，少商主之。

寒厥及热烦心，少气不足以息，阴湿痒，腹痛不可以食饮，肘挛支满，喉中焦干渴，鱼际主之。

热病振栗鼓颔，腹满阴萎，咳引尻溺出，虚也。膈中虚，食饮呕，身热汗不出，数唾涎，呕吐血下，肩背寒热，脱色，目泣出，皆虚也，刺鱼际补之。

病温身热，五日以上汗不出，刺太渊，留针一时取之。若未满五日，禁不可刺也。

热病先手臂痛，身热，癥瘕，唇口聚，鼻张目下，汗出如转珠，两乳下三寸坚，胁下满悸，列缺主之。

【按语】

本节（一）见《素问·腹中论》篇；（二）见《素问·评热病论》篇；（三）见《素问·长刺节论》篇；（四）见《素问·通评虚实论》篇，其中"秋冬无极阴……太阴虚则死"这一段见于《脉经·重实重虚阴阳相附生死证》；（五）见《灵枢·寒热病》篇；（六）见《灵枢·热病》篇，其中"《素问》曰"文字见《素问·水热穴论》篇,"厥,夹脊而痛……取足少阴"节见《灵枢·杂病》篇;(七)见《明堂》佚文。

本节文字主要论述了如下内容:①论述了风厥的概念、病因、病机、症状以及治疗方法;②论述了外感热病的原因、危重病候、针灸治法治则及注意事项;③对疾病虚实产生的原因做了论述,并列举了四种阴阳偏盛的病症;④进一步对五脏热病各自的症状、针刺治法、热病中后期的转归、防治、预后及伴随症状进行了详细阐述;⑤提出了治疗热病的五十九刺法;⑥对临床常见病症如头痛、肩背痛、上肢痛、热病及其伴随症状的临床辨证选穴进行了阐述。

六经受病发伤寒热病第一(下)

【原文】

振寒瘛疭,手不伸,咳嗽唾浊,气膈善呕,鼓颔不得汗,烦满身痛(《千金》作烦心),目𥆧纵䏚,尺泽主之。左窒刺右,右窒刺左。两胁下痛,呕泄上下出,胸满短气,不得汗,补手太阴以出之。

热病烦心,心闷而汗不出,掌中热,心痛,身热如火,浸淫烦满,舌本痛,中冲主之(《千金》作天髎)。

热病发热,烦满而欲呕哕,三日以往不得汗,怵惕,胸胁痛不可反侧,咳满溺赤,大便(《千金》作小便)血,衄不止,呕吐血,气逆,噫不止,嗌中痛,食不下,善渴,口中烂，掌中热，劳宫主之。

热病烦心而汗不止，肘挛掖肿，善笑不休，心中痛，目赤黄，小便如血，欲呕，胸中热，苦不乐，太息，喉痹嗌干，喘逆，身热如火，头痛如破，短气胸痛，大陵主之。

热病烦心，善哕，胸中澹澹善动而热，间使主之。

面赤皮热，热病汗不出，中风热，目赤黄，肘挛掖肿，实则心暴痛，虚则烦心，心惕惕不能动，失智，内关主之。

心澹澹然善惊，身热烦心，口干，手清，逆气，呕（《千金》作噪）血，肘瘛，善摇头，颜清，汗出不过眉，伤寒温病，曲泽主之。

多卧善唾，肩髃痛寒，鼻鼽赤多血，浸淫起面，身热，喉痹如哽，目眦伤，忽振寒，肩疼，二间主之。

鼻鼽衄，热病汗不出，瞤目，目痛瞑，头痛，龋齿痛，合谷主之。

热病烦心，瞤目，目痛泣出，厥逆头痛，胸满不得息，阳溪主之。

热病肠澼，臑肘臂痛，虚则气膈满，肩（一作手）不举，吐舌，戾颈，妄言，阳溪主之。

伤寒，寒热头痛，哕衄，肩不举，温留主之。

伤寒余热不尽，曲池主之。

头痛振寒，清冷渊主之。

头痛，项背急，消泺主之。

振寒，小指不用，寒热汗不出，头痛，喉痹舌急卷，小指之间热，口中热，烦心，心痛，臂内廉及胁痛，聋，咳，瘰疬，口干，项痛不可顾，少泽主之。

振寒寒热，肩臑肘臂痛，头痛不可顾，烦满，身热恶寒，目赤痛，眦烂生翳膜，暴痛，䶊衄，发聋，臂重痛，肘挛，痂疥，胸满引臑，泣出而惊，颈项强，身寒，后溪主之。

热病汗不出，胸痛不得息，颔肿，寒热，耳鸣聋无所闻，阳谷主之。

泄风汗出至腰，项急，不可以左右顾及俯仰，肩弛肘废，目痛，痂疥生疣，瘛疭，头眩目痛，阳谷主之。

振寒寒热，颈项肿，实则肘挛，头眩痛，狂易，虚则生疣，小者痂疥，支正主之。

风眩头痛，小海主之。

气喘，热病衄血不止，烦心，善悲，腹胀，逆息热气，足胫中寒，不得卧，气满胸中热，暴泄，仰息，足下寒，膈中闷，呕吐，不欲食饮，隐白主之。

热病汗不出，且厥，手足清，暴泄，心痛腹胀，心尤痛甚，此胃心痛也，大都主之，并取太白，腹满善呕，烦闷，此皆主之。

热病先头重颜痛，烦闷身热，热争则腰痛不可以俯仰，腹满，两颔痛甚，暴泄善饥而不欲食，善噫，热中，足清，腹胀食不化，善呕泄，有脓血，苦呕无所出，先取三里，后取太白、章门主之。

热病满闷不得卧（《千金》云：不得卧，身重骨痛不相知），太白主之。

热中少气厥寒，灸之热去（《千金》作灸涌泉），烦心不嗜食，咳而短气，善喘，喉痹，身热痛，脊胁相引，忽忽善忘，涌泉主之。

热病烦心，足寒清，多汗，先取然谷，后取太溪、大指间动脉，皆先补之。

目痛引眦，少腹偏痛（眦，一作脊），呕，癃疝，视昏嗜卧，照海主之，泻左阴跷，取足左右少阴俞，先刺阴跷，后刺少阴，气在横骨上。

热病汗不出，默默嗜卧，溺黄，少腹热，嗌中痛，腹胀内肿，涎下，心痛如锥针刺，太溪主之。手足寒至节，喘息者死。

热病刺陷谷，足先寒，寒上至膝乃出针。

善啮唇，善噫，腹痛胀满，肠鸣，陷谷主之。

热病汗不出，口中热痛，冲阳主之。胃脘痛，时寒热，皆主之。

热病汗不出，善噫，腹胀满，胃热谵语，解溪主之。

厥头痛，面浮肿，烦心，狂见鬼，善笑不休，发于外，有所大喜，喉痹不能言，丰隆主之。

阳厥凄凄而寒，少腹坚，头痛，胫股腹痛，消中，小便不利，善哕，三里主之。

胁痛咳逆不得息，窍阴主之，及爪甲与肉交者，左取右，右取左立已，不已复取之。手足清，烦（一作脉）热汗不出，手肢转筋，头痛如锥刺之，循循然不可以动，动益烦心，喉痹舌卷，口干，臂内廉痛不可及头，耳聋鸣，窍阴皆主之。

膝外廉痛，热病汗不出，目外眦赤痛，头眩两颔痛，逆寒泣出，耳鸣聋，多汗，目痒，胸中痛不可反侧，痛无常处，侠溪主之。

厥，四逆，喘，气满，风身汗出而清，髋髀中痛，不得行，足外皮痛，临泣主之。

目视不明，振寒，目翳，瞳子不见，腰两胁痛，脚酸转筋，丘墟主之。

身懈寒，少气热甚，恶人，心惕惕然，取飞扬及绝骨、跗上临泣，立已。淫泺胫酸，热病汗不出，皆主之。

头重，鼻衄及瘛疭，汗不出，烦心，足下热，不欲近衣，项痛，目翳，鼻及小便皆不利，至阴主之。

身疼痛，善惊，互引，鼻衄，通谷主之。

暴病头痛，身热痛，肌肉动，耳聋，恶风，目眦烂赤，项不可以顾，髀枢痛，泄，肠澼，束骨主之。

鼽衄血不止，淫泺头痛，目白翳，跟尻瘈疭，头顶肿痛，泄注，上抢心，目赤眦烂无所见，痛从内眦始（《千金》作翳从内眦始），腹满，颈项强，腰脊不可俯仰，眩，心痛，肩背相引，如从后触之状，身寒从胫起，京骨主之。

下部寒，热病汗不出，体重，逆气，头眩痛，飞扬主之。

鼽衄，腰背痛，脚腨酸重，战栗不能久立，腨如裂，脚急跟痛足挛，少腹痛引喉咽，大便难，䐜胀，承山主之。

热病夹脊痛，委中主之。

【按语】

本节均为《明堂》佚文。主要论述了如下内容：①强调了“左窒刺右，右窒刺左”的治疗原则；②重点阐述了手阳明大肠经、手少阳三焦经、手太阳小肠经、足太阴脾经、足阳明胃经、足少阳胆经、足太阳膀胱经常用穴位的临床应用；③指出热病心烦、胸痛呕哕的主治取穴，明确了手太阴肺经穴可发汗解表，用治外感表证。

文中强调了"左窒刺右，右窒刺左"，从而进一步证明针灸在临床治疗中"左病右取，右病左取"的治疗原则，即巨刺法或缪刺法。并明确了手太阴肺经穴可发汗解表，用治外感表证。提出刺灸涌泉穴的治疗作用是：若虚火上炎可壮水制火，引火归元；实火炽盛能釜底抽薪，清热醒神。按照肝肾同源的理论，在治疗少阴肾经病变时，适当配合厥阴经穴位以补肾养肝。如果阳气竭绝，元气无根则属病危，故有"手足寒至节，喘息者死"之说。

文中还对热病刺陷谷穴时强调应留针到下肢凉而体温降下来时出针。并且阐述了"左取右，右取左"的针灸基本治疗法则，同时强调了针灸治疗中的辨证论治思想。最早提出委中是治疗腰背部疼痛的要穴，明确了《四总穴歌》中"腰背委中求"的临床应用。

在这一节中，主要对伤寒热病的并发证的选穴、治法做了详细阐述，是对前两节内容的补充和完善，有利于我们全面系统地学习、掌握热病的内容。

足阳明脉病发热狂走第二

【原文】

（一）黄帝问曰：足阳明之脉病，恶人与火，闻木音则惕然而惊，欲独闭户牖而处，愿闻其故？岐伯对曰：阳明者，胃脉也。胃，土也，闻木音而惊者，土恶木也。阳明主肌肉，其血气盛，邪客之则热，热甚则恶火。阳明厥则喘闷，闷则恶人。阴阳相薄，阳尽阴盛，故欲独闭户牖而处。（按：阴阳相薄至此，本《素问·脉解》篇，士安移续于此。）问曰：或喘而生者，或喘而死者，何也？对曰：厥逆连脏则死，连经则生。问曰：病甚则弃衣而走，登高而歌，或至不食数日，逾垣上屋，非其素所能，病反能者，何也？对曰：阴阳争而外并于阳（此八字亦《素问·脉解》篇文），邪盛则四肢实，实则能登高而歌。热盛于身，故弃衣而欲走。阳盛故妄言，骂詈不避亲疏。

（二）大热遍身，故狂言而妄见妄闻，视足阳明及大络取之，虚者补之，血如实者泻之。因令偃卧，居其头前，以两手四指按其颈动脉久持之，卷而切推之，下至缺盆中，复上如前，热去乃已，此所谓推而散之者也。

（三）身热狂走，谵语见鬼，瘛疭，身柱主之。狂，妄言，怒恐恶火，善骂詈，巨阙主之。

热病汗不出，鼽衄，眩，时仆，面浮肿，足胫寒，不得卧，振寒，恶人与木音，喉痹，龋齿，恶风，鼻不利，多卧善惊，厉兑主之。

四厥，手足闷者，使人久持之，厥热（一本作逆冷）胫痛，腹胀皮痛，善伸数欠，恶人与木音，振寒，嗌中引外痛，热病汗不出，下齿痛，恶寒，目急，喘满，寒栗，龂，口㖞僻，不嗜食，内庭主之。

狂歌妄言，怒恐，恶人与火，骂詈，三里主之。

【按语】

（一）为《素问·阳明脉解》篇、《素问·脉解》篇两篇合编之文；（二）见《灵枢·刺节真邪》篇；（三）为《明堂》佚文。主要论述了足阳明胃经的证候特点以及发病的病因和临床症状。

阴衰发热厥阳衰发寒厥第三

【原文】

（一）黄帝问曰：厥之寒热者，何也？岐伯对曰：阳气衰于下则为寒厥，阴气衰于下则为热厥。问曰：热厥必起于足下者，何也？对曰：阳气起于足五指之表，集于足下而聚于足心，故阳胜则足下热。问曰：寒厥必起于五指而上于膝者，何也？对曰：阴气起于五指之里，集于膝下而聚于膝上，故阴气盛则从五指到膝上寒。其寒也，不从外，皆从内。

问曰：寒厥何失而然也？对曰：厥阴者，众筋之所聚（《素问》作前阴者，宗筋之所聚也），太阴、阳明之所合。春夏则阳气多而阴气少，秋冬则阴气盛而阳气衰。此人质壮，以秋冬夺于所用，下气上争不能复，精气溢下，邪气从而上之。所中（《素问》所中二字作气因于中）阳气衰，不能渗营其经络，阳气日损，阴气独在，故手足为之寒。

问曰：热厥何如？对曰：酒入于胃则络脉满而经脉虚。脾主为胃行其津液者也。阴气虚则阳气入，阳气入则胃不和，胃不和则精气竭，精气竭则不荣其四肢。此人必数醉，若饱以入房，气聚于脾中不得散，酒气与谷气相薄，热遍于身，内热而溺赤。夫酒气盛而剽悍，肾气日衰，阳气独盛，故手足为之热。

问曰：厥，或令人腹满，或令人暴不知人，或至半日，远至一日，乃知人者，何谓也？对曰：阴气盛于上则下虚，下虚则腹满，腹满（《素问》腹满二字作阳气盛于上）则下气重。上而邪气逆，逆则阳气乱，阳气乱则不知人矣。

太阳之厥则肿首头重，足不能行，发为眩仆。阳明之厥则癫疾欲走呼，腹满不得卧，面赤而热，妄见妄言。少阳之厥则暴聋，颊肿而热，胁痛，胻不可以运。太阴之厥则腹满䐜胀，后不利，不欲食，食则呕，不得卧。少阴之厥则舌干，溺赤，腹满心痛。厥阴之厥则少腹肿痛，䐜胀，泾溲不利，好卧屈膝，阴缩肿，胻内热。盛则泻之，虚则补之，不盛不虚，以经取之。

（二）请言解论，与天地相应，四时相副，人参天地，故可为解。下有渐洳，上生蒲苇，此所以知气形之多少也。阴阳者，寒暑也，热则滋雨而在上，根茎（《灵枢》作荄）少汁，人气在外，皮肤缓，腠理开，血气盛，汗大泄，皮淖泽。寒则地冻水冰，人气在中，皮肤致，腠理闭，汗不泄，血气强，皮坚涩。当是之时，善行水者，不能往冰，善穷地者，不能凿冻。夫善用针者，亦不能取四逆，血脉凝结，坚搏不往来，亦不可即柔。故行水者，必待天温冰释；穷地者，必待冻解，而后地可穷。人脉犹是。治厥者，必先熨火以调和其经，掌与腋，肘与脚，项与脊，以调其气。大道已通，血脉乃行，后视其病，脉淖泽者，刺而平之；坚紧者，破而决之，气下乃止，此所谓解结。

用针之类，在于调气。气积于胃，以通营卫，各行其道，宗气留积在海，其下者注于气街，上行者注于息道，故厥在足，宗气不下，脉中之血凝而留止，弗之火调，针弗能取。用针者，必先察其经络之虚实，切而循之，按而弹之，视其应动者，乃后取而下之。六经调者，谓之不病，虽病谓之自已。一经上实下虚而不通者，此必有横络盛加于大经，令之不通，视而泻之，通而决之，是所谓解结者也。

上寒下热，先刺其项太阳，久留之，已刺则火熨项与肩胛，令热下合（一本作冷）乃止，所谓推而上之者也；上热下寒，视其虚脉而陷下于经络者取之，气下而止，所谓引而下之者也。

（三）刺热厥者，留针反为寒；刺寒厥者，留针反为热。刺热厥者，二阴一阳；刺寒厥者，二阳一阴。所谓二阴者，二刺阴；所谓二阳者，二刺阳。

热厥取太阴、少阳。寒厥取阳明、少阴，于足留之。

（四）厥，胸满面肿者，肩中热，暴言难，甚则不能言，取足阳明。厥，气走喉而不言，手足微满清，大便不利，取足少阴。厥而腹膨膨，多寒气腹中㶿㶿（音最，《九虚》作荣），便溲难，取足太阴。

（五）厥逆为病，足暴清，胸中若将裂，腹肠若以刀切之，清而不食，脉大皆涩。暖取足少阴，膜取足阳明，清则补之，温则泻之。厥逆，腹满胀，肠鸣，胸满不得息，取之下胸二肋间，咳而动应手者，与背俞以指按之立快。

（六）足厥，喘逆，足下清至膝，涌泉主之。

【按语】

本节（一）见《素问·厥论》篇；（二）见《灵枢·刺节真邪》篇；（三）见《灵枢·终始》篇、《灵枢·寒热病》篇；（四）见《灵枢·杂病》篇；（五）见《灵枢·癫狂病》篇；（六）为《明堂》佚文。

主要论述了三点内容：①厥证阴阳寒热的病因、病机、选穴原则、针刺补泻原则和循经论治的方法。②六经厥证的症状及其治法。③对厥逆危证的症状与治法进行了论述。

太阳中风感于寒湿发痉第四

【原文】

（一）热病而痉者，腰反折，瘈疭，齿噤齘。

张仲景曰：太阳病，其证备，其身体强几几然，脉反沉迟者，此为痉。夫痉脉来，按之筑筑而弦直上下行。刚痉为病，胸满口噤，卧不著席，脚挛急，其人必齘齿。太阳病，发热，脉沉细为痉。痉家，其脉伏坚，直上下。太阳病，发热无汗恶寒，此为刚痉。太阳病，发热汗出，不恶寒，此为柔痉。太阳中湿病痉，其脉沉与筋平。太阳病，无汗，小便少，气上冲胸，口噤不能语，欲作刚痉。然刚痉，太阳中风感于寒湿者也，其脉往来进退，以沉迟细异于伤寒热病。其治不宜发汗，针灸为嘉，治之以药者，可服葛根汤。

风痉身反折，先取太阳及腘中及血络出血。痉，中有寒，取三里。痉，取之阴跷及三毛上及血络出血。

（二）痉，取囟会、百会及天柱、膈俞、上关、光明主之。

痉，目不眴，刺脑户。

痉，脊强反折，瘛疭，癫疾，头重，五处主之。

痉互引，善惊，天冲主之。

痉反折，心痛，形气短，尻膘涩，小便黄闭，长强主之。

痉，脊强互引，恶风，时振栗，喉痹，大气满喘，胸中郁郁，身热，目眴眴，项强，寒热，僵仆，不能久立，烦满里急，身不安席，大杼主之。

痉，筋痛急互引，肝俞主之。

热痉，脾俞及肾俞主之。

热痉互引，汗不出，反折，尻臀内痛似瘅疟状，膀胱俞主之。

痉，反折互引，腹胀掖挛，背中怏怏引胁痛，内引心，中膂俞主之。又刺阳明。从项而数背椎，夹脊膂而痛，按之应手者，刺之尺泽，三痏立已。

痉，互引身热，然谷、谵语主之。

痉，反目憎风，刺丝竹空。

痉，互引，唇吻强，兑端主之。

痉，烦满，龈交主之。

痉，口噤，互引，口干，小便赤黄，或时不禁，承浆主之。

痉，口噤，大迎主之。

痉，不能言，翳风主之。

痉，先取太溪，后取太仓之原主之。痉，脊强里急，腹中拘急痛，水分主之。

痉，脊强，口不可开，多唾，大便难，石关主之。

痉，脊强反折，京门主之。

痉，腹大坚，不得息，期门主之。

痉，上气，鱼际主之。

痉，互引，腕骨主之。热病汗不出，善呕苦，痉，身反折，口噤，善鼓颔，腰痛不可以顾，顾而有似拔者，善悲，上下取之，出血，见血立已，喉痹不能言，三里主之。

痉，惊，互引，脚如结，腨如裂，束骨主之。

痉，目反白多，鼻不通利，涕黄，更衣（一本作便去血），京骨主之。

痉，脊强，头眩痛，脚如结，腨如裂，昆仑主之。

痉，反折，飞扬主之。

【按语】

本节（一）见《灵枢·热病》篇，其中"张仲景曰"之文见《金匮要略·痉湿暍病脉证治》；（二）为《明堂》佚文。

皇甫谧把上述不同篇章的痉病的相关内容归纳在一起，通过这样的位置安排，使针灸治疗痉病的内容更加具有条理性。

阴阳相移发三疟第五

【原文】

（一）黄帝问曰：夫疟疾皆生于风，其以日作，以时发者，何也？岐伯对曰：疟之始发，先起于毫毛，欠伸乃作，寒栗鼓颔，腰脊俱痛，寒去则内外俱热，头痛如破，渴欲饮水。问曰：何气使然？对曰：阴阳上下交争，虚实更作，阴阳相移也。阳并于阴则阴实而阳明虚，阳明虚则寒栗鼓颔也，太阳虚则腰背头项痛，三阳俱虚则阴气（一作二阴）胜，阴气胜则骨寒而痛，寒生于内，故中外皆寒。阳胜则外热，阴虚则内热，内外皆热则喘渴，故欲冷饮。此皆得之夏伤于暑，热气盛，藏于皮肤之内，肠胃之外，此营气之所舍也，令人汗出空疏，腠理开，因得秋气，汗出遇风，得浴水气，舍于皮肤之内，与卫气并居。卫气者，昼行于阳，夜行于阴，此气得阳而外出，得阴而内薄，内外相薄，是以日作。

问曰：其间日而作者，何也？对曰：其气之舍深，内薄于阴，阳气独发，阴邪内著，阴与阳争不得出，是以间日而作。问曰：其作日晏与其日早，何气使然？对曰：邪气客于风府，循膂而下，卫气一日一夜大会于风府，其明日日下一节，故其作也晏。此皆客于脊背，每至于风府则腠理开，腠理开则邪气入，邪气入则病作，以此日作稍益晏也。其出于风府，日下一节，二十一日下至骶骨，二十二日入于脊内，注于太冲之脉（《素问》二十一作

二十五，二十五作二十六，太冲作伏膂），其气上行九日，
出于缺盆之中，其气日高，故作日益早。其间日发者，由
邪气内薄于五脏，横连募原，其道远，其气深，其行迟，
不能与卫气俱行，不能偕出，故间日乃作。

问曰：卫气每至于风府，腠理乃发，发则邪入，入则
病作。今卫气日下一节，其气之发，不当风府，其日作奈
何？对曰：（《素问》此下有八十八字，《甲乙经》无本，故
不抄入）风无常府，卫气之所发，必开其腠理，邪气之所
合，则其病作（《素问》作则其府也）。问曰：风之与疟，
相似同类，而风独常在，疟得有时休者，何也？对曰：风
气常留其处，故常在。疟气随经络次而内传（《素问》作沉
而内薄），故卫气应乃作。

问曰：疟先寒而后热者，何也？对曰：夏伤于大暑，
汗大出，腠理开发，因遇风夏气凄沧之小寒迫之，藏于腠
理及皮肤之中，秋伤于风则病成矣。夫寒者阴气也，风者
阳气也，先伤于寒而后伤于风，故先寒而后热，病以时作，
名曰寒疟也。问曰：先热而后寒者，何也？对曰：此先伤
于风，后伤于寒，故先热而后寒，亦以时作，名曰温疟也。
其但热而不寒者，阴气先绝，阳气独发，则热而少气烦冤，
手足热而欲呕者，名曰瘅疟。

问曰：经言有余者泻之，不足者补之。今热为有余，
寒为不足。夫疟之寒，汤火不能温，及其热，冰水不能寒，
此皆有余不足之类。当此之时，良工不能止，必待其自衰
乃刺之，何也？对曰：经言无刺熇熇之热，无刺浑浑之脉，
无刺漉漉之汗，为其病逆，未可治也。

　　夫疟之始发也，阳气并于阴，当是之时，阳虚阴盛而外无气，故先寒栗也。阴气逆极，则复出之阳，阳与阴并于外，则阴虚而阳实，故先热而渴。

　　夫疟并于阳则阳胜，并于阴则阴胜；阴胜者则寒，阳胜者则热。热疟者，风寒之暴气不常也，病极则复至，病之发也，如火之热，如风雨不可当也。故经曰：方其盛必毁，因其衰也，事必大昌。此之谓也。

　　夫疟之未发也，阴未并阳，阳未并阴，因而调之，真气乃安，邪气乃亡。故工不能治已发，为其气逆也。

　　疟之且发也，阴阳之且移也，必从四末始。阳已伤，阴从之，故气未并，先其时，坚束其处，令邪气不得入，阴气不得出，审候见之，在孙络者，盛坚而血者，皆取之，此其往而未得并者也。

　　问曰：疟不发其应，何如？对曰：疟者，必更盛更虚，随气之所在，病在阳则热而脉躁，在阴则寒而脉静。极则阴阳俱衰，卫气相离，故病得休，卫气集则复病。问曰：时有间二日，或至数日发，或渴或不渴，其故何也？对曰，其间日，邪气与卫气客于六腑而相失时，不相得，故休数日乃发也。阴阳更胜，或甚或不甚，故或渴或不渴。

　　问曰：夏伤于暑，秋必病疟，今不必应者，何也？对曰：此应四时也。其病异形者，反四时也。其以秋病者寒甚，以冬病者寒不甚，以春病者恶风，以夏病者多汗。

　　问曰：温疟与寒疟者，皆安舍？其在何藏？对曰：温疟者，得之于冬，中于风寒，寒气藏于骨髓之中，至春则阳气大发，邪气不能出，因遇大暑，脑髓铄，肌肉消，腠理发泄，因有所用力，邪气与汗皆出。此病邪气先藏在肾，其气先从内出之于外。如是者，阴虚而阳盛，阳盛则病矣。衰则气反复入，复入则阳虚，阳虚则寒矣，故先热而后寒，名曰温疟。

问曰：瘅疟何如？对曰：肺素有热，气盛于身，厥气逆上，中气实而不外泄，因有所用力，腠理开，风寒舍于皮肤之内分肉之间而发，发则阳气盛，阳气盛而不衰则病矣。其气不反之阴，故但热而不寒，气内藏于心而外舍分肉之间，令人消铄脱肉，故名曰瘅疟。

（二）疟脉满大急，刺背俞，用中针，旁五胠俞各一，遍肥瘦出血。疟脉小实急，灸胫少阴，刺指井。疟脉缓大虚，便用药，不宜用针。凡治疟，先发如食顷乃可以治，过之则失时。

疟不渴，间日而作，《九卷》曰：取足阳明，《素问》刺太阳。渴而间日作，《九卷》曰：取手少阳，《素问》刺足少阳。瘟疟汗不出，为五十九刺（解在热病部）。

足太阳疟，令人腰痛，头重，寒从背起，先寒后热，渴。渴止汗乃出，难已。间日作，刺腘中出血。（《素问》先寒后热下有"熇熇渴渴然"五字。）

足少阳疟，令人身体解㑊，寒不甚，恶见人，心惕惕然，热多汗出甚，刺足少阳。

足阳明疟，令人先寒，洒淅洒淅，寒甚久乃热，热去汗出，喜见日月光火气乃快然，刺阳明跗上（及调冲阳）。

足太阴疟，令人不乐，好太息，不嗜食，多寒热，汗出，病至则善呕，呕已乃衰，即取之足太阴。

足少阴疟，令人呕吐甚，多寒少热，欲闭户牖而处，其病难已（取太溪）。

足厥阴疟，令人腰痛，少腹满，小便不利如癃状，非癃也。数噫恐惧，气不足，腹中悒悒，刺足厥阴。

肺疟，令人心寒，甚热，热间善惊如有所见者，刺手太阴、阳明。

心疟，令人烦心甚，欲得见清水，寒多（《素问》作反寒多。《太素》作及寒多），不甚热，刺手少阴（是谓神门）。

肝疟，令人色苍苍然（《素问》下有太息二字），其状若死者，刺足厥阴见血。

脾疟，令人病寒腹中痛，热则肠中鸣，鸣已汗出，刺足太阴。

肾疟，令人凄凄然（《素问》作洒洒然），腰脊痛宛转，大便难，目眴眴然，手足寒，刺足太阳、少阴。

胃疟，令人且病寒，善饥而不能食，食而支满腹大，刺足阳明、太阴横脉出血。

疟发身热，刺跗上动脉，开其空，出血立寒。

疟方欲寒，刺手阳明、太阴、足阳明、太阴。

诸疟如脉不见者，刺十指间出血，血去必已。先视身之赤如小豆者，尽取之。

十二疟者，其发各不同时，察其病形，以知其何脉之病。先其发时如一食顷而刺之，一刺则衰，二刺则知，三刺则已。不已，刺舌下两脉出血；不已，刺郄中盛经出血，又刺项以下夹脊者，必已。舌下两脉者，廉泉穴也。

刺疟者，必先问其病之所先发者，先刺之。先头痛及重者，先刺头上及两额两眉间出血，先项背痛者，先刺之。先腰脊痛者，先刺郄中出血。先手臂痛者，先刺手少阴、阳明十指间。先足胫酸痛者，先刺足阳明十指间出血。

风疟发则汗出恶风，刺足三阳经背俞之血者。胫酸痛，按之不可，名曰：胕髓病，以镵针针绝骨出其血，立已。身体小痛，刺诸阴之井无出血，间日一刺。

（三）疟疾，神庭及百会主之。

疟疾，上星主之，先取谚语，后取天牖、风池。

疟疾，取完骨及风池、大杼、心俞、上髎、谚语、阴都、太渊、三间、合谷、阳池、少泽、前谷、后溪、腕骨、阳谷、侠溪、至阴、通谷、京骨，皆主之。

疟，振寒，热甚狂言，天枢主之。

疟，热盛，列缺主之。

疟，寒厥及热烦心，善哕，心满而汗出，刺少商出血，立已。

热疟口干，商阳主之。

疟，寒甚（《千金》下云欲呕沫），阳溪主之。

风疟，汗不出，偏历主之。

疟，面赤肿，温溜主之。

疟疾，心下胀满痛，上气，灸五里，左取右，右取左。

疟，头痛，目涩暴变，掖门主之。

疟，发有四时，面上赤，目眕眕无所见，中渚主之。

疟，食时发，心痛，悲伤不乐，天井主之。

风疟，支正主之。

疟，背膂振寒，项痛引肘掖，腰痛引少腹中，四肢不举，小海主之。

疟，不知所苦，大都主之。

疟，多寒少热，大钟主之。

疟，咳逆，心闷不得卧，呕甚，热多寒少，欲闭户牖而处，寒厥，足热，太溪主之。

疟，热少气，足胻寒不能自温，膜胀切痛引心，复留主之。

疟，不嗜食，厉兑主之。

疟，瘛疭，惊，股（《千金》作转）膝重，胻转筋，头眩痛，解溪主之。

疟，日西发，临泣主之。

疟，振寒，掖下肿，丘墟主之。

疟从胻起，束骨主之。

疟，多汗，腰痛不能俯仰，目如脱，项如拔，昆仑主之。

疟，实则腰背痛，虚则鼽衄，飞扬主之。

疟，头重，寒从背起，先寒后热，渴不止，汗乃出，委中主之。

疟，不渴，间日作，昆仑主之。

【按语】

本节（一）见《素问·疟论》篇；（二）见《素问·刺疟》篇；（三）为《明堂》佚文。主要论述了风雨寒暑皆为疟疾的病因，根据证候学的分类，将疟疾分为多种证型，并讲述了疟疾的不同兼证、脉象及相应针刺治疗方法。

针灸甲乙经卷之八

五脏传病发寒热第一（上）

【原文】

（一）黄帝问曰：五脏相通，移皆有次，五脏有病则各传其所胜。不治，法三月，若六月，若三日，若六日，传五脏而当死（《素问》下有顺传所胜之次）。故曰：别于阳者，知病从来；别于阴者，知死生之期，言至其所困而死者也。是故风者，百病之长也。今风寒客于人，使人毫毛毕直，皮肤闭而为热，当是之时，可汗而发；或痹不仁，肿痛，当是之时可汤熨，及（一本作足字）火灸，刺而去。弗治，病入舍于肺，病名曰肺痹，发咳上气。弗治，肺即传而行之肝，病名曰肝痹，一名曰厥，胁痛出食，当是之时，可按可刺。弗治，肝传之脾，病名曰脾风，发瘅，腹中热，烦心汗出，黄瘅（《素问》无汗瘅二字），当此之时，可按，可药，可烙（一本作浴）。弗治，脾传之肾，病名曰疝瘕，少腹烦冤而痛，汗出（《素问》作出白），一名曰蛊，当此之时，可按可药。弗治，肾传之心，病筋脉相引而急，名之曰瘛，当此之时，可灸可药。弗治，十日法当死。

肾传之心，心即复反传而之肺，发寒热，法当三岁死，此病之次也。然其卒发者，不必治，其传化有不以次者，忧恐悲喜怒，令不得以其次，故令人大病矣。因而喜，大虚，则肾气乘矣，怒则肝气乘矣，悲则肺气乘矣，恐则脾气乘矣，忧则心气乘矣，此其道也。故病有五，五五二十五变，及其传化。传，乘之名也。

大骨枯槁，大肉陷下，胸中气满，喘息不便，其气动形，期六月死。真脏脉见，乃予之期日。

大骨枯槁，大肉陷下，胸中气满，喘息不便，内痛引肩项，期一月死。真脏脉见，乃予之期日。

大骨枯槁，大肉陷下，胸中气满，喘息不便，内痛引肩项，痛热，脱肉破䐃，真脏脉见，十月之内死。

大骨枯槁，大肉陷下，肩髓内消，动作益衰，真脏未见，期一岁死。见其真脏，乃予之期日。

大骨枯槁，大肉陷下，胸中气满，腹内痛，心中不便，肩项身热，䐃破脱肉，目眶陷，真脏脉见，目不见人，立死；其见人者，至其所不胜之时而死。

急虚中身卒至，五脏闭绝，脉道不通，气不往来，譬之堕溺，不可为期。其脉绝不来，若一息五六至，其形肉不脱，真脏虽不见，犹死。

真肝脉至，中外急，如循刀刃责责然，如按琴瑟弦，色青白不泽，毛折乃死。

真心脉至，紧（一本作坚）而抟，如循薏苡子累累然，色赤黑不泽，毛折乃死。

真肺脉至，大而虚，如以毛羽中人肤，色赤白不泽，毛折乃死。

真脾脉至，弱而乍疏乍数，色青黄不泽，毛折乃死。

真肾脉至，抟而绝，如指弹石辟辟然，色黑黄不泽，毛折乃死。诸真脏脉见者，皆死不治。

（二）黄帝问曰：寒热瘰疬，在于颈腋者，何气所生？岐伯对曰：此皆鼠瘘，寒热之毒气稽于脉而不去者也。（《灵枢》稽作瘣字）。鼠瘘之本皆在于脏，其末上出颈腋之间，其浮于胸中，未著于肌肉而外为脓血者，易去也。问曰：去之奈何？对曰：请从其末引其本，可使衰去，而绝其寒热。审按其道以予之，徐往徐来以去之。其小如麦者，一刺知，三刺已。决其死生，反其目视之，其中有赤脉从上下贯瞳子者，见一脉一岁死，见一脉半一岁半死，见二脉二岁死，见二脉半二岁半死，见三脉三岁死。赤脉不下贯瞳子者可治。

（三）问曰：人有善病寒热者，何以候之？对曰：小骨弱肉者，善病寒热。颧骨者，骨之本也，颧大则骨大，颧小则骨小。皮薄而肉弱无䐃，其臂懦懦然，其地色殆然，不与天地同色，污然独异，此其候也。然臂薄者，其髓不满，故善病寒热。

（四）风盛则为寒热。

皮寒热，皮不可附席，毛发焦，鼻槁腊，不得汗，取三阳之络，补手太阳。肌寒热，病肌痛，毛发焦，唇槁腊，不得汗，取三阳于下以去其血者，补太阴以去其汗。骨寒骨热，痛无所安，汗注不休，齿本槁痛，取其少阴于阴股之络；齿色槁，死不治，骨厥亦然。

（五）男子如蛊，女子如阻，身体腰脊如解，不欲食，先取涌泉见血,视跗上盛者,尽出血。

(六)灸寒热之法:先取项大椎,以年为壮数,次灸撅骨,以年为壮数,视背俞陷者灸之,举臂肩上陷者灸之,两季胁之间灸之,外踝上绝骨之端灸之,足小指次指之间灸之,腨上陷脉灸之,外踝后灸之,缺盆骨上切之坚动如筋者灸之,膺中陷骨间灸之,掌束骨下灸之,脐下关元三寸灸之,毛际动脉灸之,膝下三寸分间灸之,足阳明灸之,跗上动脉灸之,巅上一灸之,取犬所啮处灸之,即以犬伤病法三炷灸之,凡当灸二十九处。

(七)寒热头痛,喘喝,目不能视,神庭主之。

其目泣出,头不痛者,听会主之。

寒热,头痛如破,目痛如脱,喘逆烦满,呕吐,流汗,难言,头维主之。

寒热,刺脑户。

【按语】

(一)见《素问·玉机真脏论》篇;(二)见《灵枢·寒热》篇;(三)见《灵枢·病能论》篇;(四)首句见《素问·脉要精微论》篇,余见《灵枢·寒热病》篇;(五)见《灵枢·热病》篇;(六)见《素问·骨空论》篇;(七)为《明堂》佚文。

本段主要论述了五脏疾病传变的临床表现与治疗原则,真脏脉见的预后判断,病发寒热的病因、病机、预后和治法。具体说来主要有以下几个方面:①论述了五脏病邪生克乘侮的传变规律;②依据人体出现的骨、肉、脉等全身综合情况对病情进行预后判断；③人体五脏真脏脉危重死症的具体表现以及疾病的预后，进一步丰富和充实了针灸临床诊脉的内容；④瘰疬的病因病机以及针灸治疗及其预后；⑤从望诊的角度论述了寒热病的发病原因；⑥皮寒热、肌寒热、骨寒热三种寒热病的证候与治法；⑦男子患瘀血停滞导致腹中如鼓以及女子患经闭导致脏气不通如阻两种疾病的临床症状以及治疗方法；⑧寒热病灸疗法及寒热头痛的不同针治方法。

五脏传病发寒热第一（下）

【原文】

寒热取五处及天柱、风池、腰俞、长强、大杼、中膂俞、上髎、龈交、上关、关元、天牖、天容、合谷、阳溪、关冲、中渚、阳池、消泺、少泽、前谷、腕骨、阳谷、小海、然谷、至阴、昆仑主之。

寒热骨痛，玉枕主之。

寒热懈烂（一本作懒），淫泺，胫酸，四肢重痛，少气难言，至阳主之。

肺寒热，呼吸不得卧，咳上气，呕沫，喘气相追逐，胸满胁膺急，息难，振栗，脉鼓，气膈，胸中有热，支满不嗜食，汗不出，腰脊痛，肺俞主之。

寒热，心痛循循然，与背相引而痛，胸中悒悒不得息，咳唾血，多涎，烦中善噎，食不下，呕逆，汗不出，如疟状，目䀮䀮，泪出悲伤，心俞主之。

咳而呕，膈寒，食饮不下，寒热，皮肉肤痛，少气不得卧，胸满支两胁，膈上竟竟，胁痛腹膜，胃脘暴痛，上气，肩背寒痛，汗不出，喉痹，腹中痛，积聚，嘿嘿嗜卧，怠惰不欲动，身常湿湿（一作温），心痛无可摇者，膈俞主之。

咳而胁满急，不得息，不得反侧，腋胁下与脐相引，筋急而痛反折，目上视，眩，目中循循然，眉头痛，惊狂，衄，少腹满，目晾晾生白翳，咳引胸痛，筋寒热，唾血，短气，鼻酸，肝俞主之。

寒热，食多身赢瘦，两胁引痛，心下贲痛，心如悬，下引脐，少腹急痛，面急（一本作黑），目晾晾，久喘咳少气，溺浊赤，肾俞主之。

骨寒热，溲难，肾俞主之。

寒热头痛，水沟主之。

寒热，颈瘰疬，大迎主之。

肩痛引项，寒热，缺盆中痛，汗不出，胸中热满，天髎主之。

寒热，肩肿引胛中痛，肩臂酸，臑俞主之。

寒热，项疬适，耳鸣无闻，引缺盆，肩中热痛，手臂麻小不举（一本作手臂不举），肩贞主之。

寒热疬，目不明，咳上气，唾血，肩中俞主之。

寒热疬适，胸中满，有大气，缺盆中满痛者死，外溃不死，肩痛引项，臂不举，缺盆中痛，汗不出，喉痹，咳嗽血，缺盆主之。

咳上气，喘，暴喑不能言及舌下挟缝青脉，颈有大气，喉痹，咽中干急，不得息，喉中鸣，翕翕寒热，颈肿肩痛，胸满腹皮热，衄，气哽，心痛，隐疹，头痛，面皮赤热，身肉尽不仁，天突主之。

肺系急，胸中痛，恶寒，胸满悒悒然，善呕胆，胸中热，喘逆气，气相追逐，多浊唾不得息，肩背风汗出，面腹肿，膈中食噎不下食，喉痹，肩息肺胀，皮肤骨痛，寒热，烦满，中府主之。

寒热，胸满颈痛，四肢不举，掖下肿，上气，胸中有声，喉中鸣，天池主之。

咳，胁下积聚，喘逆，卧不安席，时寒热，期门主之。

寒热，腹䐜胀，快快然不得息，京门主之。

寒濯濯，热烦，手臂不仁，唾沫，唇干引饮，手腕挛，指支痛，肺胀上气，耳中生风，咳喘逆，痹臂痛，呕吐，饮食不下膨膨然，少商主之。

唾血，时寒时热，泻鱼际，补尺泽。

臂厥，肩膺胸满痛，目中白翳眼青，转筋，掌中热，乍寒乍热，缺盆中相引痛，数欠，喘不得息，臂内廉痛，上膈，饮已烦满，太渊主之。

寒热，胸背急，喉痹，咳上气，喘，掌中热，数欠，汗出，刺经渠。

善忘，四肢逆厥，善笑，溺白，列缺主之。

胸中膨膨然，甚则交两手而瞀，暴痹喘逆，刺经渠及天府，此谓之大俞。

寒热咳呕沫，掌中热，虚则肩臂寒栗，少气不足以息，寒厥交两手而瞀，口沫出；实则肩背热痛，汗出，四肢暴肿，身湿（一本作温），摇时寒热，饥则烦，饱则善而色变

（一作痈），口噤不开，恶风泣出，列缺主之。

烦心，咳，寒热，善哕，劳宫主之。

寒热，唇口干，身热喘息，目急痛，善惊，三间主之。

胸中满，耳前痛，齿痛，目赤痛，颈肿，寒热，渴饮辄汗出，不饮则皮干热，曲池主之。

寒热，颈疬适，咳，呼吸难，灸五里，左取右，右取左。

寒热，颈疬适，肩痛不可举，臂臑主之。

风寒热，掖门主之。

寒热，颈颔肿，后溪主之。

寒热善呕，商丘主之。

呕，厥寒，时有微热，胁下支满，喉痛嗌干，膝外廉痛，淫泺胫酸，腋下肿，马刀瘘，肩肿，吻伤痛，太冲主之。

心如悬（《千金》作心痛），阴厥，脚腨后廉急，不可前却，血瘕，肠澼便脓血，足跗上痛，舌卷不能言，善笑，足痿不收履，溺青赤白黄黑，青取井，赤取荥，黄取输，白取经，黑取合。血痔，泄（《千金》下有利字）后重，腹痛如癃状，狂仆，必有所扶持，及大气涎出，鼻孔中痛，腹中常鸣，骨寒热无所安，汗出不休，复溜主之。

男子如蛊，女子如阻，寒热少腹偏肿，阴谷主之。

少腹痛，飧泄出糜，次指间热，若脉陷，寒热身痛，唇干不得汗出，毛发焦，脱肉少气，内有热，不欲动摇，泄脓血，腰引少腹痛，暴惊狂言非常，巨虚下廉主之。

胸中满，腋下肿，马刀瘘，善自啮舌颊，天牖中肿，淫泺胫酸，头眩，枕骨颔颅肿，目涩，身痹，洒淅振寒，季胁下支满，寒热，胸胁腰腹膝外廉痛，临泣主之。

寒热颈肿，丘墟主之。

寒热，颈腋下肿，申脉主之。寒热酸痛，四肢不举，腋下肿，马刀瘘，喉痹，髀膝颈骨摇酸，痹不仁，阳辅主之。

寒热，髀胫不收，阳交主之。

寒热，腰痛如折，束骨主之。

寒热，目眈眈，善咳喘逆，通谷主之。

寒热善唏，头重足寒，不欲食，脚挛，京骨主之。

寒热，篡反出，承山主之。

寒热，篡后出，瘜疣，脚腨酸重，战栗不能久立，脚急肿痛蹠筋足挛，少腹痛引喉嗌，大便难，承筋主之。

跟厥，膝急，腰脊痛引腹篡，阴股热，阴暴痛，寒热，膝酸重，合阳主之。

【按语】

本篇均为《明堂》佚文。主要论述寒热病的临床表现以及治疗。

经络受病入肠胃五脏积发伏梁息贲肥气痞气奔豚第二

【原文】

（一）黄帝问曰：百病始生，三部之气，所伤各异，愿闻其会。岐伯对曰：喜怒不节则伤于脏，脏伤则病起于阴，清湿袭虚则病起于下，风雨袭虚则病起于上，是谓三部。至其淫溢，不可胜数。

风雨寒热不得虚邪,不能独伤人,卒然逢疾风暴雨而不病者,盖无虚邪,不能独伤,此必因虚邪之风,与其身形,两虚相得,乃客其形。两实相逢,众人肉间。其中于虚邪也,因其天时,与其躬身,参以虚实,大病乃成。气有定舍,因处为名,上下内外,分为三真。是故虚邪之中人也,始于皮肤。皮肤缓则腠理开,腠理开则邪从毛发入,毛发入则稍深,稍深则毛发立,洒然,皮肤痛。留而不去则传舍于络,在络之时,通于肌肉,其病时痛时息,大经乃代。留而不去,传舍于经,在经之时,洒淅善惊。留而不去,传舍于俞,在俞之时,六经不通,四节即痛,腰脊乃强。留而不去,传舍于伏冲之脉,在伏冲之脉时,身体重痛。留而不去,传舍于肠胃,在肠胃之时,贲响腹胀,多寒则肠鸣,飧泄不化,多热则溏出糜。留而不去,传舍于肠胃之外,募原之间,留著于脉,稽留而不去,息而成积,或著孙络,或著脉络,或著经脉,或著俞脉,或著于伏冲之脉,或著于膂筋,或著于肠胃之募原,上连于缓筋,邪气淫溢,不可胜论。

其著孙络之脉而成积,往来上下,擘(音拍,破尽也)乎(《太素》作手)孙络之居也,浮而缓,不能拘积而止之,故往来移行,肠胃之外,凑渗注灌,濯濯有音,有寒则腹膜满雷引,故时切痛。其著于阳明之经,则夹脐而居,饱则益大,饥则益小。其著于缓筋也,似阳明之积,饱则痛,饥则安。其著于肠胃之募原也,痛而外连于缓筋也,饱则安,饥则痛。其著于伏冲之脉者,揣之应手而动,发手则热气下于两股,如汤沃之状。其著于膂筋在肠后者,饥则积见,饱则积不见，按之弗得。其著于俞脉者，闭塞不通，津液不下，而空窍干。此邪气之从外入内，从上下者也。

问曰：积之始生至其已成，奈何？对曰：积之始生，得寒乃生，厥止乃成积。问曰：其成奈何？对曰：厥气生足溢（《灵枢》作足俯），足溢生胫寒，胫寒则脉血凝泣，寒热上下入于肠胃，入于肠胃则䐜胀，外之汁沫迫聚不得散，日以成积。卒然盛食多饮则脉满，起居不节，用力过度则络脉伤，阳络伤则血外溢，溢则衄血；阴络伤则血内溢，溢则便血。肠外之络伤则血溢于肠外，肠外有寒，汁沫与血相搏，则并合凝聚，不得散而成积矣。卒然中于寒，若内伤于忧恐，则气上逆，气上逆则穴俞不通，温气不行，凝血蕴裹而不散，津液凝涩，着而不去，而积皆成矣。

问曰：其生于阴者奈何？对曰：忧思伤心，重寒伤肺，忿怒伤肝。醉饱入房，汗出当风则伤脾；用力过度，入房汗出浴水则伤肾。此内外三部之所生病也。察其所痛，以知其应，有余不足，当补则补，当泻则泻，无逆天时，是谓至治。

（二）问曰：人之善病肠中积者，何以候之？对曰：皮薄而不泽，肉不坚而淖泽，如此则肠胃恶，恶则邪气留止，积聚乃作。肠胃之积，寒温不次，邪气乃（一本作稍）止，至其蓄积留止，大聚乃起。

（三）问曰：病有身体腰髀股胻皆肿，环脐而痛，是谓何病？对曰：名曰伏梁。此风根也，不可动，动之为水溺涩之病。病有少腹盛，左右上下皆有根者，名曰伏梁也。裹大脓血，居肠胃之外，不可治；治之，每切按之致死。

此下则因阴，必下脓血，上则迫胃脘，生膈夹（一本作依）胃脘内痛，此久病也，难治。居脐上为逆，居脐下为顺，勿动亟夺。其气溢（《素问》作泄）于大肠而著于肓，肓之原在脐下，故环脐而痛也。

（四）《八十一难》曰：心之积名曰伏梁，起于脐上，上至心下，大如臂，久久不愈，病烦心，心痛。以秋庚辛日得之，肾病传心，心当传肺，肺以秋旺，不受邪，因留结为积。

又曰：肺之积名曰息贲，在右胁下，覆大如杯，久久不愈，病洒洒恶寒，气逆喘咳，发肺痈。以春甲乙日得之，心病传肺，肺当传肝，肝以春旺，不受邪，因留结为积。

（五）问曰：病胁下满，气逆，行三二岁不已，是为何病？对曰：病名息贲，此不妨于食，不可灸刺，积为导引服药，药不能独治也。

（六）《八十一难》曰：肝之积名曰肥气，在左胁下，如覆杯，有头足如龟鳖状，久久不愈，发咳逆、痎疟，连岁月不已。以季夏戊己日得之，肺病传肝，肝当传脾，脾以季夏旺，不受邪，因留结为积。此与息贲略同。

又曰：脾之积名曰痞气，在胃脘，覆大如盘，久久不愈，病四肢不收，发黄疸，饮食不为肌肤。以冬壬癸日得之，肝病传脾，脾当传肾，肾以冬旺，不受邪，因留结为积。

又曰：肾之积名曰贲豚，发于少腹，上至心下，若豚状，或上或下无时，久不已，令人喘逆，骨痿少气。以夏丙丁日得之。肺病传肾，肾当传心，心以夏旺，不受邪，因留结为积也。

（七）息贲，时唾血，巨阙主之。

腹中积，上下行，悬枢主之。

疝积胸中痛，不得穷屈，天容主之。

暴心腹痛，疝积时发，上冲心，云门主之。

心下大坚，肓俞、期门及中脘主之。

脐疝绕脐痛，冲胸不得息，灸脐中。

贲豚气上，腹膜坚痛引阴中，不得小便，两丸骞，阴交主之。

脐下疝绕脐痛，石门主之。

奔豚气上，腹膜痛，口强不能言，茎肿先引腰，后引小腹，腰髋少腹坚痛，下引阴中，不得小便，两丸骞，石门主之。

奔豚，寒气入小腹，时欲呕，伤中溺血，小便数，腰背脐痛引阴，腹中窘急欲凑，后泄不止，关元主之。

奔豚上抢心，甚则不得息，忽忽少气，尺厥，心烦痛，饥不能食，善寒中腹胀，引膜而痛，小腹与脊相控暴痛，时窘之后，中极主之。

腹中积聚，时切痛，商（一作肓）曲主之。

脐下积，疝瘕，胞中有血，四满主之。

脐疝绕脐而痛，时上冲心，天枢主之。

气疝烦呕，面肿，奔豚，天枢主之。

奔豚，卵上入，痛引茎，归来主之。

奔豚上下，期门主之。

息奔，胁下气上下，胸中有热，期门主之。

疝瘕，髀中急痛，循胁上下抢心，腹痛积聚，府舍主之。

奔豚，腹肿，章门主之。

少腹积聚，劳宫主之。

环脐痛，阴骞，两丸缩，腹坚痛不得卧，太冲主之。

寒疝，下至腹腠膝腰痛如清水，大腹（一作小腹）诸疝，按之下至膝上伏兔中寒，疝痛腹胀满，痿厥少气，阴市主之。

大疝腹坚，丘墟主之。

【按语】

（一）见《灵枢·百病始生》篇；（二）见《灵枢·五变》篇；（三）见《素问·腹中论》篇；（四）见《难经·五十六难》；（五）见《素问·奇病论》篇；（六）见《难经·五十六难》；（七）为《明堂》佚文。

本篇主要论述了经络受病内入肠胃、五脏，结聚而成五脏积——伏梁、息贲、肥气、痞气、奔豚的病因、病机、症状和主治腧穴等。

五脏六腑胀第三

【原文】

（一）黄帝问曰：脉之应于寸口，如何而胀？岐伯对曰：其至大坚直以涩者，胀也。问曰：何以知其脏腑之胀也？对曰：阴为脏而阳为腑也。对曰：夫气之令人胀也，在于血脉之中耶？抑脏腑之内乎？对曰：二者皆在焉，然非胀之舍也。问曰：愿闻胀舍？对曰：夫胀者，皆在于腑脏之外，排脏腑而廓胸胁，胀皮肤，故命曰胀。

问曰：脏腑之在内也，若匣匮之藏禁器也，各有次舍，异名而同处，一域之中，其气各异，愿闻其故。对曰：夫胸腹者，脏腑之城廓。膻中者，心主之中宫也。胃者，太仓也。咽喉小肠者，传道也。胃之五窍者，闾里之门户也。廉泉玉英者，津液之道路也。故五脏六腑各有畔界，其病各有形状。营气循脉，卫气逆为脉胀，卫气并血脉循分肉为肤胀（《灵枢》作营气循脉为脉胀，卫气并脉循分肉为肤胀），取三里泻之，近者一下（一本作分，下同），远者三下，无问虚实，工在疾泻也。

问曰：愿闻胀形？对曰：心胀者，烦心短气，卧不得安。肺胀者，虚满而喘咳。肝胀者，胁下满而痛引少腹。脾胀者，苦哕，四肢闷，体重不能衣。肾胀者腹满引背快快然，腰髀痛。胃胀者，腹满胃脘痛，鼻闻焦臭，妨于食，大便难。大肠胀者，肠鸣而痛濯濯，冬日重感于寒则泄，食不化。小肠胀者，小腹胀膜引腰而痛。膀胱胀者，小腹满而气癃。三焦胀者，气满于皮肤中，壳壳然而不坚。胆胀者，胁下痛胀，口苦，好太息。凡此诸胀，其道在一，明知逆顺，针数不失。泻虚补实，神去其室。致邪失正，真不可定。粗工所败，谓之天命。补虚泻实，神归其室，久塞其空，谓之良工。

问曰：胀者焉生，何因而有名？对曰：卫气之在身也，常并脉循分肉，行有逆顺，阴阳相随，乃得天和，五脏皆治，四时皆叙，五谷乃化。然而厥气在下，营卫留止，寒气逆上，真邪相攻，两气相薄，乃舍为胀。问曰：何以解惑？对曰：合之于真，三合而得。

问曰：无问虚实，工在疾泻，近者一下，远者三下，今有三而不下，其过焉在？对曰：此言陷于肉肓而中气穴者也。不中气穴而气内闭藏，不陷肓则气不行，上越中肉则卫气相乱，阴阳相逆。其于胀也，当泻而不泻，故气不下，必更其道，气下乃止，不下复起，可以万全，恶有殆者乎？其于胀也，必审其诊，当泻则泻，当补则补，如鼓之应桴，恶有不下者？

（二）心胀者，心俞主之，亦取列缺。

肺胀者，肺俞主之，亦取太渊。

肝胀者，肝俞主之，亦取太冲。

脾胀者，脾俞主之，亦取太白。

肾胀者，肾俞主之，亦取太溪。

胃胀者，中脘主之，亦取章门。

大肠胀者，天枢主之。

小肠胀者，中髎主之。

膀胱胀者，曲骨主之。

三焦胀者，石门主之。

胆胀者，阳陵泉主之。

五脏六腑之胀，皆取三里。三里者，胀之要穴也。

【按语】

（一）见《灵枢·胀论》篇；（二）为《明堂》佚文。

本篇主要论述了五脏六腑的胀病，其内容主要：一是讨论了胸腹、膻中、胃、咽喉、少腹、五窍、廉泉、玉英等的生理功能；二是讨论了胀病的病因、病机和症状；三

是提出了治疗胀病"工在疾泻"、"补虚泻实"的刺法与主
治腧穴。

水肤胀鼓胀肠覃石瘕第四

【原文】

（一）黄帝问曰：水与肤胀、鼓胀、肠覃、石瘕，何
以别之？岐伯对曰：水之始起也，目窠上微肿，如新卧起
之状，颈脉动，时咳，阴股间寒，足胫肿，腹乃大，其水
已成也。以手按其腹，随手而起，如裹水之状，此其候也。
肤胀者，寒气客于皮肤之间，壳壳然不坚，腹大，身尽肿，
皮肤厚，按其腹，陷而不起，腹色不变，此其候也。鼓胀
者，腹胀身肿大，与肤胀等，其色苍黄，腹筋（一本作脉）
起，此其候也。肠覃者，寒气客于肠外，与卫气相薄，正
气不得营，因有所系，瘕而内着，恶气乃起，息肉乃生。
其始生也，大如鸡卵，稍以益大。至其成也，如杯子状，
久者离岁月，按之则坚，推之则移，月事时下，此其候也。
石瘕者，生于胞中，寒气客于子门，子门闭塞，气不通，
恶血当泻不泻，衃以乃留止，日以益大，状如杯子，月事
不以时下，皆生于女子，可导而下之。

问曰：肤胀鼓胀可刺耶？对曰：先刺其腹之血络，后
调其经，亦刺去其血脉。

（二）问曰：有病心腹满，旦食则不能暮食，此为何
病？对曰：此名为鼓胀，治之以鸡矢醴，一剂知，二剂已。
问曰：其时有复发者，何也？对曰：此食饮不节，故时有

病也。虽然，其病且已，因当风，气聚于腹也。

（三）风水肤胀，为五十九刺（《灵枢》作五十七刺），取皮肤之血者，尽取之。徒水，先取环谷下三寸，以铍针刺之而藏之，引而纳之，入而复出，以尽其水，必坚束之，束缓则烦闷，束急则安静，间日一刺之，水尽乃止，饮则闭药，方刺之时徒饮之，方饮无食，方食无饮，无食他食，百三十五日。

（四）水肿，人中尽满，唇反者死，水沟主之。

水肿，大脐平，灸脐中，腹无理不治。

水肿，水气行皮中，阴交主之。

水肿腹大，水胀，水气行皮中，石门主之。

石水，痛引胁下胀，头眩痛，身尽热，关元主之。

振寒，大腹石水，四满主之。

石水，刺气冲。

石水，章门及然谷主之。

石水，天泉主之。

腹中气盛，腹胀逆（《千金》作水胀逆），不得卧，阴陵泉主之。

水肿留饮，胸胁支满，刺陷谷出血，立已。

水肿胀，皮肿，三里主之。

胞中有大疝瘕积聚，与阴相引而痛，苦涌泄上下出，补尺泽、太溪、手阳明寸口，皆补之。

【按语】

（一）见《灵枢·水胀》篇；（二）见《素问·腹中论》

篇；（三）见《灵枢·四时气》篇；（四）为《明堂》佚文。

本篇主要论述了水肿、肤胀、鼓胀、肠覃、石瘕等病的成因、症状、治法以及腧穴主治。

肾风发风水面胕肿第五

【原文】

（一）黄帝问曰：少阴何以主肾？肾何以主水？岐伯对曰：肾者，至阴也，至阴者，盛水也。肺者，太阴也，少阴者，冬脉也，其本在肾，其末在肺，皆积水也。问曰：肾何以聚水而生病？对曰：肾者，胃之关也，关门不利，故聚水而从其类，上下溢于皮肤，故为胕肿。胕肿者，聚水而生病也。问曰：诸水皆主于肾乎？对曰：肾者，牝藏也，地气上者，属于肾而生水液，故曰至阴。勇而劳甚则肾汗出，肾汗出逢于风，内不得入于脏腑，外不得越于皮肤，客于玄府，行于皮里，传为胕肿，本之于肾，名曰风水。

（二）问曰：有病肾风者，面胕庞然肿壅（《素问》无肿字），害于言，可刺否？对曰：虚不当刺，不当刺而刺，后五日其气必至。问曰：其至何如？对曰：至必少气，时从胸背上至头，汗出，手热，口干苦渴，小便黄，目下肿，腹中鸣，身重难行，月事不来，烦而不能食，食不能正偃，正偃则咳甚，病名曰风水。

问曰：愿闻其说？对曰：邪之所凑，其气必虚，阴虚者，阳必凑之，故少气时热而汗出，小便黄。小便黄者，少腹气热也。不能正偃者，胃中不和也。正偃则咳甚，上迫肺也。诸有水气者，微肿见于目下。问曰：何以言之？对曰：水者，阴也，目下亦阴也，腹者至阴之所居，故水在腹者，必使目下肿。真气上逆，故口苦舌干，卧不得正偃，正偃则咳出清水也。诸水病者，皆不得卧，卧则惊，惊则咳甚也。腹中鸣者。脾本于胃也。传脾则烦不能食，食不下者，胃脘膈也。身重难以行者，胃脉在足也。月事不来者，胞脉闭也。胞脉者，属心而络于胞中，今气上迫肺，心气不得下通，故月事不来也。

（三）问曰：有病庞然如水气状，切其脉大紧，身无痛者，形不瘦，不能食，食少，名为何？对曰：病主（《素问》作生）在肾，名曰肾风。肾风而不能食，善惊不已（《素》无不字），心气痿者死。

风水膝肿，巨虚上廉主之。

（四）面胕肿，上星主之，先取譩譆，后取天牖、风池。

风水而胕肿，冲阳主之（肿一作浮）。

风水面胕肿，颜黑，解溪主之。

【按语】

（一）见《素问·水热穴论》篇；（二）见《素问·评热病论》篇；（三）见《素问·奇病论》篇；（四）为《明堂》佚文。

本篇主要论述了肾风为病发生的面部浮肿，叙述了人体水液的运化过程以及肾风病的病机、诊断、临床表现和主治腧穴。

针灸甲乙经卷之九

大寒内薄骨髓阳逆发头痛第一（额项痛附）

【原文】

（一）黄帝问曰：病头痛，数岁不已，此何病也？岐伯对曰：当有所犯大寒，内至骨髓，骨髓者，以脑为主，脑逆，故令头痛，齿亦痛。

阳逆头痛，胸满不得息，取人迎。

（二）厥头痛，面若肿起而烦心，取足阳明、太阳（一作阴）。

厥头痛，脉痛，心悲喜泣，视头动脉反盛者，乃刺之，尽去血，后调足厥阴。

厥头痛，噫（《九墟》作意），善忘，按之不得，取头面左右动脉，后取足太阳（一作阴）。

厥头痛，员员而痛（《灵枢》作贞贞头重），泻头上五行，行五，先取手少阴，后取足少阴。

头痛，项先痛，腰脊为应，先取天柱，后取足太阳。

厥头痛，痛甚，耳前后脉骨（一本作涌）热，先泻其血，后取足太阳、少阴（一本亦作阳）。

厥头痛，痛甚，耳前后脉涌有热，泻其血，后取足少阳。

真头痛，痛甚，脑尽痛，手足寒至节，死不治。

头痛不可取于俞，有所击坠，恶血在内，若内伤痛，痛未已，可即刺之，不可远取。

头痛不可刺者，大痹为恶风日作者，可令少愈，不可已。

头寒痛，先取手少阳、阳明，后取足少阳、阳明。

（三）颔痛，刺手阳明与颔之盛脉出血。

头项不可俯仰，刺足太阳；不可顾，刺手太阳（一云手阳明）。颔痛刺足阳明曲周动脉见血，立已；不已，按经刺人迎，立已。

（四）头痛，目窗及天冲、风池主之。

厥头痛，孔最主之。

厥头痛，面肿起，商丘主之。

【按语】

（一）见《素问·奇病论》篇、《灵枢·寒热病》篇；（二）见《灵枢·厥病》篇；（三）见《灵枢·杂病》篇；（四）为《明堂》佚文。

全篇详细论述外感寒邪，寒甚而至骨髓，邪气上逆于脑所致14种头痛、3种颔项痛之不同临床证候、辨证归经、选穴及针刺方法。详细论述厥头痛的临床证候与针灸治疗。简要说明邪气在脑所致之真头痛的临床症状与不良预后；瘀血阻络之头痛针刺选穴及针刺方法；提出由严重的痹证为患所致之头痛不可针刺之；寒邪所致之偏头痛针刺治疗选穴；颔痛、项痛因兼症不同而分经论治。

寒气客于五脏六腑发卒心痛胸痹心疝三虫第二

【原文】

（一）厥心痛，与背相引，善瘈，如物从后触其心，身伛偻者，肾心痛也。先取京骨、昆仑，发针立已，不已取然谷。

厥心痛，腹胀满，心痛尤甚者，胃心痛也。取大都、太白。

厥心痛，如锥针刺其心，心痛甚者，脾心痛也。取后谷、太溪。

厥心痛，色苍苍如死灰状，终日不得太息者，肝心痛也。取行间、太冲。

厥心痛，卧若从居，心痛乃间，动作痛益甚，色不变者，肺心痛也。取鱼际、太渊。

真心痛，手足清至节，心痛甚，旦发夕死，夕发旦死。

心下（一本作痛）不可刺者，中有盛聚，不可取于俞。

肠中有虫瘕，有蛔咬，皆不可取以小针。

心腹痛，发作肿聚，往来上下行，痛有休止，腹中热，善涎出者，是蛔咬也。以手聚按而坚持之，无令得移，以大针刺之，久持之，虫不动，乃出针。

（二）心痛引腰脊，欲呕，刺足少阴。心痛腹胀涩涩然，大便不利，取足太阴。心痛引背不得息，刺足少阴，不已取手少阴。心痛，少腹满，上下无常处，溲便难，刺足厥阴。心痛，但短气不足以息，刺手太阴。

（三）心痛不可按，烦心，巨阙主之。

心痛有三虫，多涎，不得反侧，上脘主之。

心痛身寒，难以俯仰，心疝冲冒，死不知人，中脘主之。

心痛上抢心，不欲食，支痛斥膈，建里主之。

心腹中卒痛而汗出，石门主之。

胸胁背相引痛，心下溷溷，呕吐多唾，饮食不下，幽门主之。

脾逆气，寒厥急，烦心，善唾哕噫，胸满激呼，胃气上逆，心痛，太渊主之。（《千金》作肺胀胃逆。）

心膨膨痛（《千金》云：烦闷乱，少气不足以息），尺泽主之。

心痛，侠白主之。

卒心中痛，瘛疭互相引，肘内廉痛，心敖敖然，间使主之。

心痛，衄哕呕血，惊恐畏人，神气不足，郄门主之。

心痛卒咳逆，曲泽主之，出血则已。

卒心痛，汗出，大敦主之，出血立已。

胸痹引背时寒，间使主之。

胸痹心痛，肩肉麻木，天井主之。

胸痹心痛不得息，痛无常处，临泣主之。（《千金》云不得反侧。）

（四）心疝暴痛，取足太阴、厥阴，尽刺之血络。喉痹舌卷，口干烦心，心痛，臂表痛（《灵枢》及《太素》俱作臂内廉痛）不可及头，取关冲在手小指次指爪甲去端如韭叶许（一云左取右，右取左）。

【按语】

（一）见《灵枢·厥病》篇；（二）见《灵枢·杂病》篇；（三）为《明堂》佚文。（四）见《灵枢·热病》篇。

全篇详细论述五脏因寒而气机逆乱所致之厥心痛，并分别列举肾邪厥逆之心痛、胃邪厥逆之心痛、脾气厥逆之心痛、肝气厥逆之心痛、肺气厥逆之心痛的临床证候与针刺治疗方法；简要说明邪气直犯于心所致之真心痛的症状特征与不良预后；叙述了虫瘕和蛟蛔等肠道寄生虫的症状和针刺方法；心痛不同临床证候的分经治疗；简介因心脉急而形成的疝病以及喉痹的治法。

"厥心痛，如锥针刺其心，心痛甚者，脾心痛也。取后谷、太溪。"此处后谷穴根据上下文取穴特点及《针灸甲乙经》卷三腧穴排列顺序，应为足少阴肾经然谷穴。

邪在肺五脏六腑受病发咳逆上气第三

【原文】

（一）邪在肺则皮肤痛，发寒热，上气喘，汗出，咳动肩背。取之膺中外俞，背三椎之旁，以手疾按之，快然乃刺之，取缺盆中以越之。

（二）黄帝问曰：肺之令人咳何也？岐伯对曰：五脏六腑皆令人咳，非独肺也。皮毛者，肺之合也，皮毛先受邪气，邪气以从其合。其寒饮食入胃，从肺脉上至于肺气则肺寒，肺寒则内外合邪，因而客之，则为肺咳。五脏各以其时受病，非其时各传以与之。人与天地相参，故五脏各以治时感于寒则受病也。微则为咳，甚则为泄为痛。乘秋则肺先受邪，乘春则肝先受之，乘夏则心先受之，乘至阴则脾先受之，乘冬则肾先受之。

肺咳之状，咳而喘息有音，甚则唾血。心咳之状，咳则心痛，喉中喝喝（《素问》作阶阶）如梗状，甚则咽肿喉痹。肝咳之状，咳则胠（《素问》作两胁下）痛，甚不可以转，转作两胁（《素问》作胠）下满。脾咳之状，咳则右胠（《素问》作胁）下痛，阴阴引肩背，甚则咳涎不可以动，动则咳剧。肾咳之状，咳则腰背相引而痛，甚则咳涎。五脏久咳乃移于六腑。脾咳不已则胃受之，胃咳之状，咳而呕，呕甚则长虫出。肝咳不已则胆受之，胆咳之状，咳呕胆汁。肺咳不已则大肠受之，大肠咳之状，咳而遗矢。心咳不已则小肠受之，小肠咳之状，咳而失气，气与咳俱失。肾咳不已则膀胱受之，膀胱咳之状，咳而遗尿（《素问》作溺）。久咳不已则三焦受之，三焦咳之状，咳而腹满不欲饮食。此皆聚于胃，关于肺，使人多涕唾而面浮肿，气逆。

治脏者治其俞，治腑者治其合，浮肿者，治其经。

秋伤于湿，冬生咳嗽。

（三）问曰：《九卷》言振埃，刺外经而去阳病，愿卒闻之。对曰：阳气大逆，上满于胸中，愤䐜肩息，大气逆上，喘喝坐伏，病咽噎不得息，取之天容。其咳上气，穷诎胸痛者，取之廉泉。取之天容者，深无一里（里字疑误），取廉泉者，血变乃止。

（四）咳逆上气，魄户及气舍主之。

咳逆上气，虚喘，噫嘻主之。

咳逆上气，咽喉鸣喝，喘息，扶突主之。

咳逆上气唾沫，天容及行间主之。

咳逆上气，咽喉痛肿，呼吸短气，喘息不通，水突主
之（一本作天突）。

咳逆上气，喘不能言，华盖主之。

咳逆上气，唾喘短气不得息，口不能言，亶中主之。

咳逆上气，喘不得息，呕吐胸满，不得饮食，俞府主
之。

咳逆上气，涎出多唾，呼吸喘悸，坐不得安，彧中主
之。

胸满咳逆，喘不得息，呕吐烦满，不得饮食，神藏主
之。

胸胁榰满，咳逆上气，呼吸多唾浊沫脓血，库房主之。

咳喘不得息，坐不得卧，呼吸气索咽不得，胸中热，
云门主之。

胸胁榰满，不得俯仰，咳唾陈脓秽浊，周荣主之。

胸中满痛，乳肿，溃痛，咳逆上气，咽喉喝有声，天
溪主之。

咳逆不止，三焦有水气，不能食，维道主之。

咳逆烦闷不得卧，胸中满，喘不得息，背痛，太渊主
之。

咳逆上气，舌干胁痛，心烦肩寒，少气不足以息，腹
胀喘，尺泽主之。

咳，干呕烦满，侠白主之。

咳上气，喘不得息，暴痹内逆，肝肺相薄，鼻口出血，

身胀逆息不得卧，天府主之。

　　凄凄寒，咳吐血，气惊，心痛，手少阴郄主之。

　　咳而胸满，前谷主之。咳，面赤热，支沟主之。

　　咳，喉中鸣，咳唾血，大钟主之。

【按语】

　　（一）见《灵枢·五邪》篇；（二）见《素问·咳论》篇，最末尾一句出自《素问·阴阳应象大论》篇；（三）见《灵枢·刺节真邪》篇；（四）为《明堂》佚文。

　　全篇专论咳嗽。指出咳虽出于肺，但五脏六腑皆令人咳，并分别说明五脏六腑之咳的病因病机、临床表现，提出治疗时"治脏者治其俞，治腑者治其合，浮肿者治其经"的治疗原则，并把五脏六腑之咳的不同症状，分别作了说明；详细论述了咳逆上气的不同临床证候的临床选穴；简单介绍了刺五节中振埃针法是刺肢体浅表经脉，治疗阳病的一种方法，并具体说明适应证、选穴、针刺深度及其疗效。

肝受病及卫气留积发胸胁满痛第四

【原文】

　　（一）邪在肝，则病两胁中痛，寒中，恶血在内，胻节时肿，善瘛，取行间以引胁下，补三里以温胃中，取血脉以散恶血，取耳间青脉以去其瘛。

　　（二）黄帝问曰：卫气留于脉（《太素》作腹）中，蓄积不行，菀蕴不得常所（《灵枢》下有使人二字），楮胁中满，喘呼逆息者，何以去之？伯高对曰：其气积于胸中者上取之，积于腹中者下取之，上下皆满者旁取之。积于上者泻人迎、天突、喉中，积于下者泻三里与气街，上下皆满者上下皆取之，与季胁之下深一寸，重者鸡足取之。诊视其脉，大而强急，及绝不至者，腹皮绞甚者，不可刺也。

气逆上，刺膺中陷者，与胁下动脉。

（三）胸满，呕无所出，口苦舌干，饮食不下，胆俞主之。

胸满，呼吸喘喝，穷诎窘不得息。刺人迎入四分，不幸杀人。

胸满痛，璇玑主之。

胸胁楮满，痛引胸中，华盖主之。

胸胁楮满，痹痛骨疼，饮食不下，呕（《千金》作咳）逆上气，烦心，紫宫主之。

胸中满不得息，胁痛骨疼，喘逆上气，呕吐烦心，玉堂主之。

胸胁楮满，膈塞饮食不下，呕吐，食复还出，中庭主之。

胸胁楮满，痛引膺不得息，闷乱烦满，不得饮食，灵墟主之。

胸胁楮满不得息，咳逆，乳痈，洒淅恶寒，神封主之。

胸胁楮满，鬲逆不通，呼吸少气，喘息，不得举臂，步廊主之。

胸胁楮满，喘逆上气，呼吸肩息，不知食味，气户主之。

喉痹，胸中暴逆，先取冲脉，后取三里、云门，皆泻之。

胸胁榰满，却引背痛，卧不得转侧，胸乡主之。

伤忧悁思气积，中脘主之。

胸满，马刀，臂不得举，渊腋主之。

大气不得息，息即胸胁中痛，实则其身尽寒，虚则百节尽纵，大包主之。胸中暴满不得卧（一云得不喘息），喘息，辄筋主之。

胸胁榰满，癥疝引脐腹痛，短气烦满，呕吐，巨阙主之。

腹中积气结痛，梁门主之。

伤食，胁下满，不能转展反侧，目青而呕，期门主之。

胸胁榰满，劳宫主之。

多卧善唾，胸满肠鸣，三间主之。

胸满不得息，颈颔肿，阳谷（《千金》作阳溪）主之。

胸肋胀，肠鸣切痛（一云胸胁支满，腹中切痛），太白主之。

暴胀，胸胁榰满，足寒，大便难，面唇白，时时呕血，太冲主之。

胸胁榰满，恶闻人声与木音，巨虚上廉主之。

胸胁榰满，寒如风吹状，侠溪主之。

胸胁痛，善太息，胸满膨膨然（《千金》作胸背急），丘墟主之。

胸胁榰满，头痛，项内寒热，外丘主之。

胁下榰满，呕吐逆，阳陵泉主之。

【按语】

（一）见《灵枢·五邪》篇；（二）见《灵枢·卫气失常》篇，其末句见《灵枢·杂病》篇；（三）为《明堂》佚文。

本篇专论邪伤于肝以及卫气运行失常，留滞于胸胁、腹中，郁结成病的临床证候：使人发生胸胁与胃部胀满，喘息气逆。并具体提出其针刺方法及选穴：气蓄积于胸中而发病，当取上部穴位人迎、天突、廉泉，用泻法；气蓄积在腹中，当取下部穴位足三里、气冲，用泻法；若胸腹部均胀满，当取上下部和附近经脉穴位及章门；病重者采用鸡足针法。明确提出脉大而弦急，或脉绝不至，以及腹皮严重绷急者，均禁针刺。详细列举胸胁满痛不同临床证候的针刺选穴。肝病胁痛中，肝热壅盛"胁满痛"，肝气郁滞"两胁下痛"，又指出肝血瘀阻"两胁中痛"，寒滞肝脉，"两胁与少腹，相引而痛"，燥邪犯肝，"两胁下少腹痛"。针灸治疗中，"察其所痛，以知其应，有余不足，当补则补，当泻则泻"，提出诊断思路和治疗原则，体现"察"、"辨"、"治"的临床思维。

邪在心胆及诸脏腑发悲恐太息口苦不乐及惊第五

【原文】

（一）黄帝问曰：有病口苦，取阳陵泉，口苦者，病名为何？何以得之？岐伯对曰：病名曰胆瘅。夫胆者，中精之腑，五脏（《素问》无此八字，但云肝者，中之将也）取决于胆，咽为之使。此人者，数谋虑不决，胆气上溢（《素问》下有虚字），而口为之苦，治之以胆募俞，在阴阳十二官相使中。

善怒而欲食，言益少，刺足太阴。怒而多言，刺足少阴（《太素》作少阳）。

（二）短气心痹，悲怒逆气，恐，狂易，鱼际主之。

心痛善悲，厥逆，悬心如饥之状，心澹澹而惊恐，大陵及间使主之。

心澹澹而善惊恐，心悲，内关主之（《千金》作曲泽）。

善惊悲不乐，厥，胫足下热，面尽热，嗌干渴，行间主之。

脾虚令人病寒不乐，好太息，商丘主之。

色苍苍然，太息，如将死状，振寒，溲白便难，中封主之。

心如悬，哀而乱，善怒，嗌内肿，心惕惕恐如人将捕之，多涎出，喘，少气吸吸不足以息，然谷主之。

惊，善悲不乐如堕坠，汗不出，面尘黑，病饥不欲食，照海主之。

胆眩，寒厥，手臂痛，善惊，妄言，面赤泣出，腋门主之。

大惊乳痛，梁丘主之。

（三）邪在心，则病心痛，善悲，时眩仆，视有余不足而调其俞。

胆病者，善太息，口苦，呕宿水（《灵枢》作宿汁），心下澹澹，善恐。如人将捕之，嗌中吩吩然，数咳唾，候在足少阳之本末，亦视其脉之陷下者灸之，其寒热者取阳陵泉。

邪在胆，逆在胃，胆液泄则口苦，胃气逆则呕苦汁，故曰呕胆，取三里以下胃逆，则刺足少阳血络以闭胆逆，调其虚实以去其邪。

【按语】

（一）见《素问·奇病论》篇，其末句见《灵枢·杂病》篇；（二）为《明堂》佚文；（三）见《灵枢·五邪》篇、《灵枢·邪气脏腑病形》篇、《灵枢·四时气》篇。

此节重点说明胆瘅的病因病机、症状、诊断、治法及预后。热郁于胆或"邪客少阳之络"均可为病，故而分证而论，对该疾病的兼证均作了详细论述，并指出了针刺选穴之主穴，重在辨证而治。

脾受病发四肢不用第六

【原文】

（一）黄帝问曰：脾病而四肢不用何也？岐伯对曰：四肢者，皆禀气于胃，而不得径至，必因脾乃得禀。今脾病不能为胃行其津液，四肢不得禀水谷气，气日以衰，脉道不通，筋骨肌肉皆无气以生，故不用焉。

问曰：脾不主时何也？对曰：脾者土也，土者中央，常以四时长四脏，各十八日寄治，不独主时。脾者上脏，常著胃土之精也，土者生万物而法天地，故上下至头足不得主时。

问曰：脾与胃以募相连耳，而能为之行津液何也？对曰：足太阴者，三阴也，其脉贯胃属脾络嗌，故太阴为之行气于三阴。阳明者表也，五脏六腑之海也，亦为之行气于三阳，脏腑各因其经而受气于阳明，故为胃行津液。四肢不得禀水谷气，气日以衰，阴道不利，筋骨肌肉皆无气以生，故不用焉。

（二）身重骨痿不相知，太白主之。

【按语】

（一）见《素问·太阴阳明论》篇；（二）为《明堂》佚文。

脾之受病，运化之司失权。人体消化吸收功能归之于脾胃，"饮入于胃，游溢精气，上输于脾"，脾胃之关系相互为用，脾主四肢肌肉，在脾之或虚或实，均可发病而致"肉痿"，足阳明胃为五脏六腑之海，为人之气血生化后天之源，有濡养宗筋的作用，而宗筋者束骨而利机关，"人身之筋，以宗筋为主，而能营养宗筋者，阳明也"，且阴经阳经总会与宗筋，合于阳明，此实则所遵"治痿独取阳明"之论也。"身重骨痿"者，从脾论治，所注为输，聚集经气，针之所宜。同时，从经络之气输注流行上，着重于人体的整体观，"阳病上行极而下，阴病下行极而上"。

脾胃大肠受病发腹胀满肠中鸣短气第七

【原文】

（一）邪在脾胃，则病肌肉痛。阳气有余，阴气不足，则热中善饥，阳气不足，阴气有余，则寒中肠鸣腹痛，阴阳俱有余，若俱不足，则有寒有热，皆调其三里。

（二）饮食不下，膈塞不通，邪在胃脘。在上脘则抑而下之，在下脘则散而去之。

胃病者，腹䐜胀。胃脘当心而痛，上榰两胁，膈咽不通，食饮不下，取三里。

腹中雷（一本作常）鸣，气常冲胸，喘，不能久立，邪在大肠也，刺肓之原、巨虚上廉、三里。腹中不便，取三里，盛则泻之，虚则补之。

大肠病者，肠中切痛而鸣濯濯，冬日重感于寒则泄，当脐而痛，不能久立，与胃同候，取巨虚上廉。

（三）腹满，大便不利，腹大，上走胸嗌（《灵枢》下有喘息二字），喝喝然，取足少阳。腹满，食不化向向然，不得大便，取足太阳。腹痛，刺脐左右动脉，已刺按之，立已；不已，刺气街。已刺按之，立已。

（四）腹暴痛满，按之不下。取太阳经络血者，则已，又刺少阴俞（一本作少阳俞）去脊椎三寸旁五，用员利针，刺已如食顷久，立已，必视其经之过于阳者数刺之。

（五）腹满不能食，刺脊中。腹中气胀引脊痛，饮食多，身羸瘦，名曰食晦，先取脾俞，后取季胁。

大肠转气，按之如覆杯，热引胃痛，脾气寒，四肢急烦，不嗜食，脾俞主之。

胃中寒胀，食多，身体羸瘦，腹中满而鸣，腹䐜，风厥，胸胁榰满，呕吐，脊急痛，筋挛，食不下，胃俞主之。

头痛，食不下，肠鸣胪胀欲呕，时泄注，三焦俞主之。

腹满胪胀，大便泄，意舍主之。

胪胀水肿，食饮不下，多寒（《千金》作恶寒），胃仓主之。

心腹胀满，噫，烦热，善呕，膈中不利，巨阙主之。

寒中伤饱，食饮不化，五脏䐜胀，心腹胸胁榰满，脉虚则生百病，上脘主之。

腹胀不通，寒中伤饱，食饮不化，中脘主之。

食饮不化，入腹还出，下脘主之。肠中常鸣，时上冲心，灸脐中。

心满气逆，阴都主之。

大肠寒中（《千金》作疝），大便干，腹中切痛，肓俞主之。

腹中尽痛，外陵主之。

肠鸣相逐，不可倾侧，承满主之。

腹胀善满，积气，关门主之。

食饮不下，腹中雷鸣，大便不节，小便赤黄，阳纲主之。

腹胀肠鸣，气上冲胸，不能久立，腹中痛濯濯，冬日重感于寒则泄，当脐而痛，肠胃间游气切痛，食不化，不嗜食，身肿（一本作重），夹脐急，天枢主之。

腹中有大热不安，腹有大气如相夹，暴腹胀满，癃，淫泺，气冲主之。

腹满痛不得息，正偃卧，屈一膝，伸一膝，并气冲，针上入三寸，气至泻之。

寒气腹满，癃，淫泺，身热，腹中积聚疼痛，冲门主之。

腹中肠鸣盈盈然，食不化，胁痛不得卧，烦热口干燥，不嗜食，胸胁榰满，喘息而冲鬲，呕，心痛及伤饱，身黄，酸痛羸瘦，章门主之。

肠鸣而痛，温留主之。

肠腹时寒，腰痛不得卧，三里主之。

腹中有寒气，隐白主之。

腹满向向然，不便，心下有寒痛，商丘主之。

腹中热若寒，肠善鸣，强欠，时内痛，心悲气逆，腹满，漏谷主之。已刺外踝上，气不止，腹胀而气快然引肘胁下，皆主之。

腹中气胀，嗑嗑不嗜食，胁下满，阴陵泉主之。

喘，少气不足以息，腹满，大便难，时上走胸中鸣，胀满，口舌干，口中吸吸，善惊，咽中痛，不可纳食，善怒，惊恐不乐，大钟主之。

嗌干，腹瘈痛，坐起目䀮䀮，善怒多言，复溜主之。

腹寒胀满，厉兑主之。

腹大不嗜食，冲阳主之。

厥气上榰，解溪主之。

大肠有热，肠鸣腹满，夹脐痛，食不化，喘，不能久立，巨虚上廉主之。肠中寒，胀满善噫，恶闻食臭，胃气不足，肠鸣腹痛，泄，食不化，心下胀，三里主之。

腹满，胃中有热，不嗜食，悬钟主之。

大肠实则腰背痛，寒痹转筋，头眩痛；虚则鼻衄，癫疾，腰痛溅溅然汗出，令人欲食，欲走，承筋主之，取脚下三折横，视盛者出血。

【按语】

（一）见《灵枢·五邪》篇；（二）见《灵枢·四时气》篇、《灵枢·邪气脏腑病形》篇；（三）见《灵枢·杂病》篇；（四）见《素问·通评虚实论》篇；（五）为《明堂》佚文。

脾胃者仓廪之官，五味出焉，大肠者，传道之官，变化出焉。脾胃大肠受病的机制重在邪伤脾胃，脾胃阴阳虚实，可取三里调治。腹部突然胀满，当系胃不和，以取手太阳经之募穴；由于肾为胃关，关门不利则胃不和，故而再取足少阴肾俞穴。中气者，在乎脾胃，"中气衰则升降窒，肾水下寒而精病……四维之病，悉因于中气。中气者，和济水火之机，升降金木之轴"。具体治疗以腹满、转气、寒胀等37个证候为主，分经选取主穴辨证施针。

肾小肠受病发腹胀腰痛引背少腹控睾第八

【原文】

（一）邪在肾，则病骨痛阴痹。阴痹者，按之而不得，腹胀腰痛，大便难，肩背颈项强痛，时眩，取之涌泉、昆仑，视有血者，尽取之。

（二）少腹控睾引腰脊，上冲心肺，邪在小肠也。小肠者，连睾系，属于脊，贯肝肺，络心系。气盛则厥逆，上冲肠胃，熏肝肺，散于胸，结于脐，故取肓原以散之，刺太阴以予之，取厥阴以下之，取巨虚下廉以去之，按其所过之经以调之。

（三）小肠病者，少腹痛，腰脊控睾而痛，时窘之后，耳前热，若寒甚，若独肩上热甚，及手小指次指间热，若脉陷者，此其候也。

（四）黄帝问曰：有病厥者，诊右脉沉坚，左手浮迟，不知病生安在？岐伯对曰：冬诊之，右脉固当沉坚，此应四时，左脉浮迟，此逆四时。左当主病，诊左在肾，颇在肺，当腰痛。问曰：何以言之？对曰：少阴脉贯肾络肺，今得肺脉，肾为之病，故为腰痛。

（五）足太阳脉令人腰痛，引项脊尻背如肿状，刺其郄中太阳正经去血，春无见血。

少阳令人腰痛，如以针刺其皮中，循循然不可俯仰，不可以左右顾，刺少阳盛骨之端出血。盛骨在膝外廉之骨独起者，夏无见血。

阳明令人腰痛，不可以顾，顾如有见者，善悲，刺阳明于胻前三痏，上下和之出血，秋无见血。

足少阴令人腰痛，痛引脊内廉，刺足少阴于内踝上二痏，春无见血，若出血太多，虚不可复。

厥阴之脉令人腰痛，腰中如张弓弩弦，刺厥阴之脉，在腨踵鱼腹之外，循之累累然乃刺之。其病令人善言，默默然不慧，刺之三痏。

解脉令人腰痛，痛引肩，目䀮䀮然，时遗溲，刺解脉在膝筋分肉间，在郄外廉之横脉出血，血变而止。

同阴之脉令人腰痛，腰如小锤居其中，怫然肿，刺同阴之脉，在外踝上绝骨之端，为三痏。

解脉令人腰痛如裂（《素问》作引带），常如折腰之状，善怒，刺解脉，在郄中结络如黍米，刺之血射以黑，见赤血已（全元起云：有两解脉，病原各异，疑误未详）。

阳维之脉令人腰痛，痛上怫然肿，刺阳维之脉，脉与太阳合腨下间，去地一尺所。

衡络之脉令人腰痛，得俯不得仰，仰则恐仆，得之举重伤腰，衡络绝伤，恶血归之，刺之在郄阳之筋间，上郄数寸衡居，为二痏出血。

会阴之脉令人腰痛，痛上漉漉然汗出，汗干令人欲饮，饮已欲走，刺直阳之脉上三痏，在跷上郄下三寸所横居，视其盛者出血。（《素问》漉漉然作漯漯然，三所作五寸。）

飞阳之脉令人腰痛，痛上怫然，甚则悲以恐，刺飞扬之脉，在内踝上二寸（《素问》作五寸），少阴之前与阴维之会。

昌阳之脉令人腰痛，痛引膺，目䀮䀮然，甚则反折，舌卷不能言，刺内筋为二痏，在内踝上大筋后，上踝一寸所。（《素问》大筋作太阴。）

散脉令人腰痛而热，热甚而烦，腰下如有横木居其中，甚则遗溲，刺散脉在膝前骨肉分间，络外廉束脉为三痏。

肉里之脉令人腰痛，不可以咳，咳则筋挛急，刺肉里之脉为二痏，在太阳之外，少阳绝骨之端。

腰痛夹脊而痛，至头几几然，目䀮䀮欲僵仆，刺足太阳郄中出血。

腰痛引少腹控䏚，不可以俯仰，刺腰尻交者两踝肿上，以月死生为痏数，发针立已。（《素问》云：左取右，右取左。）

腰痛上寒，取足太阳、阳明；痛上热，取足厥阴；不可以俯仰，取足少阳；中热而喘，取足少阴，郄中血络。

（六）腰痛上寒，实则脊急强，长强主之。

少腹痛控睾引腰脊，疝痛，上冲心，腰脊强，溺难黄赤，口干，小肠俞主之。

腰脊痛强引背少腹，俯仰难，不得仰息，脚痿重，尻不举，溺赤，腰以下至足清不仁，不可以坐起，膀胱俞主之。腰痛不可以俯仰，中膂俞主之。

腰足痛而清，善偃，睾跳骞，上髎主之。

腰痛怏怏不可以俯仰，腰以下至足不仁，入脊腰背寒，次髎主之，先取缺盆，后取尾骶与八髎。

腰痛，大便难，飧泄，腰尻中寒，中髎主之。

腰痛脊急，胁下满，小腹坚急，志室主之。

腰脊痛，恶寒，少腹满坚，癃闭下重，不得小便，胞肓主之。

腰痛骶寒，俯仰急难，阴痛下重，不得小便，秩边主之。

腰痛控睾小腹及股，卒俯不得仰，刺气冲。

腰痛不得转侧，章门主之。

腰痛不可以久立俯仰，京门及行间主之。

腰痛引少腹，居髎主之。

肾腰痛不可俯仰，阴陵泉主之。

腰痛少腹满，小便不利如癃状，羸瘦，意恐惧，气不足，腹中悒悒，太冲主之。

腰痛，少腹痛，阴包主之。

腰痛大便难，涌泉主之。（《千金》云腰脊相引如解。）

实则闭癃，凄凄腰脊痛，宛转，目循循然，嗜卧，口中热，虚则腰痛，寒厥，烦心闷，大钟主之。

腰痛引脊内廉，复溜主之，春无见血，若太多，虚不可复。（是前足少阴痛也。）

腰痛不能举足，少坐若下车踬地，胫中然，申脉主之。

腰痛如小锤居其中，怫然肿痛，不可以咳，咳则筋缩急，诸节痛，上下无常，寒热，阳辅主之。

腰痛不可举足，跟中踝后痛，脚痿，仆参主之。

腰痛夹脊至头几几然，目晾晾，委中主之。（是前刺足太阳郄中出血者。）

腰痛得俯不得仰，仰则恐仆，得之举重，恶血归之，殷门主之。（是前衡络之脉腰痛者。）

腰脊痛尻脊股臀阴寒大痛，虚则血动，实则并热痛，痔痛，尻臑中肿，大便直出，承扶主之。

【按语】

（一）见《灵枢·五邪》篇；（二）见《灵枢·四时气》；（三）见《灵枢·邪气脏腑病形》篇；（四）见《素问·病能论》篇；（五）见《素问·刺腰痛论》篇；（六）为《明堂》佚文。

腰者，人体负重部位，亦为诸多经脉所过之处，腰痛包括腰背痛、腰椎痛、腰腹痛、腰尻痛、腰股痛、腰胁痛等，引起腰痛的原因虽然有风、有湿、有寒、有热、有闪挫、有瘀血、有气滞、有痰积等，然肾虚为根本。此篇所述，肾病腰痛、寒湿腰痛、瘀血腰痛等 3 种病机分类腰痛，亦有太阳脉腰痛、少阳脉腰痛等14种经脉所伤而为腰痛，亦提出腰痛夹脊而痛、腰痛引少腹控䏚、腰痛上寒等28种腰痛症状。腰痛一病，证之繁多，治则审证求因，寒热虚实，辨证施针，故针对腰痛的不同特征及其寒热虚实机理，辨证选穴，治病必求于本。这在现代治疗腰痛临床实践中应更进一步实践、总结与研究。

三焦膀胱受病发少腹肿不得小便第九

【原文】

（一）少腹肿痛，不得小便，邪在三焦约，取之足太阳大络，视其结络脉与厥阴络小结而血者，肿上及胃脘，取三里。

（二）三焦病者，腹胀气满，少腹尤坚，不得小便，窘急，溢则为水，留则为胀，候在足太阳之外大络，络在太阳、少阳之间，亦见于脉，取委阳。

膀胱病者，少腹偏肿而痛，以手按之则欲小便而不得，眉（一本作肩）上热，若脉陷，及足小指外侧及胫踝后皆热者，取委中。

（三）病在少腹痛，不得大小便，病名曰疝，得寒则少腹胀，两股间冷，刺腰髁间，刺而多之，尽炅病已。

少腹满大，上走胃至心，索索然身时寒热，小便不利，取足厥阴。

（四）胞转不得溺，少腹满，关元主之。

小便难，水胀满，溺出少，胞转不得溺，曲骨主之。

少腹胀急，小便不利，厥气上头巅，漏谷主之。

溺难痛，白浊，卒疝，少腹肿，咳逆呕吐，卒阴跳，腰痛不可以俯仰，面仓黑，热，腹中膜满，身热厥痛，行间主之。

少腹中满，热闭不得溺，五里主之。少腹中满（一本作痛），小便不利，涌泉主之。

筋急，身热，少腹坚肿时满，小便难，尻股寒，髀枢痛，外引季胁，内控八髎，委中主之。

阴胞有寒，小便不利，承扶主之。

【按语】

（一）见《灵枢·四时气》篇；（二）见《灵枢·邪气脏腑病形》篇；（三）见《素问·长刺节论》篇、《灵枢·杂病》篇；（四）为《明堂》佚文。

六腑者"天气之所生也，其气象天，故泻而不藏也"，"传化物而不藏，故实而不能满也"。三焦者，决渎之官，水道出焉。膀胱者，州都之官，津液藏焉，气化则能出矣。"胞，膀胱之脬也……膀胱气闭，故按之则内痛，水闭不行"。治则以通为用，针刺之要，调气为先，气机利，肿胀得消，小便通畅。

三焦约内闭发不得大小便第十

【原文】

（一）内闭不得溲，刺足少阴、太阳与骶上以长针。气逆取其太阴、阳明。厥甚，取太阴、阳明动者之经。

（二）三焦约，大小便不通，水道主之。

大便难，中渚及太白主之。

大便难，大钟主之。

【按语】

（一）见《灵枢·癫狂》篇；（二）为《明堂》佚文。

此篇专论下焦肾与膀胱气化不利而致小便不通，治疗取本经及腰骶部腧穴，并用长针刺之。气机上逆，内闭不通，水道瘀闭，无以推动，为针之时当以调畅气机、通调水道，选穴近治与远治相合，阴经阳经并治。

足厥阴脉动喜怒不时发㿗疝遗溺癃第十一

【原文】

（一）黄帝问曰：刺节言去衣者，刺关节之支络者，愿闻其详。岐伯对曰：腰脊者，人之关节，股胻者，人之趋翔，茎垂者，身中之机，阴精之候，津液之道路也。故饮食不节，喜怒不时，津液内流，而下溢于睾，水道不通，日不休息，俯仰不便，趋翔不能，荥然有水，不上不下，铍石所取，形不可匿，裳不可蔽，名曰去衣。

（二）问曰：有癃者，一日数十溲，此不足也。身热如炭，颈膺如格，人迎躁盛，喘息气逆，此有余也（《素问》下有阳气大盛于外，阴气不足一句）。太阴脉细如发者，此不足者也。其病安在？对曰：病在太阴，其盛在胃，颇在肺，病名曰厥，死不治，此得五有余、二不足。问曰：何谓五有余、二不足？对曰：所谓五有余者，病之气有余也，二不足者，亦病气之不足也。今外得五有余，内得二不足，此其不表不里，亦死证明矣。

（三）狐疝，惊悸少气，巨阙主之。

阴疝引睾，阴交主之。

少腹满，溺难，阴下纵，横骨主之。

少腹疝，卧善惊，气海主之。

暴疝痛，少腹大热，关元主之。

阴疝，气疝，天枢主之。

癫疝，大巨及地机、中郄主之。

阴疝，痿，茎中痛，两丸蹇痛，不可仰卧，刺气冲。

阴疝，冲门主之。

男子阴疝，两丸上下，小腹痛，五枢主之。

阴股内痛，气痛，狐疝走上下，引少腹痛，不可俯仰，商丘主之。

狐疝，太冲主之。

阴跳遗溺，小便难而痛，阴上入腹中，寒疝阴挺出，偏大肿，腹脐痛，腹中悒悒不乐，大敦主之。

腹痛上抢心，心下满，癃，茎中痛，怒瞋不欲视，泣出，长太息，行间主之。

癀疝，阴暴痛，中封主之。（《千金》云：癀疝，阴暴痛，痿厥身体不仁。）

疝，癃，脐少腹引痛腰中痛，中封主之。

气癃，小便黄，气满塞，虚则遗溺，身时寒热，吐逆，溺难腹满，石门主之。

气癃瘄疝，阴急，股枢腨内廉痛，交信主之。

阴跳腰痛，实则挺长，寒热，挛，阴暴痛，遗溺偏大；虚则暴痒，气逆肿睾，卒疝，小便不利如癃状，数噫恐悸，气不足，腹中悒悒，少腹痛，嗌中有热如有息肉状，如著欲出，背挛不可俯仰，蠡沟主之。

丈夫瘄疝，阴跳痛引纂中不得溺，腹中支，胁下榰满，闭癃阴痿，后时泄，四肢不收，实则身热头痛汗不出，目肮肮然无所见，怒欲杀人，暴痛引髌下节，时有热气，筋挛膝痛不可屈伸，狂如新发，衄，不食，喘呼，少腹痛引嗌，足厥痛，曲泉主之。

瘄疝，然谷主之。

卒疝少腹痛，照海主之，病在左取右，右取左，立已。

阴暴起，疝，照海主之。（《千金》云：四肢淫泺身闷。）疝，至阴主之。

遗溺，关门及神门、委中主之。

胸满膨膨然，实则癃闭，腋下肿；虚则遗溺，脚急兢兢然，筋急痛，不得大小便，腰痛引腹不得俯仰，委阳主之。

癃，中髎主之。

气癃溺黄，关元及阴陵泉主之。（《千金》云：寒热不节，肾病不可以俯仰）。气癃，小便黄，气满，虚则遗溺，石门主之。

癃，遗溺，鼠蹊痛，小便难而白，箕门主之。小便难，窍中热，实则腹皮痛，虚则痒瘙，会阴主之。

小肠有热，溺赤黄，中脘主之。

溺黄，下廉主之。小便黄赤，完骨主之。

小便黄，肠鸣相追逐，上廉主之。劳瘅，小便赤难，前谷主之。

【按语】

（一）见《灵枢·刺节真邪》篇；（二）见《素问·奇病论》篇；（三）为《明堂》佚文。

厥证的主要病机为气逆，气逆于上，上实下虚，故既有"一日数十溲"的不足之证，又有"身热如炭，颈膺如格，人迎躁盛，喘息气逆"等有余之证，故为厥证。不治之因在于表里彼此抵触。从而引出"五有余、二不足"，实则说明"疝遗溺癃"的主要病机主要体现在胃经之实和脾经之虚两个方面，实则脏腑气血无以贯通，虚则失于统摄，固摄无权。"喜怒不时"易引气机逆乱，为针之要，从脾胃之经为主辨证论治，要辨虚实，虚者补之，实者泻之。

足太阳脉动发下部痔脱肛第十二

【原文】

痔痛，攒竹主之。痔，会阴主之。凡痔与阴相通者死，阴中诸病，前后相引痛，不得大小便，皆主之。痔，骨蚀，商丘主之。痔，篡痛，飞扬、委中及承扶主之。痔，篡痛，承筋主之。脱肛下，刺气冲主之。

【按语】

本篇为《明堂》佚文。

痔者，所有肛肠疾病的总称，如《说文解字》有："痔，后病也。"后病即下部疾病，古义后与下通，如唐《外台秘要》等称便血为下血及后血。在明代，薛己《薛氏医案》提到肛肠病与局部气血运行不足有关，"臀，膀胱经部分也，居小腹之后，此阴中之阴。其道远，其位僻，虽太阳多血，气运难及，血亦罕到，中年后尤虑此患"。肾在窍为耳及二阴，当邪犯官窍或五脏有病时，皆可出现官窍疼痛之证。飞扬为膀胱经之络穴，经气经此扩散至与膀胱经相表里的少阴肾经。委中穴可疏通太阳经气，泄脏腑之里热，且配以攒竹、商丘、承扶、承筋等膀胱经穴为主，体现"经脉所过，主治所及"。气冲为足阳明胃经穴位，《素问·痿论》篇曰："冲脉者，经脉之海也，主渗灌溪谷，与阳明合于宗筋，阴阳揔宗筋之会，会于气街，而阳明为之长，皆属于带脉，而络于督脉……"冲脉为诸经脉之源，且会于足阳明气街（气冲）穴，足阳明受其气血而为之长，且络于督脉，受后天之气以解气虚下陷之疾。以此对痔出血、脱出、肿痛、肛门下坠等施针辨证而治。

针灸甲乙经卷之十

阴受病发痹第一（上）

【原文】

（一）黄帝问曰：周痹之在身也，上下移徙，随其脉上下，左右相应，间不容空，愿闻此痛在血脉之中耶？将在分肉之间乎？何以致是？其痛之移也，间不及下针，其蓄痛之时，不及定治而痛已止矣，何道使然？岐伯对曰：此众痹也，非周痹也。此各在其处，更发更止，更居更起，以左应右，以右应左，非能周也，更发更休。刺此者，痛虽已止，必刺其处，勿令复起。

问曰：周痹何如？对曰：周痹在于血脉之中，随脉以上，循脉以下，不能左右，各当其所。其痛从上下者，先刺其下以通之（通一作遏），后刺其上以脱之；其痛从下上者，先刺其上以通之，后刺其下以脱之。

问曰：此病安生？因何有名？对曰：风寒湿气客于分肉之间，迫切而为沫，沫得寒则聚，聚则排分肉而分裂，分裂则痛，痛则神归之，神归之则热，热则痛解，痛解则厥，厥则他痹发，发则如是。此内不在脏，而外未发于皮，独居分肉之间，真气不能周，故名曰周痹。故刺痹者，必先循切其上下之大经，视其虚实，及大络之血结而不通者，及虚而脉陷空者而调之，熨而通之，其瘛紧者，转引而行之。

（二）黄帝问曰：何以候人之善病痹者？少俞对曰：粗理而肉不坚者善病痹，欲知其高下，各视其部。

（三）黄帝问曰：刺有三变，何也？伯高对曰：有刺荣者，有刺卫者，有刺寒痹之留经者。刺营者出血，刺卫者出气，刺寒痹者内热。

问曰：营卫寒痹之为病奈何？对曰：营之生病也，寒热少气，血上下行。卫之生病也，气痛时来去，怫忾贲向，风寒客于肠胃之中。寒痹之为病也，留而不去，时痛而皮不仁。

问曰：刺寒痹内热奈何？对曰：刺布衣者，用火焠之。刺大人者，药熨之，方用醇酒二十升、蜀椒一升、干姜一升、桂一升，凡四物，各细咬咀，著清酒中。绵絮一斤、细白布四丈二尺，并内酒中，置酒马矢煴中，善封涂，勿使气泄，五日五夜，出布絮暴干，复渍之，以尽其汁，每渍必晬其日乃出布絮干之，并用滓与絮布长六七尺为六巾，即用之生桑炭炙巾，以熨寒痹所刺之处，令热入至于病所。寒，复炙巾以熨之，三十遍而止。即汗出，炙巾以拭身，以三十遍而止。起步内中，无见风，每刺必熨，如此病已矣，此所谓内热。

（四）问曰：痹将安生？岐伯对曰：风寒湿三气合至杂而为痹。其风气胜者为行痹，寒气胜者为痛痹，湿气胜者为著痹。问曰：其有五者何也？对曰：以冬遇此者为骨痹，以春遇此者为筋痹，以夏遇此者为脉痹，以至阴遇此者为肌痹，以秋遇此者为皮痹。问曰：内舍五脏六腑，何气使然？对曰：五脏皆有合，病久而不去者，内舍于合，故骨痹不已，复感于邪，内舍于肾；筋痹不已，复感于邪，内舍于肝；脉痹不已，复感于邪，内舍于心；肌痹不已，复感于邪，内舍于脾；皮痹不已，复感于邪，内舍于肺。所谓痹者，各以其时感于风寒湿之气也。

诸痹不已，亦益内也。其风气胜者，其人易已。

问曰：其时有死者，或疼久者，或易已者，何也？对曰：其入脏者死，其留连筋骨间者疼久，其留连皮肤间者易已。

问曰：其客六腑者何如？对曰：此亦其饮食居处为其病本也。六腑各有俞，风寒湿气中其俞，而食饮应之，循俞而入，各舍其腑也。

问曰：以针治之奈何？对曰：五脏有俞，六腑有合，循脉之分，各有所发。各治其过，则病瘳矣。

问曰：营卫之气亦令人痹乎？对曰：营者，水谷之精气也，和调五脏，洒陈六腑，乃能入于脉，故循脉上下，贯五脏，络六腑。卫者，水谷之悍气也，其气剽疾滑利，不能入于脉也，故循皮肤之中，分肉之间，熏于肓膜，聚（《素问》作散）于胸腹。逆其气则病，顺其气则愈，不与风寒湿气合，故不为痹也。

【按语】

（一）见《灵枢·周痹》篇；（二）见《灵枢·五变》

篇;（三）见《灵枢·寿夭刚柔》篇;（四）见《素问·痹论篇》篇。

本篇主要讲述痹证的基本概念、基本病种及基本特征,分析善病痹证患者的体质特征,指出用温通法治疗痹证的两个特色技术手段——火针和药熨法及其不同的适宜人群。

阴受病发痹第一（下）

【原文】

（一）黄帝问曰：痹或痛,或不痛,或不仁,或寒,或热,或燥,或湿者,其故何也? 岐伯对曰：痛者,其寒气多,有寒故痛。其不痛不仁者,病久入深,营卫之行涩,经络时疏,故不痛,皮肤不营,故不仁。其寒者,阳气少,阴气多,与病相益,故为寒。其热者,阳气多,阴气少,病气胜,阳乘阴,故为热。其多寒汗出而濡者,此其逢湿胜也,其阳气少,阴气盛,两气相感,故寒汗出而濡也。

夫痹在骨则重,在脉则血凝而不流,在筋则屈而不伸,在肉则不仁,在皮则寒,故具此五者则不痛。凡痹之类,逢寒则急,逢热则纵。

（二）问曰：或有一脉生数十病者,或痛,或痈,或热,或痒,或痹,或不仁,变化无有穷时,其故何也? 对曰：此皆邪气之所生也。

问曰：人有真气,有正气,有邪气,何谓也? 对曰：真气者,所受于天,与水谷气并而充身者也。正气者,正风,从一方来,非虚风也（《太素》云非灾风也）。邪气者,虚风也。虚风之贼伤人也，其中人也深，不得自去；正风之中人也浅而自去，其气柔弱，不能伤真气，故自去。

虚邪之中人也，凄索动形，起毫毛而发腠理，其入深，内薄于骨则为骨痹；薄于筋则为筋挛；薄于脉中则为血闭而不通，则为痛；薄于肉中，与卫气相薄，阳胜则为热，阴胜则为寒，寒则真气去，去则虚，虚则寒；薄于皮肤，其气外发，腠理开，毫毛摇，气（一本作淫气）往来微行则为痒；气留而不去，故为痹；卫气不行，则为不仁。

（三）病在骨，骨重不可举，骨髓酸痛，寒气至，名曰骨痹，深者，刺无伤脉肉为故。其道大小分，骨热病已止。病在筋，筋挛节痛，不可以行，名曰筋痹，刺筋上为故。刺分肉间，不可中骨，病起筋热，病已止。病在肌肤，肌肤尽痛，名曰肌痹，伤于寒湿，刺大分小分，多发针而深之，以热为故。无伤筋骨，筋骨伤，痈发若变。诸分尽热，病已止。

（四）问曰：人身非衣寒也，中非有寒气也，寒从中生者何？对曰：是人多痹，阳气少而阴气多，故身寒如从水中出。问曰：人有身寒，汤火不能热也，厚衣不能温也，然不为冻栗，是为何病？对曰：是人者，素肾气胜，以水为事，太阳气衰，肾脂枯不长，一水不能胜两火。肾者，水也，而主骨，肾不生则髓不能满，故寒甚至骨。所以不能冻栗者，肝，一阳也；心，二阳也；肾，孤脏也。一水不能胜上二火，故不能冻栗，病名曰骨痹，是人当挛节。

着痹不去，久寒不已，为肝痹（一作骭痹）。

（五）骨痹举节不用而痛，汗注烦心，取三阴之经补之。厥痹者，厥气上及腹，取阴阳之络，视主病者，泻阳补阴经也。

风痹注病（《灵枢》作淫泺）不可已者，足如履冰，时如入汤中，肢胫淫泺，烦心头痛，时呕时闷，眩已汗出，久则目眩，悲以喜怒，短气不乐，不出三年死。足髀不可举，侧而取之，在枢阖中，以员利针，大针不可。

膝中痛，取犊鼻，以员利针，针发而间之。针大如氂，刺膝无疑。

（六）足不仁，刺风府。

腰以下至足清不仁，不可以坐起，尻不举，腰俞主之。

痹，会阴及太渊、消泺、照海主之。

嗜卧，身体不能动摇，大温（一本作湿），三阳络主之。

骨痹烦满，商丘主之。

足下热，胫痛不能久立，湿痹不能行，三阴交主之。

膝内廉痛引髌，不可屈伸，连腹引咽喉痛，膝关主之。

足大指搏伤，下车挃地，适臂指端伤，为筋痹，解溪主之。

痹，胫重，足跗不收，跟痛，巨虚下廉主之。

胫痛，足缓失履，湿痹，足下热，不能久立，条口主之。

胫苕苕（一本作苦）痹，膝不能屈伸，不可以行，梁丘主之。

膝寒痹不仁，痿不可屈伸，髀关主之。

肤痛痿痹，外丘主之。

膝外廉痛，不可屈伸，胫痹不仁，阳关主之。

髀痹引膝股外廉痛，不仁，筋急，阳陵泉主之。

寒气在分肉间，痛上下，痹不仁，中渎主之。

髀枢中痛，不可举，以毫针寒留之，以月生死为痏数，立已，长针亦可。腰胁相引急痛，髀筋瘈，胫痛不可屈伸，痹不仁，环跳主之。

风寒从足小指起，脉痹上下带胸胁，痛无常处，至阴主之。

【按语】

（一）见《素问·痹论》篇；（二）见《灵枢·刺节真邪》篇；（三）见《素问·长刺节论》篇；（四）见《素问·逆调论》篇；（五）三条文字分别见《灵枢·寒热病》篇、《灵枢·厥病》篇、《灵枢·杂病》篇；（六）为《明堂》佚文。

本篇在上篇的基础上进一步讨论痹证的具体临床表现及针刺治疗方法。

纵观上下两篇，上篇主要从总体上讨论痹证的概念、特征及治疗大法（温通法）；下篇具体论述病症的临床表现和针刺选穴。作者在处理原材料时将《素问·痹论》拆解为上下两部分，分别归属于上下两篇，反映了他对痹证总体素材的把握思路。

阳受病发风第二（上）

【原文】

（一）黄帝问曰：风之伤人也，或为寒热，或为热中，或为寒中，或为厉风，或为偏枯。其为风也，其病各异，其名不同，或内至五脏六腑，不知其解，愿闻其说。岐伯对曰：风气藏于皮肤之间，内不得通，外不得泄。风气者，善行而数变，腠理开则凄（《素问》作洒）然寒，闭则热而闷，其寒也则衰食饮，其热也则消肌肉，使人解㑊（《素问》作怢栗），闷而不能食，名曰寒热。

风气与阳明入胃，循脉而上至目内眦。其人肥则风气不得外泄，则为热中而目黄；人瘦则外泄而寒，则为寒中而泣出。

风气与太阳俱入，行诸脉俞，散分肉间，卫气悍，邪时与卫气相干（《素问》无卫气悍邪时五字），其道不利，故使肌肉膹胀而有疡，卫气凝而有所不行，故其肉有不仁。厉者，有荣气热浮，其气不清，故使鼻柱坏而色败，皮肤疡以溃，风寒客于脉而不去，名曰厉风，或曰寒热。

以春甲乙伤于风者为肝风，以夏丙丁伤于风者为心风，以季夏戊己伤于风者为脾风，以秋庚辛伤于风者为肺风，以冬壬癸伤于风者为肾风。

风气中五脏六腑之俞，亦为脏腑之风，各入其门户，风之所中则为偏风。风气循风府而上则为脑风，入系头则为目风眼寒，饮酒中风则为漏风，入房汗出中风则为内风，新沐中风则为首风，久风入中则为肠风飧泄，而外在腠理则为泄风。故风者，百病之长也，至其变化，乃为他病，无常方，然故攻有风气也。

肺风之状，多汗恶风，色骿（音平）然白，时咳短气，昼日则差，暮则甚。诊在眉上，其色白。

心风之状，多汗恶风，焦绝善怒，色赤，病甚则言不则快。诊在口，其色赤。

肝风之状，多汗恶风，善悲，色微苍，嗌干，善怒，时憎女子。诊在目下，其色青。

脾风之状，多汗恶风，身体怠惰，四肢不欲动，色薄微黄，不嗜食。诊在鼻上，其色黄。

肾风之状，多汗恶风，面疭然浮肿，腰脊痛不能正立，色炲，隐曲不利。诊在肌上，其色黑。

胃风之状，颈多汗恶风，食饮不下，膈塞不通，腹善满，失衣则䐜胀，食寒则泄。诊形瘦而腹大。

首风之状，头痛面多汗恶风，先当风，一日则病甚，头痛不可以出内，至其风日则病少愈。

漏风之状，或多汗，常不可单衣，食则汗出，甚则身汗，喘息，恶风，衣常濡，口干善渴，不能劳事。　泄风之状，多汗，汗出泄衣上，咽（《素问》作口中）干，上渍其风，不能劳事，身体尽痛则寒。

（二）问曰：邪之在经也，其病人何如？取之奈何？对曰：天有宿度，地有经水，人有经脉，天地温和则经水安静；天寒地冻则经水凝泣；天暑地热则经水沸溢；风暴起则经水波举（《素问》作涌）而陇起。夫邪之入于脉也，寒则血凝泣，暑则气淖泽，虚邪因而入客也，亦如经水之得风也，经之动脉，其至也亦时陇起于脉中循循然，其至寸口中手也，时大时小，大则邪至，小则平，其行无常处，在阴与阳，不可为度，循而察之，三部九候，卒然逢之，早遏其路。吸则内针，无令气忤，静以久留，无令邪布。

吸则转针，以得气为故，候呼引针，呼尽乃去，大气皆出，故名曰泻。

问曰：不足者补之奈何？对曰：必先扪而循之，切而散之，推而按之，弹而怒之，抓而下之，通面取之，外引其门，以闭其神。呼尽内针，静以久留，以气至为故，如待所贵，不知日暮，其气已至，适以自护。候吸引针，气不得出，各在其处，推阖其门，令真气（《素问》作神气）存，大气留止，故名曰补。

问曰：候气奈何？对曰：夫邪去络入于经，舍于血脉之中，其寒温未相得，如涌波之起也，时来时去，故不常在，故曰方其来也，必按而止之，止而取之，无迎（《素问》作逢）其冲而泻之。真气者，经气也，经气太虚，故曰其气（《素问》作其来）不可逢，此之谓也。故曰候邪不审，大气已过，泻之则真气脱，脱则不复，邪气复至而病益畜，故曰其往不可追，此之谓也。不可挂以发者，待邪之至时，而发针泻焉，若先若后者，血气已尽，其病不下。故曰知其可取如发机，不知其取如叩椎。故曰知机道者，不可挂以发，不知机者，叩之不发，此之谓也。

问曰：真邪以合，波陇不起，候之奈何？对曰：审扪循三部九候之盛虚而调之。不知三部者，阴阳不别，天地不分，地以候地，天以候天，人以候人，调之中府，以定三部，故曰刺不知三部九候病脉之处，虽有太过且至，工不得（《素问》作能）禁也。诛罚无过，命曰大惑，反乱大经，真不可复。用实为虚，以邪为正（《素问》作真），用针无义，反为气贼，夺人正气；以顺为逆，营卫散乱，真气已失，邪独内著，绝人长命，予人夭殃。不知三部九候，故不能久长。固（《素问》作因）不知合之四时五行，因加相胜，释邪攻正，绝人长命。邪之新客来也，未有定处，推之则前，引之则止，逢而泻之，其病立已。

（三）问曰：人之善病风，洒洒汗出者，何以候之？对曰：肉不坚，腠理疏者，善病风。问曰：何以候肉之不坚也？对曰：䐃肉不坚而无分理者，肉不坚；肤粗而皮不致者，腠理疏也。

【按语】

（一）见《素问·风论》篇；（二）见《素问·离合真邪论》篇；（三）见《灵枢·五变》篇。

本篇讨论风邪的致病特点，多种风病的病因、症状、诊断要点以及不同体质和发病的关系。

阳受病发风第二（下）

【原文】

（一）黄帝问曰：刺节言解惑者，尽知调诸阴阳，补泻有余不足相倾移也，何以解之？岐伯对曰：大风在身，血脉偏虚，虚者不足，实者有余，轻重不得，倾侧宛状，不知东西南北，乍上乍下，反覆颠倒无常，甚于迷惑。补其不足，泻其有余，阴阳平复，用针如此，疾于解惑。

淫邪偏客于半身，其入深，内居营卫，营卫稍衰，则真气去，邪气独留，发为偏枯。其邪气浅者，脉偏痛。

（二）风逆，暴四肢肿，身漯漯，晞然时寒，饥则烦，饱则善变，取手太阴表里，足少阴、阳明之经。肉反清取荥；骨清取井、经也。

（三）偏枯，身偏不用而痛，言不变，智不乱，病在分腠之间，巨针取之，益其不足，损其有余，乃可复也。

痱之为病也，身无痛者，四肢不收，智乱不甚，其言微知，可治；甚则不能言，不可治也。

病先起于阳，后入于阴者，先取其阳，后取其阴，必审其气之浮沉而取之。

（四）病大风骨节重，须眉坠，名曰大风，刺肌肉为故，汗出百日；刺骨髓汗出百日，凡二百日，须眉生而止针。

（五）问曰：有病身热懈堕，汗出如浴，恶风少气，此为何病？对曰：名酒风，治之以泽泻、术各十分，麋衔五分，合以三指撮，为后饭。

（六）身有所伤，出血多，及中风寒，若有所坠堕，四肢解㑊不收，名曰体解，取其少腹脐下三结交。三结交者，阳明、太阴（一本作阳）、脐下三寸关元也。

（七）风眩，善呕，烦满，神庭主之。

如颜青者，上星主之。取上星者，先取譩譆，后取天牖、风池；如头痛颜青者，囟会主之。

风眩引颔痛，上星主之，先取譩譆，后取天牖、风池。

风眩目瞑，恶风寒，面赤肿，前顶主之。

顶上痛，风头重，目如脱，不可左右顾，百会主之。

风眩目眩，颅上痛，后顶主之。

头重项痛，目不明，风则脑中寒，重衣不热，汗出，头中恶风，刺脑户。

头痛项急，不得顾侧，目眩，鼻不得喘息，舌急难言，刺风府。头眩目痛，头半寒（《千金》下有痛字），玉枕主之。

脑风目瞑，头痛，风眩目痛，脑空主之。

颈颔楷满，痛引牙齿，口噤不开，急痛不能言，曲鬓主之。

项痛引颈，窍阴主之。

风头耳后痛，烦心及足不收失履，口喝僻，头项摇瘛，牙车急，完骨主之。

眩，头痛重，目如脱，项似拔，狂见鬼，目上反，项直不可以顾，暴挛，足不任身，痛欲折，天柱主之。

腰脊强，不得俯仰，刺脊中。

大风汗出，膈俞主之。

风，谚语主之。（《素问·骨空论》云：大风汗出灸谚语。）

眩，头痛互引，目中赤晄晄，刺丝竹空。

口僻，颧髎及龈交、下关主之。

面目恶风寒，颐肿痈痛，招摇视瞻，瘛疭口僻，巨髎主之。

口不禁水浆，喝僻，水沟主之。

口僻噤，外关主之。

瘛疭，口沫出，上关主之。

偏枯，四肢不用，善惊，大巨主之。

大风，逆气，多寒，善悲，大横主之。

手臂不得上头，尺泽主之。

风汗出，身肿，喘喝多睡，恍惚善忘，嗜卧不觉，天府主之（在腋下三寸，臂内动脉之中）。

风热，善怒，中心喜悲，思慕歔欷，善笑不休，劳宫主之。

两手挛不伸及腋偏枯不仁，手瘈偏小，筋急，大陵主之。

头身风热，善呕，怵惕，寒中少气，掌中热，肘挛腋肿，间使主之。

足不收，痛不可以行，天泉主之。

足下缓失履，冲阳主之。

手及臂挛，神门主之。

痱痿，臂腕不用，唇吻不收，合谷主之。

肘痛不能自带衣，起头眩，颔痛面黑，风，肩头痛不可顾，关冲主之。

嗌外肿，肘臂痛，手上类类也，五指瘈不可屈伸，头眩，颔额颅痛，中渚主之。

马刀肿瘘，目痛，肩不举，心痛楷满，逆气，汗出，口噤不可开，支沟主之。

大风默默，不知所痛，嗜卧善惊，瘛疭，天井主之。（《千金》云悲伤不乐。）

偏枯，臂腕发痛，肘屈不得伸手，又风头痛，泣出，肩臂颈痛，项急烦满，惊，五指掣不可屈伸，战怵，腕骨主之。

风眩，惊，手腕痛，泄风，汗出至腰，阳谷主之。
（《千金》手腕痛作手卷。）

风逆，暴四肢肿，湿则唏然寒，饥则烦心，饱则眩，大都主之。

风入腹中，夹脐急，胸胁榰满，衄不止，五指端尽痛，足不得践地，涌泉主之。

偏枯不能行，大风默默不知所痛，视如见星，溺黄，小腹热，咽干，照海主之。泻左阴跷，右少阴俞，先刺阴跷，后刺少阴，在横骨中。

风逆，四肢肿，复溜主之。

风从头至足，面目赤，口痛啮舌，解溪主之。

四肢肿，身湿，丰隆主之。

大风，目外眦痛，身热痱，缺盆中痛，临泣主之。

善自啮颊，偏枯，腰髀枢痛，善摇头，京骨主之。

大风，头多汗，腰尻腹痛，腨跟肿，上齿痛，脊背尻重不欲起，闻食臭，恶闻人音，泄风从头至足，昆仑主之。

痿厥，风头重，颈痛，枢股腨外廉骨痛，瘛疭，痹不仁，振寒，时有热，四肢不举，付阳主之。

腰痛，颈项痛，历节汗出而步失履，寒，复不仁，腨中痛，飞扬主之。

【按语】

（一）见《灵枢·刺节真邪》篇；（二）见《灵枢·癫狂》篇；（三）见《灵枢·热病》篇；（四）见《素问·长刺节论》篇；（五）见《素问·病能论》篇；（六）见《灵

枢·寒热病》篇;（七）为《明堂》佚文。

讲述各种中风病的临床症状及针灸治疗的选穴方法。

八虚受病发拘挛第三

【原文】

（一）黄帝问曰：人有八虚，各以何候？岐伯对曰：肺心有邪，其气留于两腋；肝有邪，其气留于两肘；脾有邪，其气留于两髀；肾有邪，其气留于两腘。凡此八虚者，此机关之室，真气之所过，血络之所由。是八邪气恶血因面得留，留则伤筋骨，机关不得屈伸，故拘挛。

暴拘挛，痫眩，足不任身，取天柱。

（二）掖拘挛，暴脉急，引胁而痛，内引心肺，谵谵主之。从项至脊，自脊已下至十二椎，应手刺之，立已。

（三）转筋者，立而取之，可令遂已。痿厥者，张而引之，可令立快矣。

【按语】

（一）见《灵枢·邪客》篇，其末句见《灵枢·寒热病》篇;（二）《明堂》佚文;（三）见《灵枢·本输》篇。

论述八虚（两肘、两腋、两髀、两腘）可以诊察五脏疾病，并阐明其原理。以上八虚都是关节屈伸的枢纽，为真气和血络通行的要处，邪气和恶血不能盘踞和停留，如有停留，就会损伤筋脉骨节，使关节屈伸不利，以致发生拘挛转筋的症状。

治疗转筋病，让患者站立来取穴施刺，可以使痉挛现象迅速消除；治疗痿厥病，让患者施展四肢来取穴施刺，可以让他立刻赶到轻快。

热在五脏发痿第四

【原文】

（一）黄帝问曰：五脏使人痿，何也？岐伯对曰：肺主身之皮毛，心主身之血脉，肝主身之筋膜，脾主身之肌肉，肾主身之骨髓。故肺气热则叶焦，焦则皮毛虚弱急薄著，著则生痿躄矣。故心气热则下脉厥而上，上则下脉虚，虚则生脉痿，枢折挈，胫肿而不任地。（《素问》瘛作挈，肿作疭。）肝气热则胆热泄，口苦，筋膜干，筋膜干则筋急而挛，发为筋痿。脾气热则胃干而渴，肌肉不仁，发为肉痿。肾气热则腰脊不举，骨枯而髓减，发为骨痿。

问曰：何以得之？对曰：肺者，脏之长也，为心之盖，有所亡失，所求不得，则发为肺鸣，鸣则肺热叶焦，发为痿躄。悲哀太甚则胞络绝，胞络绝则阳气内动，发则心下崩，数溲血，故《本病》曰：大经空虚，发为肌痹，传为脉痿。思想无穷，所愿不得，意淫于外，入房太甚，宗筋弛纵，发为筋痿，及为白淫，故《下经》曰：筋痿生于肝使内也。有渐于湿，以水为事，若有所留，居处伤湿，肌肉濡渍，痹而不仁，发为肉痿，故《下经》曰：肉痿者，得之湿地。有所远行劳倦，逢大热而渴，渴则阳气内伐，内伐则热合（《素问》作舍）于肾，肾者水脏，今水不胜火，则骨枯而髓空，故足不任身，发为骨痿，故《下经》曰：骨痿生于大热。

问曰：何以别之？对曰：肺热者色白而毛败，心热者色赤而络脉溢，肝热者色苍而爪枯，脾热者色黄而肉蠕动，肾热者色黑而齿槁。

问曰：治痿者独取阳明，何谓也？对曰：阳明者，五脏六腑之海，主润宗筋，宗筋者，主束骨而利机关。冲脉者，经脉之海，主渗灌溪谷，与阳明合于宗筋，阴阳总宗筋之会，会于气冲，而阳明为之长，皆属于带脉，而络于督脉，故阳明虚则宗筋纵，带脉不引，故足痿不用。治之，各补其荥而通其俞，调其虚实，和其逆顺，则筋脉骨肉各以其时受月则病已矣。

痿厥，为四末束闷，乃疾解之，日二；不仁者十日而知，无休，病已止。

（二）口缓不收，不能言语，手足痿躄不能行，地仓主之。

痿不相知，太白主之。（一云身重骨痿不相知。）

痿厥，身体不仁，手足偏小，先取京骨，后取中封、绝骨，皆泻之。

痿厥寒，足腕不收，躄，坐不能起，髀枢脚痛，丘墟主之。

虚则痿躄，坐不能起；实则厥，胫热膝痛，身体不仁，手足偏小，善啮颊，光明主之。

【按语】

（一）见《素问·痿论》篇，末句见《灵枢·杂病》篇；

（二）为《明堂》佚文。

以五脏与五体相合理论为基础，论述痿躄、脉痿、筋痿、肉痿、骨痿的病因病机及"五脏使人痿"的基本观点。提出了主要通过面色、毛发、爪甲、肌肉、牙齿及血络充盈的情况来鉴别五种痿证的方法。论述"治痿独取阳明"理论：阳明是五脏六腑营养的源泉，能濡养宗筋，宗筋主管约束骨节，使关节运动灵活。冲脉为十二经气血汇聚之处，输送气血以渗透灌溉分肉肌腠，与足阳明经会合于宗筋，阴经与阳经总会于宗筋，再会合于足阳明经的气冲穴，故阳明经是其统领，诸经又都连属于带脉，系络与督脉。所以，阳明经气血不足则宗筋失养而弛缓，带脉也不能收引诸脉，故治痿独取阳明。

还讨论了其他的治疗原则，如调补各经的荥穴，疏通各经的输穴，调节机体的虚实和气血的逆顺。具体记述了痿证各种症状的不同取穴，及束缚四肢的痿证的早期康复方法。

手太阴阳明太阳少阳脉动发肩背痛
肩前臑皆痛肩似拔第五

【原文】

肩痛不可举，天容及秉风主之。

肩背痹痛，臂不举，寒热凄索，肩井主之。

肩肿不得顾，气舍主之。

肩背痹痛，臂不举，血瘀肩中，不能动摇，巨骨主之。

肩中热，指臂痛，肩髃主之。

肩重不举，臂痛，肩髎主之。

肩重肘臂痛不可举，天宗主之。

肩胛中痛，热而寒至肘，肩外俞主之。

肩胛周痹，曲垣主之。

肩痛不可举，引缺盆，云门主之。

肘痛，尺泽主之。

臂瘰引口中，恶寒，颔肿，肩痛引缺盆，商阳主之。

肩肘中痛，难屈伸，手不可举，腕重急，曲池主之。

肩肘节酸重，臂痛，不可屈伸，肘髎主之。

肩痛不能自举，汗不出，颈痛，阳池主之。

肘中濯濯，臂内廉痛，不可及头，外关主之。

肘痛引肩，不可屈伸，振寒热，颈项肩背痛，臂痿痹不仁，天井主之。（《千金》云肩内麻木。）

肩不可举，不能带衣，清冷渊主之。

肘臂腕中痛，颈肿不可以顾，头项急痛，眩，淫泺，肩胛小指痛，前谷主之。

肩痛不可自带衣，臂腕外侧痛不举，阳谷主之。

臂不可举，头项痛，咽肿不可咽，前谷主之。

肩痛欲折，臑如拔，手不能自上下，养老主之。

肩背颈痛时眩，涌泉主之。

【按语】

本篇均为《明堂》佚文。

详细论述了各种肩、臂、肘部疼痛以及屈伸不利等痹证的治疗选穴，主要以手三阳经的穴位为主。

水浆不消发饮第六

【原文】

溢饮，胁下坚痛，中脘主之。

腰清脊强，四肢懈堕，善怒，咳，少气郁郁然不得息，厥逆，肩不可举，马刀瘘，身瞤，章门主之。

溢饮，水道不通，溺黄，小腹痛，里急肿，洞泄，体痛（一云髀痛引背），京门主之。

饮渴，身体痛，多唾，隐白主之。

腠理气，臑会主之。

【按语】

本篇均为《明堂》佚文。简要论述了溢饮、饮渴等病症的针灸选穴。

针灸甲乙经卷之十一

胸中寒发脉代第一

【原文】

脉代不至寸口，四逆，脉鼓不通，云门主之。

胸中寒，脉代时不至，上重下轻，足不能安地，少腹胀，上抢心，胸胁榰满，咳唾有血，然谷主之。

【按语】

本篇为《明堂》佚文。主要讲述胸中有寒导致脉代不至所出现的症状，并提出相应的主治腧穴。代脉之象，时有一至，良久复来，其原因多由胸中有寒，脉血凝滞，故虽有心气鼓动，脉行不畅，故而脉代，不至寸口。心肺同属上焦，居胸中，心主血脉，肺主气，故在上者取手太阴经之云门以壮胸阳、行心气，针刺云门可使脉络通畅，快速缓解末梢循环障碍；心肾同为少阴，心肾相交，故病在下者，取足少阴肾经荣穴然谷引心火下行以散寒通脉。针刺然谷可改善心律失常及心衰症状，同时也体现了中医上病下治的原则。由此可见，针刺云门、然谷治疗心血管疾病，具有较高的临床现实指导价值，为针灸治疗心血管疾病奠定了基础。

阳厥大惊发狂痫第二

【原文】

（一）黄帝问曰：人生而病癫疾者，安所得之？岐伯对曰：此得之在腹中时，其母有所数大惊，气上而不下，精气并居，故令子发为癫疾。

（二）病在诸阳脉，且寒且热，诸分且寒且热，名曰狂，刺之虚脉，视分尽热，病已止。病初发岁一发，不治月一发不治四五日发，名曰癫疾，刺诸分其脉尤寒者，以针补之，病已止。（《素问》云：诸分诸脉其无寒者，以针调之，病已止。）

（三）问曰：有病狂怒者，此病安生？对曰：生于阳也。问曰：阳何以使人狂也？对曰：阳气者因暴折而难决，故善怒，病名曰阳厥。问曰：何以知之？对曰：阳明者常动，太阳少阳不动。不动而动大疾，此其候也。问曰：治之奈何？对曰：衰（《素问》作夺）其食即已。夫食入于阴，气长于阳，故夺其食即已。使人服以生铁落，为后饭。夫生铁落者，下气疾也。

（四）癫疾，脉搏大滑，久自已；脉小坚急，死不治。（一作脉沉小急实，死不治，小牢急可治。）癫疾，脉虚可治，实则死。厥成为癫疾。

贯疽（《素问》作黄疸），暴病厥，癫疾，狂，久逆之所生也。五脏不平，六腑闭塞之所生也。

（五）癫疾始生，先不乐，头重痛，直视举目赤，其作极已而烦心，候之于颜，取手太阳、阳明、太阴，血变而止。癫疾始发而反强，因而脊痛，候之足太阳、阳明、太阴，手太阳，血变而已。癫疾始作，而引口啼呼喘悸者，候之以手阳明、太阳，左强者攻其右（一本作左），右强者攻其左（一本作右），血变而止。治癫疾者，常与之居，察其所当取之处，病至，视之有过者，即泻之，置其血于瓠壶之中，至其发时，血独动矣；不动，灸穷骨二十壮，穷骨者，尾骶也。

骨癫疾者，颔齿诸俞分肉皆满，而骨倨强直，汗出烦闷，呕多涎沫，气下泄，不治。脉癫疾者，暴仆，四肢之脉皆胀而纵，脉满，尽刺之出血，不满，灸之侠项太阳，又灸带脉于腰相去三寸、诸分肉本俞，呕多涎沫，气下泄，不治。筋癫疾者，身卷挛急，脉大，刺项大经之大杼，呕多涎沫，气下泄，不治。

狂之始生，先自悲也，善忘善怒善恐者，得之忧饥，治之先取手太阴、阳明，血变而止，及取足太阴、阳明。狂始发，少卧不饥，自高贤也，自辨智也，自尊贵也，善骂詈，日夜不休，治之取手阳明、太阳、太阴、舌下少阴，视脉之盛者，皆取之，不盛者释之。狂，善惊善笑，好歌乐，妄行不休者，得之大恐。治之取手阳明、太阳、太阴。狂，目妄见，耳妄闻，善呼者，少气之所生也，治之取手太阳、太阴、阳明，足太阳及头两颔。狂，多食，善见鬼神，善笑而不发于外者，得之有所大喜，治之取足太阴、阳明、太阳，后取手太阴、阳明、太阳。狂而新发，未应如此者，先取曲泉左右动脉及盛者，见血食顷已；不已以法取之，灸骶骨二十壮。骶骨者，尾屈也。

（六）癫疾呕沫，神庭及兑端、承浆主之。其不呕沫，本神及百会、后顶、玉枕、天冲、大杼、曲骨、尺泽、阳溪、外丘（当上脘傍五分）、通谷、金门、承筋、合阳主之。（委中下二寸为合阳。）

癫疾，上星主之，先取谚喜，后取天牖、风池。

癫疾呕沫，暂起僵仆，恶见风寒，面赤肿，囟会主之。

癫疾瘛疭，狂走，项直颈痛，后顶主之。（后顶项后一寸五分。）

癫疾狂走，瘛疭摇头，口㖞，戾，颈强，强间主之。

癫疾，骨痠，眩，狂，瘛疭口噤（《千金》作喉噤），羊鸣，刺脑户。

狂易，多言不休，及狂走欲自杀，目反妄见，刺风府。

癫疾僵仆，目妄见，恍惚不乐，狂走，瘛疭，络却主之。

癫疾大瘦，脑空主之。

癫疾僵仆，狂疟，完骨及风池主之。

癫疾互引，天柱主之。

癫疾，怒欲杀人，身柱主之（《千金》又云瘛疭身热狂走，谵语见鬼）。

狂走癫疾，脊急强，目转上插，筋缩主之。

癫疾发如狂者，面赤厚敦敦，不治；虚则头重洞泄，癃痔，大小便难，腰尻重，难起居，长强主之。

癫疾，憎风时振寒，不得言，得寒益甚，身热狂走欲自杀，目反妄见，瘛疭，泣出，死不知人，肺俞主之。

癫狂，膈俞及肝俞主之。

癫疾互引反折，戴眼及眩，狂走不得卧，心中烦，攒竹主之。癫疾，狂，烦满，刺丝竹空。癫疾互引，水沟及龈交主之。

惊狂，瘛疭眩仆，癫疾，喑不能言，羊鸣沫出，听宫主之。

癫疾互引，口㖞，喘悸者，大迎主之，及取阳明、太阴，候手足变血而止。

狂癫疾，吐舌，太乙及滑肉门主之。

太息善悲，少腹有热，欲走，日月主之。

狂易，鱼际及合谷、腕骨、支正、小海、昆仑主之。

狂言，太渊主之。

心悬如饥状，善悲而惊狂，面赤目黄，间使主之。

狂言，善见鬼，取之阳溪及手足阳明、太阳。

癫疾多言，耳鸣，口僻颊肿，实则聋，龋，喉痹不能言，齿痛，鼻鼽衄，虚则痹膈，偏历主之。

癫疾吐舌，鼓颔，狂言见鬼，温溜主之（在腕后五寸）。

目不明，腕急，身热，惊狂，躄痿痹，瘛疭，曲池主之。

癫疾吐舌，曲池主之。

狂疾，掖门主之，又侠溪、丘墟、光明主之。

狂，互引，头痛耳鸣，目痛，中渚主之。

热病汗不出，互引，颈嗌外肿，肩臂痠重，胁掖急痛，四肢不举，痂疥，项不可顾，支沟主之。

羊痫，会宗下空主之。

癫疾，吐舌沫出，羊鸣，戾颈，天井主之（在肘后）。

热病汗不出，狂，互引，癫疾，前谷主之。

狂，互引，癫疾数发，后溪主之。

狂，癫疾，阳谷及筑宾、通谷主之。

癫疾，狂，多食，善笑不发于外，烦心，渴，商丘主之。

癫疾，短气，呕血，胸背痛，行间主之。

痿厥，癫疾，洞泄，然谷主之。

狂仆，温溜主之。

狂癫，阴谷主之。

癫疾，发寒热，欠，烦满，悲，泣出，解溪主之。

狂，妄走，善欠，巨虚、上廉主之。

狂，易见鬼与火，解溪主之。

癫狂互引，僵仆，申脉主之，先取阴跷，后取京骨，头上五行。目反上视，若赤痛从内眦始，复下半寸各三痏，左取右，右取左。

寒厥癫疾，噤龂瘛疭，惊狂，阳交主之。

癫疾，狂，妄行，振寒，京骨主之。

身痛，狂，善行，癫疾，束骨主之（补诸阳）。

癫疾僵仆，转筋，仆参主之。

癫疾，目晥晥，鼽衄，昆仑主之。

癫狂疾，体痛，飞扬主之。

癫疾反折，委中主之。

凡好太息，不嗜食，多寒热汗出，病至则善呕，呕已乃衰，即取公孙及井俞。

实则腹中切痛，厥头面肿起，烦心，狂，多饮不嗜卧，虚则鼓胀，腹中气大满，热痛不嗜卧，霍乱，公孙主之。

【按语】

（一）出自《素问·奇病论》篇；（二）出自《素问·长刺论节》篇；（三）出自《素问·病能论》篇；（四）出自《素问·通评虚实论》篇，"厥成为癫疾"一句出自《素问·脉要精微论》篇；（五）出自《灵枢·癫狂》篇；（六）为《明堂》佚文。

本篇主要论述了阳厥、癫狂痫的病因、病机、症状、治则治法、主治腧穴以及预后判断。各段均出自《素问》《灵枢》不同的章节，但《针灸甲乙经》将其前后相连，如出一篇，详尽地描述狂、癫、阳厥的定义、病因、相应的治则治法以及疾病的预后。不仅提出了视寒热虚实来进行针刺的手法原则，同时还提出了生铁落饮可治疗癫狂。李时珍《本草纲目》铁落发明条下释之曰："阳气怫郁而不得疏越，少阳胆木，挟三焦少阳相火、巨阳阴火上行，故使人易怒如狂，其巨阳、少阳之动脉，可诊之也。夺其食，不使胃气复助其邪也。饮以生铁落，金以制木也。木平则火降，故曰下气疾速，气即火也。"生铁落有清热开结、平肝镇静的作用。后世医家据此方意，创造了若干个生铁落饮，以生铁落为君，左以清心化痰、镇静安神等药，应用于临床有一定的疗效。同时为后世医家针药结合治疗精神类疾病提供了理论依据。

本篇还讲述了从脉象来判断癫疾的预后。在论述癫疾的脉象时文中述"脉搏大滑，久自已"，与"脉虚可治，实则死"文意似乎相反，其实并不矛盾：脉搏大滑，与小坚急正好相反，大滑胃气尚足，故可自愈，小坚急说明胃气将绝而真脏脉见，故主死。

本篇不仅提出针对癫狂的不同发病原因，各种类型的证候来针刺选穴、艾灸的治疗方法，还介绍了灸骶骨治疗癫疾。张志聪曾说："经云：'陷下则灸之。'此疾陷于足太阳、太阴，故当灸足太阳之骶骨。"近世也有针刺长强穴治疗本病的报道，所以此法值得重视。另外，关于文中所言治疗狂症应取的各经穴位，常用的有：手太阴经的太渊、列缺，手阳明经的偏历、温溜，手太阳经的支正、少海，手少阴经的神门、少冲，足太阴经的隐白、公孙，足阳明经的三里、解溪，足太阳经的委阳、飞扬、仆参、金门等穴。《灵枢》原文中只提及经名未提及具体穴位，而《针灸甲乙经》引录《明堂》佚文对此进行了补充，在癫狂症初起时多采用刺血疗法，将变动之阳气泻出体外，恢复机体的阴阳平衡。阳气主动，癫狂症的发生多与阳气逆乱有关，故在治疗上多取督脉以及以足太阳膀胱经为主的三阳经，取穴上临床上多以局部取穴及远端取穴相结合的方法，以取头部穴位和四肢远端特定穴为主来治疗，同时文中对出现不同的证候选穴做了详细的描述，对后世针灸治疗癫狂痫症有较高的指导意义。

关于书中所言"血独动"与"不动"较难于理解。杨上善、张志聪对此有所解释但难明"独动"之真相。历代注家对这一点均无详细的解释，故有待进一步研究。

阳脉下坠阴脉上争发尸厥第三

【原文】

尸厥，死不知人，脉动如故，隐白及大敦主之。

恍惚尸厥，烦痛，中极及仆参主之。

尸厥暴死，金门主之。

【按语】

本段经文出自《明堂》，主要讲述了尸厥的针刺治疗，通过针刺穴位以导阳气上行，引阴气下行，以使阴阳气正常运行。

气乱于肠胃发霍乱吐下第四

【原文】

（一）霍乱刺俞傍五、足阳明及上傍三。

（二）呕吐烦满，魄户主之。

阳逆霍乱，刺人迎，入四分，不幸杀人。

霍乱，泄出不自知，先取太溪，后取太仓之原。

霍乱，巨阙、关冲、支沟、公孙、解溪主之。（《千金》又取阴陵泉。）

霍乱泄注，期门主之。

厥逆霍乱，府舍主之。

胃逆霍乱，鱼际主之。

霍乱逆气，鱼际及太白主之。

霍乱，遗矢气，三里主之。

暴霍乱，仆参主之。

霍乱转筋，金门、仆参、承山、承筋主之。

霍乱，胫痹不仁，承筋主之。（《千金》云：主瘛疭脚酸。）

（三）转筋于阳理其阳，转筋于阴理其阴，皆卒刺之。

【按语】

（一）出自《素问·通评虚实论》篇；（二）为《明堂》佚文；（三）出自《灵枢·四时气》篇。

本篇主要讲述了气乱于胃肠出现霍乱吐下及转筋的诊治方法。霍乱的病因是"卫气逆行，清浊相干"，治法当以调理气机、固摄阴液为主。阳气逆上者取阳经为主；若病症表现以泄泻为主者，取足三阴经脉以及手少阳三焦经以调阴液；若有逆气则加用肺经之穴以理气降逆；若出现遗矢气症状，则考虑阳明经气乱取足三里调理阳明经气。霍乱转筋为津不润筋，并针对此提出了"转筋于阳理其阳，转筋于阴理其阴"的治疗原则。若转筋的部位在外侧，取三阳经腧穴进行刺治；转筋的部位在内侧，则取三阴经的腧穴，且用火针刺之。

原文（一）出自《素问·通评虚实论》篇，其讲述了针刺治疗霍乱只言其经或部位，而未及其穴，体现了后世所言"宁失其穴，不失其经"的针刺治则。正如吴昆所说："凡言其经而不及其穴者，本经皆可取，不必拘其穴也。著某经傍者，非经非穴，取其孙络也。"（二）中引用《明堂》佚文对此进行了补充，针对霍乱的不同表现进行针刺选穴，对后世医家治疗霍乱吐下有更高的指导意义。将"转筋"收于此段也颇有意义，转筋实为因腹泻呕吐引起体液丢失电解质紊乱而出现的并发证。

足太阴厥脉病发溏泄下痢第五

【原文】

（一）春伤于风，夏生飧泄肠澼。久风为飧泄。飧泄而脉小，手足寒者难已；飧泄而脉大，手足温者易已。

（二）黄帝问曰：肠澼便血何如？岐伯对曰：身热则死，寒则生。问曰：肠澼下白沫何如？对曰：脉沉则生，浮则死。问曰：肠澼下脓血何如？曰：悬绝则死，滑大则生。问曰：肠澼之属，身不热，脉不悬绝何如？对曰：脉滑大皆生；悬涩皆死，以脏期之。

（三）飧泄补三阴之上，补阴陵泉，皆久留之，热行乃止。

病泄下血，取曲泉。

（四）五脏腹中有寒，泄注，肠澼便血，会阳主之。

肠鸣澼泄，下髎主之。

肠澼泄，切痛，四满主之。

便脓血，寒中食不化，腹中痛，腹哀主之。绕脐痛，抢心，膝寒，注利，腹结主之。

溏瘕，腹中痛，藏痹，地机主之。

飧泄，太冲主之。

溏泄谷不化，寒热不节，阴陵泉主之。

肠澼，中郄主之。

飧泄，大肠痛，巨虚上廉主之。

【按语】

（一）出自《灵枢·论疾诊尺》篇；（二）出自《素问·通评虚实论》篇；（三）出自《灵枢·四时气》篇，"病泄下血，取曲泉"一句出自《灵枢·厥病》篇；（四）出自《明堂》佚文。

本篇主要论述足太阴气逆致溏泄下痢的病因、转归预后及主治腧穴。泄泻、痢疾可导致机体津液不足，出现气津两虚之象，故可通过手足的温度及脉象来判断疾病的预后，这与现代医学中观察末梢血灌注情况来了解体液丢失状况并实施补液治疗有异曲同工之处。在泄泻痢疾针刺治疗中多取三阴经之腧穴以固摄阴液，太阴阳明相表里，胃又为水谷之海，故而在临床针刺治疗泄泻痢疾时亦常取阳明经之穴。

五气溢发消渴黄瘅第六

【原文】

（一）黄帝问曰：人之善病消瘅者，何以候之？岐伯对曰：五脏皆柔弱者，善病消瘅。夫柔弱者必刚强，刚强多怒，柔者易伤也。此人薄皮肤而目坚固以深者，长衡直扬，其心刚，刚则多怒，怒则气上逆，胸中蓄积，血气逆留（《太素》作留积），腹皮充胀（《太素》作髋皮充肌），血脉不行，转而为热，热则消渴，故为消瘅，此言其刚暴而肌肉弱者也。

面色微黄，齿垢黄，爪甲上黄，黄瘅也。安卧小便黄赤，脉小而涩者，不嗜食。

（二）问曰：有病口甘者，病名曰何？何以得之？对曰：此五气之溢也，名曰脾瘅。夫五味入口，藏于胃，脾为之行其精气，津液在脾，故令人口甘，此肥美之所发也。此人必数食美而多食甘肥，肥令人内热，甘令人中满，故其气上溢，转为消瘅（《素问》作渴）。治之以兰，除陈气也。

（三）凡治消瘅，仆击、偏枯、厥气逆满，肥贵人则膏粱之病也。鬲塞闭绝，上下不通，暴忧之病也。消瘅脉实大，病久可治；脉悬绝小坚，病久不可治也。

（四）曰：热中消中，不可服膏粱芳草石药，石药发疽（《素问》作癫），芳草发狂。夫热中消中者，皆富贵人也。今禁膏粱，是不合其心，禁芳草石药，是病不愈，愿闻其说？对曰：夫芳草之气美，石药之气悍，二者其气急疾坚劲，故非缓心和人，不可以服此二者。夫热气慓悍，药气亦然，二者相遇，恐内伤脾，脾者，土也，而恶木，服此药也，至甲乙日当愈甚（《素问》作当更论）。

瘅成为消中。

（五）黄瘅，刺脊中（《千金》云腹满不能食）。

黄瘅善欠，胁下满欲吐，身重不欲动，脾俞主之（《千金》云身重不动作）。

消渴身热，面（《千金》作目）赤黄，意舍主之。消渴嗜饮，承浆主之。黄瘅目黄，劳宫主之。

嗜卧，四肢不欲动摇，身体黄，灸五里，左取右，右取左。

消渴，腕骨主之。

黄瘅，热中善渴，太冲主之。

身黄，时有微热，不嗜食，膝内廉内踝前痛，少气身体重，中封主之。

消瘅，善喘，气走喉咽而不能言，手足清，溺黄，大便难，嗌中肿痛，唾血，口中热，唾如胶，太溪主之。

消渴黄瘅，足一寒一热，舌纵烦满，然谷主之。

阴气不足，热中，消谷善饥，腹热身烦，狂言，三里主之。

【按语】

（一）出自《灵枢·五变》篇，末句出自《灵枢·论疾诊尺》篇；（二）出自《素问·奇病论》篇；（三）出自《素问·通评虚实论》篇；（四）出自《素问·腹中论》篇，"瘅成为消中"一句出自《素问·脉要精微论》篇；（五）为《明堂》佚文。

本篇主要讲述了消瘅及黄瘅发生的病因病机、证候、治则、禁忌及主治腧穴。消瘅即消渴病，其产生是"内外相得"而致。文中提出"五脏皆柔弱者，善病消瘅"，并详细描述了易患消渴病者的性情特点。文中所述"脾瘅"乃为消瘅的一类证候，是消瘅的早期表现，其致病原因多为过食肥甘厚味而得，其病机则为内热熏蒸，脾失运化，精气上泛，故令口甘。久则热伤阴津，而致口渴多饮，善食而瘦，小便颇多。这与目前现代医学对糖尿病的认识有相同之处，现代医学对糖尿病的病因研究认为该病与遗传、个性特质、心理社会等因素相关，已被归类为心身疾病。

与本书其他章节描述一样，文中对该病提出了通过脉象来判断疾病预后转归的方法。在针刺治疗消瘅黄瘅时多取足厥阴肝经及足太阴脾经之腧穴为主，若阴虚症状明显时，则配以足少阴肾经之穴来治疗。

动作失度内外伤发崩中瘀血呕血唾血第七

【原文】

（一）黄帝问曰：人年半百而动作皆衰者，人将失之耶？岐伯对曰：今时之人，以酒为浆，以妄为常，醉以入房，以欲竭其精，以好散其真，不知持满，不时御神，务快其心，逆于生乐，起居无节，故半百而衰矣。夫圣人之教也，形劳而不倦，神气从以顺，色欲不能劳其目，淫邪不能惑其心，智愚贤不肖，不惧于物，故合于道数。年度百岁而动作不衰者，以其德全不危故也。

久视伤血，久卧伤气，久坐伤肉，久立伤骨，久行伤筋。

（二）问曰：有病胸胁榰满，妨于食，病至则先闻腥臊臭，出清液，先唾血，四肢清，目眩，时时前后血，病名为何？何以得之？对曰：病名曰血枯，此得之少年时，有所大夺血。若醉以入房中，气竭肝伤，故使月事衰少不来也。治之以乌贼鱼骨、蘑茹，二物并合，丸以雀卵，大如小豆，以五丸为后饭，饮以鲍鱼汁，利肠中及伤肝也。

（三）问曰：劳风为病何如？对曰：劳风法在肺下，其为病也，使人强上而瞑视，唾出若涕，恶风而振寒，此为劳风之病也。问曰：治之奈何？对曰：以救俛仰。太阳引精者三日中年若五日，不精者七日（《千金》云：候之三日五日，不精明者是其症也）。咳出青黄涕，状如脓，大如弹丸，从口中若鼻空出，不出则伤肺，伤肺则死矣。

（四）少气，身漯漯也，言吸吸也，骨痠体重，懈惰不能动，补足少阴。短气，息短不属，动作气索，补足少阴，去血络。

（五）男子阴端寒，上冲心中佷佷，会阴主之。

男子脊急目赤，支沟主之。

脊内廉痛，溺难，阴痿不用，少腹急引阴，及脚内廉痛，阴谷主之。

善厌梦者，商丘主之。

丈夫失精，中极主之。

男子精溢，阴上缩，大赫主之。

男子精溢，胫痠不能久立，然谷主之。

男子精不足，太冲主之。

崩中，腹上下痛，中郄主之。

胸中瘀血，胸胁榰满，膈痛，不能久立，膝痿寒，三里主之。

心下有隔，呕血，上脘主之。

呕血，肩息，胁下痛，口干，心痛与背相引，不可咳，咳则引肾痛，不容主之

虚热，洒淅直毛恶风，舌上黄，身热，热争则喘咳，痹走胸膺不得息，头痛不堪，汗出而寒，刺鱼际及阳明出血。

唾血，振寒，嗌干，太渊主之。

呕血，大陵及郄门主之。

呕血上气，神门主之。

内伤不足，三阳络主之。内伤唾血不足，外无膏泽，刺地五会。（《千金》云：凡唾血，泻鱼际，补尺泽。）

【按语】

（一）出自《素问·上古天真论》篇，"久视伤血，久卧伤气，久坐伤肉，久立伤骨，久行伤筋"一句出自《素问·宣明五气》篇；（二）出自《素问·腹中论》篇；（三）出自《素问·评热病论》篇；（四）出自《灵枢·癫狂》篇；（五）为《明堂》佚文。

本篇之始通过对"今时之人"及"圣人"对养生的不同态度及不同后果的列举，强调了养生的意义，告诫人们欲使身体健康、益寿延年，必须保持正常的生活规律，养精保神，否则必致早衰。继而对因养生不当而导致的血枯、

劳风、少气等的病名、病因、症状进行了详细的描述。后世对"劳风"一病的认识尚有待商榷：马莳认为系劳证；叶文龄认为系痉之属；王好古认为系肺痿，诸说不一。《素问经注节解》云："详求其义，始终则是肺病。盖肺合皮毛，人劳则毛孔开豁，风邪入而伏于肺，结为秽液，如脓如涕，所以得出则生，不出则伤肺而死。"此说颇有参考价值。同时原文还对因摄生不当、动作失度、内外损伤所致肾虚及崩中、瘀血、呕血、唾血等症的治法及针刺治疗取穴做了详尽论述。肾虚所致病症的治疗主要取足少阴肾经及任脉的穴位；血症者多取心经之穴，同时根据具体病症，辨属何经所病来辨证取穴。

邪气聚于下脘发内痈第八

【原文】

（一）黄帝问曰：气为上膈，上膈者，食入而还出，余已知之矣。虫为下膈，下膈者，食晬时乃出，未得其意，愿卒闻之？岐伯对曰：喜怒不适，食饮不节，寒温不时，则寒汁留于肠中，留则虫寒，虫寒则积聚，守于下脘，守下脘则肠胃充郭，卫气不营，邪气居之。人食则虫上食，虫上食则下脘虚，下脘虚则邪气胜，胜则积聚以留，留则痈成，痈成则下脘约，其痈在脘内者则沉而痛深，其痈在脘外者，则痈外而痛浮，痈上皮热。微按其痈，视气所行，先浅刺其傍，稍内益深，还而刺之，无过三行，察其浮沉，以为浅深，已刺必熨，令热入中，日使热内，邪气益衰，大痛乃溃。互以参禁，以除其内，恬澹无为，乃能行气，后服酸苦，化谷乃下矣。

（二）问曰：有病胃脘痛者，诊当何如？对曰：诊此者，当候胃脉，其脉当沉涩（《素问》作细）。沉涩者气逆，气逆者则人迎甚盛，甚盛则热。人迎者，胃脉也，逆而盛则热聚于胃口而不行，故胃脘为痛。

（三）肝满肾满肺满皆实，则为瘅。肺痈喘而两胁（《素问》作胠）满；肝痈两胁（《素问》作胠）下满，卧则惊，不得小便；肾痈肤（《素问》作脚）下至少腹满，胫有大小，髀胫跛，易偏枯。

【按语】

（一）出自《灵枢·上膈》篇；（二）出自《素问·病能论》篇；（三）见《素问·大奇论》篇。

本篇主要论述了胃痈生成的病因病机及诊治方法，同时对肺痈、肝痈、肾痈的主要证候进行了描述。文中所述"上膈"俗称膈食。膈指隔膜上下，壅塞不通。《太素·虫痈》："鬲（膈），痈也。气之在于上管（脘），痈而不通，食入还即吐出。""下膈"指食入一定时间（"晬时"即二十四小时）后复吐出的病症，但文中所述"下膈"是指"虫寒则积聚，守于下管"，是以虫痈为主症的一种膈症。二者均属胃痈。文中还详尽阐述了治疗胃痈的针刺治疗方法及临床治疗中的注意事项，要求患者保持清心寡欲的心态才可调养元气，针药结合加服酸苦之药以软结化积治疗胃痈，对后世临床有较高的指导意义。

寒气客于经络之中发痈疽风成发厉浸淫第九（上）

【原文】

黄帝问曰：肠胃受谷，上焦出气，以温分肉，以养骨节，通腠理。中焦出气如雾，上注溪谷而渗孙脉，津液和调，变化赤而为血，血和则孙络先满，乃注于络脉，络脉皆盈，乃注于经脉。阴阳乃张，因息而行，行有经纪，周有道理，与天合同，不得休止。切而调之，从虚去实，泻则不足，疾则气减，留则先后。从实去虚，补则有余，血气已调，神气乃持。余已知血气平与不平，未知痈疽之所从生，成败之时，死生之期，或有远近，何以度之？岐伯对曰：经脉流行不止，与天同度，与地合纪，故天宿失度，日月薄蚀，地经失纪，水道流溢，草萓不成，五谷不植，经纪不通，民不往来，巷聚邑居，别离异处。血气犹然，请言其故。夫血脉营卫，周流不休，上应天宿，下应经数。寒气客于经络之中则血泣，血泣则不通，不通则卫气归之不得复反，故痈肿也。寒气化为热，热胜则肉腐，肉腐则为脓，脓不泻则筋烂，筋烂则骨伤，骨伤则髓消，不当骨空，不得泄泻，则筋骨枯空，枯空则筋骨肌肉不相亲，经脉败漏，熏于五脏，脏伤则死矣。

【按语】

本篇全文出自《灵枢·痈疽》篇。

本篇主要通过对一些自然现象的描述来阐述痈疽的病

因病理及诊治原则。文中指出痈疽的产生是由于"卫气归之而不得复反"。同时提出了对该类疾病针刺治疗时要精心调治虚实，补泻均不可太过的治疗原则，这对后世有较高的临床指导意义。《诸病源候论》称："荣血得寒则涩而不行，卫气从之，与寒相搏，亦壅遏不通。气者阳也，阳气蕴积，则生于热，寒热不散，故积聚成痈。"对本章节作了阐发，对理解本章节有很高的参考意义。

寒气客于经络之中发痈疽风成发厉浸淫第九（下）

【原文】

（一）黄帝问曰：病之生时，有喜怒不测，饮食不节，阴气不足，阳气有余，营气不行，乃发为痈疽。阴阳气不通，而热相薄，乃化为脓，小针能取之乎？岐伯对曰：夫致使身被痈疽之疾，脓血之聚者，不亦离道远乎？痈疽之生，脓血之成也，积聚之所生，故圣人自治于未形也，愚者遭其已成也。问曰：其已有形，脓已成，为之奈何？曰：脓已成，十死一生。问曰：其已成有脓血，可以小针治乎？曰：以小治小者，其功小；以大治大者，其功大；以小治大者，多害。故其已成脓血者，其惟砭石铍锋之所取也。问曰：多害者，其不可全乎？对曰：在逆顺焉耳。问曰：愿闻顺逆。对曰：已为伤者，其白睛青黑眼小，是一逆也；纳药而呕，是二逆也；伤痛渴甚，是三逆也；肩项中不便，是四逆也；音嘶色脱，是五逆也。除此五者为顺矣。

（二）邪之入于身也深，其与热相薄，久留而内著，寒胜其热，则骨疼肉枯；热胜其寒，则烂肉腐肌为脓，内伤骨为骨蚀。有所疾，前筋屈不得伸，气居其间而不反，发为筋瘤也。有所结，气归之，卫气留之不得复反，津液久留，合而为肠（一本作疡）疽。留久者，数岁乃成，以手按之柔。有所结，气归之，津液留之，邪气中之，凝结日以易甚，连以聚居为昔瘤，以手按之坚。有所结，气深中骨，气因于骨，骨与气并息，日以益大，则为骨疽。有所结，气中于肉，宗气归之，邪留而不去，有热则化为脓，无热则为肉疽。凡此数气者，其发无常处而有常名。

（三）问曰：病疿肿颈痛、胸满腹胀，此为何病？对曰：病名曰厥逆，灸之则喑，石之则狂，须其气并，乃可治也。阳气重上（一本作止），有余于上，灸之阳气入阴，入则喑；石之，阳气虚，虚则狂，须其气并而治之，使愈。

问曰：病颈疿者，或石治之，或以针灸治之而皆已，其治何在？对曰：此同名而异等者也。夫痈气之息者，宜以针开除去之；夫气盛血聚者，宜石而泻之。此所谓同病而异治者也。

（四）问曰：诸痈肿筋挛骨痛，此皆安在？对曰：此皆寒气之肿也，八风之变也。问曰：治之奈何？对曰：此四时之病也，以其胜，治其俞。

（五）暴痈筋濡（一本作緛），随分而痛，魄汗不尽，胞气不足，治在其经俞。腋痈大热，刺足少阳五；刺而热不止，刺手心主三，刺手太阴经络者、大骨之会各三。痈疽不得顷时回，痈不知所，按之不应手，乍来乍已，刺手太阴傍三，与缨脉各二。

治痈肿者刺痈上，视痈大小深浅刺之，刺大者，多而深之，必端内针为故止也。（《素问》云：刺大者多血，小者深之，必端内针为故止。）

（六）项肿不可俯仰，颊肿引耳，完骨主之。

咽肿难言，天柱主之。

胻肿唇痛，颧髎主之。

颊肿痛，天窗主之。

头项痈肿不能言，天容主之。

身肿，关门主之。

胸下满痛，膺肿，乳根主之。

马刀肿瘘，渊掖、章门、支沟主之。

面肿目痈肿，刺陷谷出血，立已。

犊鼻肿，可灸不可刺，其上坚勿攻，攻之者死。

痈疽，窍阴主之。

（七）厉风者，素刺其肿上，已刺以吮其处，按出其恶血，肿尽乃止，常食方食，无食他食。

脉风成为厉。

（八）管疽发厉，窍阴主之。

头大浸淫，间使主之。

管疽，商丘主之。

瘈疭欲呕，大陵主之。

痂疥，阳溪主之。

（九）黄帝问曰：愿尽闻痈疽之形与忌日名？岐伯对曰：痈发于嗌中，名曰猛疽，不急治，化为脓，脓不泻，塞咽，半日死。其化为脓者，脓泻已，则合豕膏，无食，三日已。

发于颈者，名曰夭疽。其状大而赤黑，不急治则热气下入渊腋，前伤任脉，内熏肝肺，熏则十余日死矣。

阳气大发，消脑瘤项，名曰脑烁。其色不乐，项痛如刺以针。烦心者，死不治。

发于肩及臑，名曰疵疽。其状赤黑，急治之。此令人汗出至足，不害五脏，痈发四五日，逆焫之。

发于腋下，赤坚者，名曰米疽。治之以砭石，欲细而长，疏砭之，涂以豕膏，六日已，勿裹之。其痈坚而不溃者，为马刀挟瘿，以急治之。

发于胸，名曰井疽。其状如大豆，三四日起，不早治，下入腹，不治七日死。

发于膺，名曰甘疽。色青，其状如谷实瓜蒌，常苦寒热。急治之，去其寒热；不急治，十岁死，死后出脓。

发于胁，名曰败疵。此言女子之病也，灸之，其状大痈脓，其中乃有生肉大如赤小豆，治之以薮翘草根及赤松子根各一升，以水一斗六升，煮之令竭，得三升，即强饮，厚衣坐于釜上，令汗至足已。

发于股胫（一作胻），名曰股胫疽。其状不甚变色，痈脓内薄于骨，急治之，不急治四十日死。

发于尻，名曰锐疽。其状赤坚大，急治之，不治三十日死。

发于股阴，名曰赤弛。不治六十日死，在两股之内，不治，十日死。

发于膝，名曰疵痈，其状大痈色不变，寒热而坚者，勿石，石之者即死，须其色异，柔乃石之者生。

诸痈之发于节而相应者，不可治。发于阳者百日死，发于阴者四十日死。

发于胫，名曰兔啮，其状如赤豆至骨，急治之，不急治，杀人。

发于内踝，名曰走缓。其状痈色不变，数石其俞而止其寒热，不死。

发于足上下，名曰四淫。其状大痈，不急治之百日死。

发于足旁，名曰厉痈。其状不大，初从小指发，急治之，去其黑者，不消辄益，不治百日死。

发于足指，名曰脱疽。其状赤黑者，死不治；不赤黑者，不死。治之不衰，急斩去之，不去则死矣。

黄帝问曰：何为痈？岐伯对曰：营气积留于经脉之中，则血泣而不行，不行则卫气归之，归而不通，壅遏而不得行，故曰热。大热不止，热胜则肉腐，肉腐则为脓。然不能陷肌肤于骨髓，骨髓不为焦枯，五脏不为伤，故名曰痈。

问曰：何谓疽？对曰：热气纯盛，下陷肌肤筋髓骨肉，内连五脏，血气竭绝，当其痈下筋骨良肉皆无余，故名曰疽。疽者，其上皮夭瘀以坚，状如牛领皮；痈者其皮上薄以泽，此其候也。

问曰：有疽死者奈何？对曰：身有五部：伏兔一，腨（《灵枢》作腓）二，背三，五脏之俞四，项五，此五部有疽死也。

（十）问曰：身形应九野奈何？对曰：请言身形之应九野也。左手（一作足）应立春，其日戊寅己丑；左胸（一作胁）应春分，其日乙卯；左足应立夏，其日戊辰己巳；

膺喉头首应夏至，其日丙午；右手应立秋，其日戊申己未；右胸（一作胁）应秋分，其日辛酉；右足应立冬，其日戊戌己亥；腰尻下窍应冬至，其日壬子；六腑及膈下三脏应中州，其日大禁，太乙所在之日及诸戊己。凡此九者，善候八正所在之处，主左右上下身体有痈肿者，欲治之，无以其所直之日溃治之，是谓天忌日也。

五子夜半，五丑鸡鸣，五寅平旦；

五卯日出，五辰食时，五巳中；

五午日中，五未日昳，五申晡时；

五酉日入，五戌黄昏，五亥人定。

以上此时得疾者皆不起。

【按语】

（一）出自《灵枢·玉版》篇；（二）出自《灵枢·刺节真邪》篇；（三）前半部分出自《素问·腹中论》篇，后半部分出自《素问·病能论》篇；（四）出自《素问·脉要精微论》篇；（五）出自《素问·通评虚实论》篇，"治痈肿者刺痈上，视痈大小深浅刺之，刺大者，多而深之，必端内针为故止也"一句出自《素问·长刺节论》篇；（六）为《明堂》佚文；（七）出自《灵枢·四时气》篇，"脉风成为厉"一句出自《素问·脉要精微论》篇；（八）为《明堂》佚文；（九）出自《灵枢·痈疽》篇，"问曰：有疽死者奈何？对曰：身有五部：伏兔一，腨二，背三，五脏之俞四，项五，此五部有疽死也。"一句见《灵枢·寒热病》篇；（十）出自《灵枢·九针论》篇，末节不见于今本《灵枢》，而见于《千金翼方》。

本篇以痈疽为例说明了疾病的形成是"积微之所生"，因此要早预防、早诊断、早治疗。同时指出五逆的具体表现以及逆治的危害性。这种治疗原则同样适合其他疾病的治疗。

后半部分是以痈疽发生的不同部位，列举说明了各种痈疽的名称，及其诊治及预后。并说明了痈与疽在病理和症状上的主要鉴别之处。

针灸甲乙经卷之十二

欠哕唏振寒噫嚏軃泣出太息涎下
耳鸣啮舌善忘善饥第一

【原文】

（一）黄帝问曰：人之欠者，何气使然？岐伯对曰：卫气昼行于阳，夜行于阴，阴主夜，夜主卧；阳主上，阴主下。故阴气积于下，阳气未尽，阳引而上，阴引而下，阴阳相引，故数欠。阳气尽，阴气盛，则目瞑；阴气尽，阳气盛，则寤。肾主欠，故泻足少阴，补足太阳。

问曰：人之哕者何？对曰：谷入胃，胃气上注于肺。今有故寒气与新谷气俱还入于胃，新故相乱，真邪相攻相逆，复出于胃，故为哕。肺主哕，故补手太阴，泻足太阴。亦可以草刺其鼻，嚏而已；无息而疾引之立已；大惊之亦可已。

问曰：人之唏者何？对曰：此阴气盛而阳气虚，阴气疾而阳气徐，阴气盛而阳气绝，故为唏。唏者，阴盛阳绝，故补足太阳，泻足少阴。

问曰：人之振寒者何？对曰：寒气客于皮肤，阴气盛，阳气虚，故为振寒寒栗，补诸阳。

问曰：人之噫者何？对曰：寒气客于胃，厥逆从下上散，复出于胃，故为噫。补足太阴，阳明（一云补眉本）。

问曰：人之嚏者何？对曰：阳气和利，满于心，出于鼻，故为嚏。补足太阳荥，眉本（一云眉上）。

问曰：人之軃者何？对曰：胃不实则诸脉虚，诸脉虚则筋脉懈惰，筋脉懈惰则行阴用力，气不能复，故为軃，因其所在补分肉间。

问曰：人之哀而泣涕出者何？对曰：心者，五脏六腑之主也；目者，宗脉之所聚也，上液之道也；口鼻者，气之门户也。故悲哀愁忧则心动，心动则五脏六腑皆摇，摇则宗脉感，宗脉感则液道开，液道开故涕泣出焉。液者所以灌精濡空窍者也，故上液之道开则泣，泣不止则液竭，液竭则精不灌，精不灌则目无所见矣，故命曰夺精。补天柱经夹颈，夹颈者，头中分也。

（二）雷公问曰：有哭泣而泪不出者，若出而少涕，不知水所从生，涕所从出也？黄帝答曰：夫心者，五脏之专精也，目者其窍，华色其荣。是以人有德，则气和于目；有亡，忧知于色。是以悲哀则泣下，泣下水所由生也。众精者，积水也（《素问》作水宗）；积水者，至阴也；至阴者，肾之精也。宗精之水所以不出者，是精持之也，辅之裹之，故水不行也。夫气之传也，水之精为志，火之精为神，水火相感，神志俱悲，是以目之水生也。故谚言曰：心悲又名曰志悲。志与心精共凑于目也，是以俱悲则神气传于心，精上不传于志，而志独悲，故泣出也。泣涕者，脑也；脑者，阳也（《素问》作阴）；髓者，骨之充也；故脑渗为涕。志者，骨之主也，是以水流涕从之者，其类也。

夫人厥则阳气并于上，阴气并于下，阳并于上，则火独光也，阴并于下则足寒，足寒则胀。夫一水不能胜五火，故目盲。是以气冲风泣下而不止。夫风之中目也，阳气内守于精，是火气燔目，故见风则泣下也。有以比之，夫（《素问》下有火字）疾风生，乃能雨，此之类也。（《九卷》言其形，《素问》言其情，亦互相发明也。）

（三）黄帝问曰：人之太息者何？岐伯对曰：忧思则心系急，心系急则气道约，约则不利，故太息以伸出之，补手少阴、心主，足少阳留之。

问曰：人之涎下者何？对曰：饮食皆入于胃，胃中有热，热则虫动，虫动则胃缓，胃缓则廉泉开，故涎下，补足少阴。

问曰：人之耳中鸣者何？对曰：耳者，宗脉之所聚也。故胃中空，空则宗脉虚，虚则下溜，脉有所竭者，故耳鸣，补客主人，手大指甲上与肉交者。

问曰：人之自啮舌者何？对曰：此厥逆走上，脉气皆至也。少阴气至则自啮舌；少阳气至则啮颊；阳明气至则啮唇矣，视主病者补之。

（四）问曰：人之善忘者何？对曰：上气不足，下气有余，肠胃实而心肺虚。虚则营卫留于下，久不以时上，故善忘也。

问曰：人之善饥不嗜食者何也？对曰：精气并于脾则热留于胃，胃热则消谷，消谷故善饥，胃气逆上，故胃脘塞，胃脘塞故不嗜食。

善忘及善饥，先视其腑脏，诛其小过，后调其气，盛
则泻之，虚则补之。

（五）凡此十四邪者，皆奇邪走空窍者也。邪之所在皆
为不足，故上气不足，脑为之不满，耳为之善鸣，头为之
倾，目为之瞑。中气不足，溲便为之变，肠为之善鸣，补
之足外踝下留之。下气不足，则乃为痿厥，心闷，急刺足
大指上二寸留之。一曰补足外踝下留之。

【按语】

（一）见《灵枢·口问》篇，其中第二节末句见《灵
枢·杂病》篇；（二）见《素问·解精微论》篇；（三）见
《灵枢·口问》篇；（四）见《灵枢·大惑论》篇；（五）见
《灵枢·口问》篇。

本节将《灵枢》和《素问》中人患欠、哕、唏、振
寒等十四种疾病的病因、病机进行了阐述，并分列各病的
针刺治疗方法，治疗方法多以补泻某经为主，具体腧穴提
及较少。其中（一）的第二节末句填补于此处，补充了患
"哕"常用的外治法，使治疗方法更加全面。（五）对上述
十四种疾病进行了总结，指出此十四种病的共同特点："皆
奇邪走空窍"。

寒气客于厌发喑不能言第二

【原文】

（一）黄帝问曰：人之卒然忧恚而言无音者，何气不

行？少师对曰：咽喉者，水谷之道路也。喉咙者，气之所
以上下者也。会厌者，音声之户也。唇口者，音声之扇也。
舌者，音声之机也。悬痈垂者，音声之关也。颃颡者，分
气之所泄也。横骨者，神气之所使，主发舌者也。故人之
鼻洞，涕出不收者，颃颡不闭，分气失也。其厌小而薄，
则发气疾，其开合利，其出气易；其厌大而厚，则开合难，
其出气迟，故重言也，所谓吃者，其言逆，故重之。卒然
无音者，寒气客于厌，则厌不能发，发不能下至其机扇，
机扇开合不利，故无音。足少阴之脉上系于舌本，络于横
骨，终于会厌，两泻血脉，浊气乃辟。会厌之脉上络任脉，
复取之天突，其厌乃发也。

暴喑气硬，刺扶突与舌本出血。

（二）不能言，刺脑户。

暴喑不能言，喉嗌痛，刺风府。

舌缓，喑不能言，刺喑门。

喉痛，喑不能言，天窗主之。

暴喑气哽，喉痹咽痛不得息，饮食不下，天鼎主之。

食饮善呕，不能言，通谷主之。

喑不能言，期门主之。

暴喑不能言，支沟主之。

喑不能言，合谷及涌泉、阳交主之。

【按语】

（一）见《灵枢·忧恚无言》篇，末句见《灵枢·寒热
病》篇；（二）为《明堂》佚文。

　　本节以论述邪气侵犯会厌，不能发音的病机和治法为重点，具体阐述了喉咙、会厌、唇、舌、颃颡、悬痈垂、横骨等部位对发音的作用，及会厌之大小厚薄对发音的影响；并对寒邪侵犯会厌，卒然无音的病机及主治腧穴做了具体说明。（一）末句填补此处，补充治疗"暴喑气硬"病症运用放血疗法的具体腧穴和方法。（二）为依据上句的格式，整理了"不能言"的不同针刺腧穴，但未有补泻的明确方法。

目不得眠不得视及多卧卧不安不得偃卧肉苛诸息有音及喘第三

【原文】

　　（一）黄帝问曰：夫邪气之客于人也，或令人目不得眠者，何也？伯高对曰：五谷入于胃也，其糟粕津液宗气分为三隧。故宗气积于胸中，出于喉咙以贯心肺，而行呼吸焉。营气者，泌其津液，注之于脉，化而为血，以营四末，内注五脏六腑，以应刻数焉。卫气者，出其悍气之慓疾，而先行于四末、分肉、皮肤之间，而不休息也，昼行于阳，夜行于阴，其入于阴也，常从足少阴之分间，行于五脏六腑。今邪气客于五脏，则卫气独营其外，行于阳，不得入于阴。行于阳则阳气盛，阳气盛则阳跷满，不得入于阴，阴气虚，故目不得眠。治之，补其不足，泻其有余，调其虚实，以通其道，而去其邪，饮以半夏汤一剂，阴阳已通，其卧立至，此所以决渎壅塞，经络大道，阴阳得和者也。

其汤方以流水千里以外者八升，扬之万遍，取其清五升，煮之，炊以苇薪火，沸煮秫米一升，治半夏五合，徐炊令竭为一升半，去其粗，饮汁一小杯，日三，稍益，以知为度。故其病新发者，覆杯则卧，汗出则已矣；久者，三饮而已，

（二）黄帝问曰：目闭不得视者何也？岐伯对曰：卫气行于阴，不得入于阳。行于阴则阴气盛，阴气盛则阴跷满，不得入于阳则阳气虚，故目闭焉。（《九卷》行作留，入作行。）

问曰：人之多卧者何也？对曰：此人肠胃大而皮肤涩（《九卷》作湿，下同），涩则分肉不解焉。肠胃大则卫气行留久；皮肤涩，分肉不解，则行迟。夫卫气者，昼常行于阳，夜常行于阴，故阳气尽则卧，阴气尽则寤。故肠胃大，卫气行留久，皮肤涩，分肉不解，则行迟，留于阴也久，其气不精（一作清）则欲瞑，故多卧矣。其肠胃小，皮肤滑以缓，分肉解利，卫气之留于阳也久，故少卧焉。

问曰：其非常经也，卒然多卧者何也？对曰：邪气留于上焦，上焦闭而不通，已食若饮汤，卫气久留于阴而不行，故卒然多卧。

问曰：治此诸邪奈何？对曰：先视其腑脏，诛其小过，后调其气，盛者泻之，虚者补之，必先明知其形气之苦乐，定乃取之。

（三）问曰：人有卧而有所不安者何也？对曰：脏有所伤，及情有所倚，则卧不安（《素问》作精有所倚则安，《太素》作精有所倚则不安），故人不能悬其病也。

问曰：人之不得偃卧者何也？对曰：肺者，脏之盖也，肺气盛则脉大，脉大则不得偃卧。

（四）问曰：人之有肉苛者何也？是为何病？对曰：营气虚，卫气实也。营气虚则不仁，卫气虚则不用，营卫俱虚则不仁且不用，肉如苛也。人身与志不相有也，三十日死。

问曰：人有逆气不得卧而息有音者，有不得卧而息无音者，有起居如故而息有音者，有得卧行而喘者，有不得卧不能行而喘者，有不得卧，卧而喘者，此何脏使然？对曰：不得卧而息有音者，是阳明之逆也。足三阳者下行，今逆而上行，故息有音也。阳明者，胃脉也，胃者六腑之海也，其气亦下行，阳明逆不得从其道，故不得卧。《下经》曰胃不和则卧不安，此之谓也。夫起居如故而息有音者，此肺之络脉逆，不得随经上行下，故留经而不行，络脉之病人也微，故起居如故，而息有音也。夫不得卧，卧则喘者，水气客也。夫水气循津液而留（《素问》作流）者也，肾者水脏，主津液，主卧与喘也。

（五）惊不得眠，善龄，水气上下，五脏游气也，阴交主之。

不得卧，浮郄主之。

身肿皮痛，不可近衣，淫泺苛获，久则不仁，屋翳主之。

【按语】
（一）见《灵枢·邪客》篇；（二）见《灵枢·大惑论》

篇;(三)见《素问·病能论》篇;(四)见《素问·逆调论》篇;(五)为《明堂》佚文。

本节主要归纳了与卫气有密切关系的疾患及腧穴主治。其中重在论述病机,治疗用穴较少。主要内容:从卫气的生理机能变化,论述了目不得眠、不得视、多卧、卧不安、不得偃卧等症的病机和治法;肉苛亦与卫气的运行有密切关系,论述了其病机和预后;喘息的不同病机,及其与肺、胃、肾三脏的关系。

足太阳阳明手少阳脉动发目病第四

【原文】

(一)黄帝问曰:余尝上清零之台,中陛而顾,匍匐而前,余私异之,窃内怪之,或独冥视,安心定气,久而不解,被发长跪,俯而复视之,久不已,卒然自止,何气使然?岐伯对曰:五脏六腑之精气皆上注于目而为之精,精之裹(《灵枢》作窠,下同)者为眼,骨之精者为瞳子,筋之精为黑晴(《灵枢》作黑眼),血之精为其络裹。气之精为白晴(《灵枢》亦作白眼),肌肉之精为约束。裹契(一作撷)筋骨血气之精而与脉并(《灵枢》作并)为系,上属于脑,后出于项中,故邪中于项。因逢身之虚,其入深,则随眼系以入于脑,入则脑转,脑转则引目系急,目系急则目眩以转矣。邪中其精,则其精所中者不相比,不相比则精散,精散则视歧,故见两物也。目者,五脏六腑之精也,营卫魂魄之所常营也,神气之所生也,故神劳则魂魄散，志意乱，是故瞳子黑眼法于阴，白眼赤脉法于阳，故阴阳合揣（《灵枢》作传）而精明也。目者心之使也，心者神之所舍也，故神分精乱而不揣（一作转），卒然见非常之处，精神魂魄散不相得，故曰惑。

问曰：余疑何其然也，余每之东苑，未尝不惑，去之则复，余惟独为东苑劳神乎？何其异也？对曰：不然，夫心有所喜，神有所恶，卒然相感，则精气乱，视误故惑，神移乃复。是故间者为迷，甚者为惑。

（二）目眦外决（一作次）于面者为锐眦；在内近鼻者，上为外眦，下为内眦。

目色赤者病在心，白色者病在肺，青色者病在肝，黄色者病在脾，黑色者病在肾，黄色不可名者病在胸中。诊目痛，赤脉从上下者太阳病，从下上者阳明病，从外走内者少阳病。

夫胆移热于脑，则辛頞鼻渊（一作洞），鼻渊者，浊涕下不止，传为衄蔑（《素问》作衄衊）瞑目，故得之气厥。

（三）足阳明有夹鼻入于面者，名曰悬颅，属口对入系目本。头痛引颔取之，视有过者取之，损有余，补不足，反者益甚。足太阳有通项入于脑者，正属目本，名曰眼系。头目苦痛，取之在项中两筋间，入脑乃别。阴跷阳跷，阴阳相交，阳入阴出，阴阳交于锐眦，阳气盛则瞋目，阴气绝则眠。

目中赤痛从内眦始，取之阴跷。

（四）目中痛不能视，上星主之，先取譩譆，后取天牖、风池。

青盲，远视不明，承光主之。

目瞑，远视晾晾，目窗主之。

目晾晾赤痛，天柱主之。

目眩无所见，偏头痛引目外眦而急，颔厌主之。

目不明，恶风，目泣出，憎寒，头痛目眩瞀，内眦赤痛，目晾晾无所见，眦痒痛，淫肤白翳，睛明主之。

青盲无所见，远视晾晾，目中淫肤白膜，瞳子髎，巨髎主之。

目不明，泪出，目眩瞀，瞳子痒，远视晾晾，昏夜无见，目瞤动与项口参相引，喎僻口不能言，刺承泣。

目痛口僻，泪出，目不明，四白主之。

目赤黄，颧髎主之。

䁾目，水沟主之。

目痛不明，龈交主之。

目瞑，身汗出，承浆主之。

青盲瞳目，恶风寒，上关主之。

青盲，商阳主之。

瞳目，目晾晾，偏历主之。

眼痛，下廉主之。

瞳目，目晾晾，少气，灸五里，左取右，右取左。

目中白翳，目痛泣出，甚者如脱，前谷主之。

白膜覆珠，瞳子无所见，解溪主之。

【按语】

（一）见《灵枢·大惑论》篇；（二）共三条，分见《灵枢·癫狂》篇、《灵枢·论疾诊尺》篇、《素问·气厥论》篇；（三）见《灵枢·寒热病》篇，末句见《灵枢·热病》篇；（四）《明堂》佚文。

本节论述了与目有直接联系的足太阳、阳明和手少阳的经脉，当这些经脉有了变动，就会引起目病。主要内容有：目和五脏六腑精神魂魄的关系；通过目病的外候，诊察有关的脏腑经络；目与足阳明、足太阳及阴阳二跷脉的关系；目疾的主治腧穴。（二）共三条，其中第一条为目的解剖部位名称；第二条为目诊；第三条为"鼻渊"致目疾。从基础到临床，将与目有关的散在条文，进行了整理。（三）末句填补此处，将《内经》中具体目疾所选腧穴并列于此。

手太阳少阳脉动发耳病第五

【原文】

（一）暴厥而聋，耳偏塞闭不通，内气暴薄也。不从内外中风之病，故留瘦著也。

头痛耳鸣，九窍不利，肠胃之所生也。

（二）黄帝问曰：刺节言发蒙者，刺府俞以去府病，何俞使然？岐伯对曰：刺此者，必于白日中刺其耳听（一作听宫），中其眸子，声闻于耳，此其俞也。问曰：何谓声闻于耳？对曰：已刺，以手坚按其两鼻窍，令疾偃，其声必应其中。

（三）耳鸣，取耳前动脉。耳痛不可刺者，耳中有

脓，若有干撷抵（一作盯聍），耳无闻也。耳聋，取手少指
（《太素》云少指次指）爪甲上与肉交者，先取手，后取足。
耳鸣，取手足中指爪甲上。左取右，右取左；先取手，后
取足。

聋而不痛，取足少阳；聋而痛，取手阳明。

（四）耳鸣，百会及颔厌、颅息、天窗、大陵、偏厉、
前谷、后溪皆主之。

耳痛聋鸣，上关主之，刺不可深。

耳聋鸣，下关及阳溪、关冲、掖门、阳谷主之。

耳鸣聋，头颔痛，耳门主之。

头重，颔痛引耳中，愦愦嘈嘈，和髎主之。

聋，耳中颠飔颠飔者若风，听会主之。

耳聋填填如无闻，愦愦嘈嘈若蝉鸣，颎鸠鸣，听宫主
之。下颊取之，嚖如破声，刺此（即《九卷》所谓发蒙
者）。

聋，翳风及会宗下空主之。

耳聋无闻，天窗主之。

耳聋嘈嘈无所闻，天容主之。

耳鸣无闻，肩贞及腕骨主之。

耳中生风，耳鸣耳聋时不闻，商阳主之。

聋，耳中不通，合谷主之。

耳聋，两颞颥痛，中渚主之。

耳焞焞浑浑，聋无所闻，外关主之。

卒气聋，四渎主之。

【按语】

（一）见《素问·通评虚实论》篇；（二）见《灵枢·刺节真邪》篇；（三）见《灵枢·厥病》篇，末句见《灵枢·杂病》篇；（四）为《明堂》佚文。

本节明确了手太阳、少阳经脉异常可导致耳病，并整理了耳疾的治疗方法，其主要内容有：暴厥耳聋的病机；发蒙的具体针刺手法；伴不同症状的各种耳病所有针刺腧穴。（三）的末句填补此处，补充了治疗选穴。

手足阳明脉动发口齿病第六

【原文】

（一）诊龋齿痛，按其阳明之来，有过者独热。在左者左热，在右右热，在上上热，在下下热。

（二）臂之阳明有入頄齿者，名曰大迎，下齿龋取之臂，恶寒补之（一作取之），不恶寒泻之。（《灵枢》名曰禾髎，或曰大迎。详大迎乃是阳明脉所发，则当云禾髎是也。然而下齿龋又当取足阳明，禾髎、大迎当试可知耳。）手太阳有入颊遍齿者，名曰角孙，上齿龋取之，在鼻与頄（一作頗）前。方病之时，其脉盛，脉盛则泻之，虚则补之。一曰取之出眉外，方病之时，盛泻虚补。

（三）齿动痛，不恶清饮，取足阳明；恶清饮，取手阳明。

舌缓涎下，烦闷，取足少阴。

重舌，刺舌柱以铍针。

（四）上齿龋肿，目窗主之。

上齿龋痛，恶寒，正营主之。

齿牙龋痛，浮白及完骨主之。

齿痛，颧髎及二间主之。

上齿龋，兑端及耳门主之。

齿间出血者，有伤酸，齿床落痛，口不可开，引鼻中，龈交主之。

颊肿口急，颊车骨痛，齿不可以嚼，颊车主之。

厥，口僻失欠，下牙痛，颊肿，恶寒，口不收，舌不能言，不得嚼，大迎主之。

上齿龋痛，口僻噤不开，上关主之。

失欠，下齿龋，下牙痛，颔肿，下关主之。

齿龋痛，听会及冲阳主之。

齿牙不可嚼，龈肿，角孙主之。

口僻不正，失欠口不开，翳风主之。

舌下肿，难言，舌纵，喎戾不端，通谷主之。

舌下肿，难以言，舌纵涎出，廉泉主之。

口僻，刺太渊，引而下之。

口中腥臭，劳宫主之。

口干下齿痛，恶寒颔肿，商阳主之。

齿龋痛，恶清，三间主之。

口僻，偏历主之。

口齿痛，温溜主之。

下齿龋则上齿痛，掖门主之。

齿痛，四渎主之。

上牙齿龋痛，阳谷主之（一作阳溪）。

齿龋痛，合谷主之。

齿龋痛，小海主之。

舌纵涎下，烦闷，阴谷主之。

【按语】

（一）见《灵枢·论疾诊尺》篇；（二）见《灵枢·寒热病》篇；（三）共三条，分见《灵枢·杂病》篇、《灵枢·寒热病》篇、《灵枢·终始》篇；（四）为《明堂》佚文。

本节论述了根据手足阳明经脉的循经，当它们感受邪气时，口齿就会发生疾病。运用经络辨证对疾病进行分析，是针灸治疗疾病的最常用方法之一。另外，对所出现疾病的治疗原则和主治腧穴进行了整理、归纳，便于临床应用。（三）分别将与齿、舌有关的病症进行了归纳、整理。

血溢发衄第七

【原文】

（一）暴瘅内逆，肝肺相薄，血溢鼻口，取天府，此为胃之大俞五部也（五部，按《灵枢》云阳逆头痛，胸满不得息，取人迎。暴喑气哽，刺扶突与舌本出血，暴聋气蒙，耳目不明，取天牖，暴拘挛，痫痓，足不任身者，取天柱。暴瘅内逆，肝肺相搏，血溢鼻口，取天府。此为胃之五大俞五部也。今士安散作五穴于篇中，此特五部之一耳）。

衄而不止，衃，血流，取足太阳；大衄衃，取手太阳；不已，刺腕骨下；不已，刺腘中出血。

（二）鼻鼽衄，上星主之，先取譩譆，后取天牖、风池。

鼻管疽，发为厉鼻，脑空主之。

鼻鼽不利，窒洞气塞，喝僻多洟，鼽衄有痈，迎香主之。

鼽衄洟出，中有悬痈宿肉，窒洞不通，不知香臭，素髎主之。

鼻窒口僻，清洟出不可止。鼽衄有痈，禾髎主之。

鼻鼽不得息，鼻不收洟，不知香臭及衄不止。水沟主之。

鼻中息肉不利，鼻头额頯中痛，鼻中有蚀疮，龈交主之。

衄血不止，承浆及委中主之。

鼻不利，前谷主之。

衄，腕骨主之。

【按语】

（一）见《灵枢·寒热病》篇、《灵枢·杂病》篇；（二）为《明堂》佚文。

本节论述了血溢口鼻而致衄的病因、治疗方法及主治腧穴。

手足阳明少阳脉动发喉痹咽痛第八

【原文】

（一）喉痹不能言，取足阳明；能言，取手阳明。

（二）喉痹，完骨及天容、气舍、天鼎、尺泽、合谷、商阳、阳溪、中渚、前谷、商丘、然谷、阳交悉主之。

喉痹咽肿，水浆不下，璇玑主之。

喉痹食不下，鸠尾主之。

喉痹咽如哽，三间主之。

喉痹不能言，温溜及曲池主之。

喉痹气逆，口喎，喉咽如扼状，行间主之。(《千金》作间使。)

咽中痛不可纳食，涌泉主之。

【按语】

(一) 见《灵枢·杂病》篇;(二) 为《明堂》佚文。

本节指明手足阳明、少阳经脉有功能异常时，会出现咽喉部的疾患，与经脉的循行有密切的关系。整理、归纳了喉痹、咽痛的不同症状，以及相应选用的腧穴主治。

气有所结发瘤瘿第九

【原文】

瘿，天窗 (一本作天容,《千金》作天府) 及臑会主之。瘤瘿，气舍主之。

【按语】

本篇录《明堂》佚文中两条瘤瘿的治疗腧穴。单列此节可以反映出患瘤瘿者较少，却较重要。此病为气结所致。

妇人杂病第十

【原文】

（一）黄帝问曰：人有重身，九月而喑，此为何病？岐伯对曰：胞之络脉绝也。胞络者，系于肾，少阴之脉贯肾系舌本，故不能言。无治也，当十月复。治法曰：无损不足益有余，以成其辜（《素问》作疹）。所谓不足者，身羸瘦，无用镵石也。无益其有余者，腹中有形而泄之，泄之则精出而病独擅中。故曰成辜。

（二）问曰：何以知怀子且生也？对曰：身有病而无邪脉也。

诊女子，手少阴脉动甚者，妊子也。

乳子而病热，脉悬小，手足温则生，寒则死，乳子中风病热，喘渴（《素问》作鸣），肩息，脉急大。缓则生，急则死。

（三）乳子下赤白，腰俞主之。

女子绝子，阴挺出，不禁白沥，上髎主之。

女子赤白沥，心下积胀，次髎主之（《千金》云：腰痛不可俯仰）。先取缺盆，后取尾骶与八髎。女子赤淫时白，气癃，月事少，中髎主之。

女子下苍汁，不禁赤沥，阴中痒痛，引少腹控䏚，不可俯仰，下髎主之。刺腰尻交者两胂上，以月死生为痏数，发针立已。（《千金》云：肠鸣泄注，下髎主之。）

妇人乳余疾，膺门主之。

乳痈寒热，短气，卧不安，膺窗主之。

乳痈，凄索寒热，痛不可按，乳根主之。

绝子，灸脐中，令人有子。

女子手脚拘挛，腹满，疝，月水不通，乳余疾，绝子，阴痒，阴交主之。

腹满疝积，乳余疾，绝子，阴痒，刺石门。(《千金》云：奔豚上腹，少腹坚痛，下引阴中，不得小便。)

女子绝子，衃血在内不下，关元主之。(《千金》云：胞转不得尿，少腹满，石水痛，刺关元，亦宜矣。)

女子禁中痒，腹热痛，乳余疾，绝子内不足，子门不端，少腹苦寒，阴痒及痛，经闭不通，小便不利，中极主之。

妇人下赤白沃后，阴中干痛，恶合阴阳，少腹膜坚，小便闭，曲骨(《千金》作屈骨)主之。

女子血不通，会阴主之。

妇人子脏中有恶血，内逆满痛，石关主之。

月水不通，奔泄气上，下引腰脊痛，气穴主之。

女子赤淫，大赫主之。

女子胞中痛，月水不以时休止，天枢主之。(《千金》云：腹胀肠鸣，气上冲胸，刺天枢。)

小腹胀满痛引阴中，月水至则腰脊痛，胞中瘕，子门有寒，引髋髀，水道主之。(《千金》云：大小便不通，刺水道。)

女子阴中寒，归来主之。

女子月水不利，或暴闭塞，腹胀满癃，淫泺身热，腹中绞痛，癀疝阴肿，及乳难，子上抢心，若胞衣不出，众气尽乱，腹满不得反息，正偃卧，屈一膝，伸一膝，并气冲针上入三寸，气至泻之。

妇人无子及少腹痛，刺气冲。

妇人产余疾，食饮不下，胸胁榰满，眩目，足寒，心切痛，善噫闻酸臭，胀瘅腹满，少腹尤大，期门主之。

妇人少腹坚痛，月水不通，带脉主之。

妇人下赤白，里急瘛疭，五枢主之。

妒乳，太渊主之。（《千金》云：膺胸痛。）

绝子，商丘主之（穴在内踝前宛宛中）。

女子疝瘕，按之如以汤沃其股内至膝，飧泄，妇人阴中痛，少腹坚急痛，阴陵泉主之。

妇人漏下，若血闭不通，逆气胀，血海主之。

月事不利，见血而有身反败，阴寒，行间主之。

乳痛，太冲及复溜主之。

女子疝，及少腹肿，溏泄，癃，遗溺，阴痛，面尘黑，目下眦痛，太冲主之。

女子少腹大，乳难，嗌干嗜饮，中封主之。

女子漏血，太冲主之。

女子夹脐疝，中封主之。

大疝绝子，筑宾主之。

女子疝，小腹肿，赤白淫，时多时少，蠡沟主之。

女子疝瘕，按之如以汤沃两股中，少腹肿，阴挺出痛，经水来下，阴中肿或痒，漉青汁若葵羹，血闭无子，不嗜食，曲泉主之。

妇人绝产，若未曾生产，阴廉主之（刺入八分，羊矢下一寸是也）。

妇人无子，涌泉主之。

女子不字，阴暴出，经水漏，然谷主之。

女子不下月水，照海主之。（《千金》云：痹惊善悲不乐如坠堕，汗不出，刺照海。）

妇人，阴挺出，四肢淫泺，身闷，照海主之。

月水不来而多闭，心下痛，目䀮䀮不可远视，水泉主之。

妇人漏血，腹胀满不得息，小便黄，阴谷主之。（《千金》云：漏血，小腹胀满如阻，体寒热，腹偏肿。）

乳痈有热，三里主之。

乳痈，惊，巨虚下廉主之。

月水不利，见血而有身则败，及乳肿，临泣主之。

女子字难，若胞不出，昆仑主之。

【按语】

（一）见《素问·奇病论》篇；（二）共三条，分见《素问·腹中论》篇、《素问·平人气象论》篇、《素问·通评虚实论》篇；（三）为《明堂》佚文。

本节对妇人杂病进行了集中整理和论述，其主要内容有：妇人重身而瘖的原因，怀孕的脉象，根据产后热病的脉象、兼证判断其预后；妇人杂病的不同症状和主治腧穴。其中（二）将妊娠的诊断和生产的病理收集整理，便于查找。另本节有两处明确提出运用灸法治疗，妇人杂病也是本章唯一运用灸法治疗的疾病。

小儿杂病第十一

【原文】

（一）婴儿病，其头毛皆逆上者死。婴儿耳间青脉起者瘈，腹痛，大便青瓣，飧泄，脉大，手足寒，难已；飧泄，脉小，手足温者，易已。

（二）痫惊脉五，针手足太阴各五，刺经太阳者五，刺手足少阴经络旁者一，足阳明一，上踝五寸刺三针。

（三）小儿惊痫，本神及前顶、囟会、天柱主之；如反视，临泣主之。

小儿惊痫，瘈疭，脊急强，目转上插，缩筋主之。

小儿惊痫，瘈疭，脊强互相引，长强主之。

小儿食晦，头痛，谚诪主之。

小儿痫发，目上插，攒竹主之。

小儿脐风，目上插，刺丝竹空。

小儿痫瘛，呕吐泄注，惊恐失精，瞻视不明，眵䁾，长强及瘈脉主之。

小儿痫，喘不得息，颅息主之。

小儿惊痫，如有见者，列缺主之，并取阳明络。

小儿口中腥臭，胸胁榰满，劳宫主之。

小儿羊痫，会宗下空主之。

小儿咳而泄，不欲食者，商丘主之。

小儿痫瘛，手足扰，目昏，口噤，溺黄，商丘主之。

小儿痫瘛，遗清溺，虚则病诸瘕痹，实则闭癃，小腹中热，善寐，大敦主之。

小儿脐风，口不开，善惊，然谷主之。

小儿腹满，不能食饮，悬钟主之。

小儿马痫，金门及仆参主之。

风从头至足，痫瘛，口闭不能开，每大便腹暴满，按之不下，嚏（一作噫），悲，喘，昆仑主之。

【按语】

（一）见《灵枢·论疾诊尺》篇；（二）见《素问·通评虚实论》篇；（三）为《明堂》佚文。

本节对小儿疾患单列整理，以小儿常见的惊痫、瘛痛、飧泄的诊断和不同症状可能的预后以及小儿杂病的主治腧穴为内容。

二、寒食散论

　　服石和炼丹，在两晋、南北朝时期，风行一时。这和当时社会背景、道教勃兴等有密切的关系。早在战国时代，至迟在西汉之初，服石就被作为一种治疗手段。但魏晋南北朝的服石成风，则是一种偏向。当时所服的"五石散"是将石钟乳、硫黄、白石英、紫石英、赤石脂五种矿物药研成粉末，做散剂服用，因服后身体烦热，必须"寒衣、寒饮、寒食、寒卧，极寒益善"，故又名"寒食散"。服石的流弊是很严重的，据皇甫谧记载，或"舌缩入喉"，或"痈疮陷背"，或"脊肉烂溃"，以致殒命。

　　景元二年（公元261年）前后，皇甫谧因身染疾患，兼受服石之风的影响，他也服用五石散。但服后反应剧烈，如患大病，痛苦难忍之际，甚至欲叩刃自杀。直到晚年才醒悟过来而反对服石。由于服石成风，因此而引起的疾病就大量出现。皇甫谧根据当时的情景，结合自己的体会写成了《寒食散论》一书。可惜原著早已佚失，部分内容在《诸病源候论》及《医心方》中保存了下来。

（一）《诸病源候论》寒食散论辑录

【原文】

《诸病源候论·解散病诸候》

皇甫云：然寒食药者，世莫知焉，或言华佗，或曰仲景。考之于实：佗之精微，方类单省，而仲景经有侯氏黑散、紫石英方，皆数种相出入，节度略同；然则寒食草、石二方，出自仲景，非佗也。且佗之为治，或刳断肠胃，涤洗五脏，不纯任方也。仲景虽精，不及于佗。至于审方物之候，论草石之宜，以妙绝众医。及寒食之疗者，御之甚难，将之甚苦。近世尚书何晏，耽声好色，始服此药，心加开朗，体力转强，京师翕然，传以相授。历岁之困，皆不终朝而愈。众人喜于近利，未睹后患。晏死之后，服者弥繁，于时不辍，余亦豫焉。或暴发不常，夭害天命，是以族弟长互，舌缩入喉；东海王良夫，痈疮陷背；陇西辛长绪，脊肉烂溃；蜀郡赵公烈，中表六丧。悉寒食散之所为也。远者数十岁，近者五六岁。余虽视息，犹溺人之笑耳。而世人之患病者，由不能以斯为戒，失节之人，多来问余，乃喟然叹曰：今之医官，精方不及华佗，审治莫如仲景，而竞服至难之药，以招甚苦之患，其夭死者焉可胜计哉？咸宁四年，平阳太守刘泰，亦沉斯病，使使问余救解之宜。先时有姜子者，以药困绝，余实生之，是以闻焉。然身自荷毒，虽才士不能书，辨者不能说也。苟思所不逮，暴至不旋踵，敢以教人乎？辞不获已，乃退而惟之，求诸《本草》，考以《素问》，寻故事之所更，参气物之相使，并列四方之本，注释其下，集而与之。匪曰我能也，该三折臂者为医，非生而知之，试验亦其次也。

服寒食散，二两为剂，分作三帖。清旦温醇酒服一帖，移日一丈，复服一帖，移日二丈，复服一帖，如此三帖尽。须臾，以寒水洗手足，药气两行者，当小痹，便因脱衣，以冷水极浴，药势益行，周体凉了，心意开朗，所患即瘥。虽羸困著床，皆不终日而愈。人有强弱，有耐药。若人羸弱者，可先小食，乃服；若人强者，不须食也。有至三剂，药不行者，病人有宿癖者，不可便服也，当先服消石大丸下去，乃可服也。

服药之后，宜烦劳。若羸著床不能行者，扶起行之。常当寒衣、寒饮、寒食、寒卧，极寒益善。

若药未散者，不可浴，浴之则矜寒，使药噤不发，令人战掉，当更温酒饮食，起跳踊，舂磨出力，令温乃愈，解则止，勿过多也。又当数令食，无昼夜也。一日可六七食，若失食，饥亦令人寒，但食则温矣。

若老小不耐药者，可减二两，强者过二两。

少小气盛及产妇卧不起，头不去巾帽，厚衣对火者，服散之后，便去衣巾，将冷如法，勿疑也。虚人亦治，又与此药相宜。实人勿服也。药虽良，令人气力兼倍，然甚难将息，适大要在能善消息节度，专心候察，不可失意，当绝人事。唯病著床，虚所不能言，厌病者，精意能尽药意者，乃可服耳。小病不能自劳者，比废失节度，慎勿服也。

若伤寒者，大下后乃服之，便极饮冷水。若产妇中风寒，身体强痛，不得动摇者，便温服一剂，因以寒水浴即瘥。以浴后，身有痹处者，便以寒水洗，使周遍，初得小冷，当数食饮酒于意。后愦愦不了快者，当复冷水浴，以病甚者，水略不去体也。若药偏在一处，偏痛、偏冷、偏热、偏痹及眩烦腹满者，便以水逐洗，于水下即了了矣。如此昼夜洗，药力尽乃止。

凡服此药，不令人吐下也，病皆愈。若膈上大满欲吐者，便餔食即安矣。服药之后，大便当变于常，故小青黑色，是药染耳，勿怪之也。若亦温温欲吐，当遂吐之，不令极也。明旦当更服。

若浴晚者，药势必不行，则不堪冷浴，不可强也，当如法更服之。凡洗太早，则药禁寒；太晚，则吐乱，不可失过也。寒则出力洗，吐则速冷食。若以饥为寒者，食自温。常当将冷，不可热炙之也。若温衣、温食、温卧，则吐逆颠覆矣，但冷饮食、冷浴则瘥矣。

凡服药者，服食皆冷，唯酒冷热自从。或一月而解，或二十余日解，当饮酒，令体中醺醺不绝。当饮醇酒，勿饮薄白酒也，体内重，令人变乱。若不发者，要当先下，乃服之也。

寒食药得节度者，一月转解，或二十日解。堪温不堪寒，即以解之候也。

其失节度者，头痛欲裂，坐服药食温作癖，急宜下之。

或两目欲脱，坐犯热在肝，速下之，将冷自止。

或腰痛欲折，坐衣厚体温，以冷洗浴，冷石熨也。

或眩冒欲蹶，坐衣裳犯热，宜淋头，冷洗之。

或腰疼欲折，坐久坐下温，宜常令床上冷水洗也。

或腹胀欲决，甚者断衣带，坐寝处久下热，又得温、失食、失洗、不起行，但冷食、冷洗、当风立。

或心痛如刺，坐当食而不食，当洗而不洗，寒热想结，气不通，结在心中，口噤不得息，当校口，但与热酒，任本性多少，其令酒气两得行，气自通。得噫，因以冷水浇淹手巾，著所苦处，温复易之，自解。解便速冷食，能多益善。于诸痛之内，心痛最急，救之若赴汤火，乃可济耳。

或有气断绝，不知人，时厥，口不得开，病者不自知，当须傍人救之。要以热酒为性命之本。不得下者，当斫齿，以酒灌咽中。咽中塞逆，酒入腹还出者，但与勿止也。出复内之，如此或半日，酒下气苏，酒不下者，便杀人也。

或下利如寒中，坐行止食饮犯热所致，人多疑冷病。人又滞癖，皆犯热所为，慎勿疑也，速脱衣、冷食饮、冷洗也。

或百节痠疼，坐卧太厚，又入温被中，衣温不脱衣故也。卧下当极薄，单布不著绵也。当薄且垢故，勿著新衣，多著故也。虽冬寒，常当被头受风，以冷石熨，衣带不得系也。若犯此痠闷者，但入冷水浴，勿忍病而畏浴也。

或矜战恶寒，如伤寒，或发热如疟，坐失食忍饥，洗冷不行。又坐食臭故也。急冷洗起行。

或恶食如臭物，坐温食作癖也，当急下之。若不下，万救终不瘥也。

或咽中痛，鼻塞，清涕出，坐温衣近火故也。但脱衣，冷水洗，当风，以冷石熨咽嗓五六遍自瘥。

或胸胁气逆，干呕，坐饥而不食，药气熏膈故也。但冷食、冷饮、冷洗即瘥。

或食下便出，不得安坐，有癖，但下之。

或淋不得小便，为久坐温处及骑马鞍，热入膀胱也。冷食，以冷水洗小腹，以冷石熨，一日即止。

或大行难，腹中牢固如蛇盘，坐犯温，久积腹中，干粪不去故也。消酥若膏，便寒服一二升，浸润则下；不下，更服即瘥。

或寒栗头掉，不自支任，坐食少，药气行于肌肤，五脏失守，百脉动摇，与正气争竞故也。努力强饮热酒，以和其脉；强冷食、冷饮，以定其脏；强起行，以调其关节。酒行食充，关节以调，则洗了矣。云了者，是瑟然病除，神明了然之状也。

或关节强直，不可屈伸，坐久停息，不自烦劳，药气停止，络结不散越，沉滞于血中故也。任力自温，便冷洗即瘥。云任力自温者，令行动出力，从劳则发温也，非后衣近火之温也。

或小便稠数，坐热食及噉诸含热物饼黍之属故也。以冷水洗少腹，服栀子汤即瘥。

或失气不可禁止者，坐犯温不时洗故也。冷洗自寒即止。

或遗粪不自觉，坐久坐下温，热气上入胃，大肠不禁故也。冷洗即瘥。

或目痛如刺，坐热，热气冲肝，上奔两眼故也。勤冷食，清旦温小便洗，不过三日即瘥。

或耳鸣如风声，汁出，坐自劳出力过矣，房事不节，气逆奔耳故也。勤好饮食，稍稍行步，数食节情即止。

或口伤舌强烂燥，不得食，坐食少，谷气不足，药在胃脘中故也。急作栀子豉汤。

或手足偏痛，诸节解，身体发痈疮硬结，坐寝处久不自移徙，暴热偏并，聚在一处，或硬结核痛，甚者，发如痈，觉便以冷水洗、冷石熨；微者，食顷散也；剧者，数日水不绝乃瘥。洗之无限，要瘥为期。若乃不瘥，即取磨刀石，火烧令热赤，以石投苦酒中，石入苦酒皆破裂，因捣以汁，和涂痛上，三即瘥。取粪中大蛴螬，捣令熟，以涂痛上，亦不过三再即瘥，尤良。

或饮酒不解，食不复下，乍寒乍热，不洗便热，洗复寒，甚者数十日，轻者数日，昼夜不得寐，愁忧恚怒，自惊跳悸恐，恍惚忘误者，坐犯温积久，寝处失节，食热作癖，内实，使热与药并行，寒热交争。虽以法救之，终不可解也。吾尝如此，对食垂涕，援刀欲自刺，未及得施，赖家亲见迫夺，故事不行。退而自惟，乃强食冷饮水，遂止。祸不成，若丝发矣。凡有寒食散药者，虽素聪明，发皆顽嚚，告舍难喻也。以此死者，不可胜计。急饮三黄汤下之。当吾之困也，举家知亲，皆以见分别，赖亡兄士元披方，得三黄汤方，合使吾服，大下即瘥。自此常以救急也。

或脱衣便寒，著衣便热，坐脱著之间无适，故小寒自可著，小温便脱，即洗之即慧矣。慎勿忍，使病发也。洗可得了然瘥，忍之则病成矣。

或齿肿唇烂，齿牙摇痛，颊车噤，坐犯热不时救故也。当风张口，使冷气入咽，漱寒水即瘥。

或周体患肿，不能自转徙，坐久停息，久不饮酒，药气沉在皮肤之内，血脉不通故也。饮酒冷洗，自劳行即瘥。极不能行，使人扶曳行之。事宁违意，勿听从之，使肢节柔调乃止，勿令过差。过则使极，更为失度。热者复洗也。

或患冷，食不可下，坐久冷食，口中不知味故也。可作白酒糜，益著酥，热食一两顿。闷者，冷饮还冷食。

或阴囊臭烂，坐席厚下热故也。坐冷水中即瘥。

或脚趾间生疮，坐著履温故也。脱履著屐，以冷水洗足即愈。

或两腋下烂作疮，坐臂胁相亲也。以悬手离胁，冷熨之即瘥。

或嗜寐不能自觉，久坐热闷故也。急起洗浴饮冷，自精了。或有癖也，当候所宜下之。

或夜不得眠，坐食少，热在内故也。当服栀子汤，数进冷食。

或咳逆，咽中伤，清血出，坐卧温故也，或食温故也。饮冷水，冷熨咽外也。

或得伤寒，或得温疟，坐犯热所为也。凡常服寒食散，虽已久解而更病者，要先以寒食救之，终不中冷也。若得伤寒及温疟者，卒可以常药治之，无咎也。但不当饮热药耳。伤寒药皆除热，疟药皆除癖，不与寒食相妨，故可服也。

或药发辄屏卧，不以语人，坐热气盛，食少，谷不充，邪干正性故也。饮热酒，冷食，自劳便佳。

或寒热累月，张口大呼，眼视高，精候不与人相当，日用水百余石浇，不解者，坐不能自劳，又饮冷酒，复食温食。譬如喝人，心下更寒，以冷救之愈剧者，气结成冰，得热熨饮，则冰消气通，喝人乃解。令药热聚心，乃更寒战，亦如喝人之类也。速与热酒，寒解气通，酒气两行于四肢，周体悉温，然后以冷水三斗洗之，仅然了了矣。

河东裴季彦，服药失度，而处三公之尊，人不敢强所欲，已错之后，其不能自知，左右人不解救之之法，但饮冷水，以水洗之，用水数百石，寒遂甚，命绝于水中，良可痛也。夫以十石焦炭，二白石水沃之，则炭灭矣。药热虽甚，未如十石之火也。沃之不已，寒足杀人，何怨于药乎？不可不晓此意。世人失救者，例多如此。欲服此药者，不唯己自知也，家人皆宜习之，使熟解其法，乃可用相救也。吾每一发，气绝不知人，虽复自知有方，力不复施也。如此之弊，岁有八九，幸家人大小以法救之，犹时有小违错，况都不知者哉！

或大便稠数，坐久失节度，将死候也，如此难治矣。为可与汤下之，倘十得一生耳。不与汤必死，莫畏不与也。下已致死，令不恨也。

或人困已，而脉不绝，坐药气盛行于百脉，人之真气已尽，唯有药气尚自独行，故不绝。非生气也。

或死之后，体故温如人肌，腹中雷鸣，颜色不变，一两日乃似死人耳。或灸之寻死，或不死，坐药气有轻重，故有死生。虽灸之得生，生非已疾之法，终当作祸，宜慎之，大有此故也。

或服药心中乱，坐服温药与疾争结故也。法当大吐下，若不吐下当死。若吐不绝，冷饮自了然瘥。

或偏臂脚急痛，坐久藉持卧温，不自转移，热气入肌附骨故也。勤以布冷水淹漐之，温复易之。

或肌皮坚如木石，枯，不可得屈伸，坐食热卧温作癖，久不下，五脏隔闭。血脉不周通故也。但下之，冷食，饮酒，自劳行即瘥。

或四肢面目皆浮肿，坐食饮温，又不自劳，药与正气停并故也。饮热酒，冷食，自劳，冷洗之则瘥。

或瞑无所见，坐饮食居处温故也。脱衣自洗，但冷饮食，须臾自明了。

或鼻中作鰕鸡子臭，坐著衣温故也。脱衣冷洗即瘥。

或身皮楚痛，转移不在一处，如风，坐犯热所为，非得风也。冷洗熨之即瘥。

或脚疼欲折，由久坐下温，宜坐单床上，以冷水洗即愈。

或苦头眩目疼，不用食，由食及犯热，心膈有癖故也，可下之。

或臂脚偏急，苦痛者，由久坐卧温席下热，不自转移，气入肺胃脾骨故也。勤以手巾淹冷水迫之，温则易之，如此不过两日即瘥。

凡治寒食药者，虽治得瘥，师终不可以治为恩，非得治人后忘得效也。昔如文挚治齐王病，先使王怒，而后病已。文挚以是虽愈王病，而终为王所杀。今救寒食者，要当逆常理，反正性，或犯怒之，自非达者，得瘥之后，心念犯怒之怨，不必得治之恩，犹齐王杀文挚也，后与太子不能救，况与凡人哉！然死生大事也，如知可生而不救之，非仁者也。唯仁者心不已，必冒犯怒而治之，为亲戚之故，不但其人而已。

凡此诸救，皆吾所亲更也。试之不借问于他人也。要当违人理，反常性。重衣更寒，一反也；饥则生臭，二反也；极则自劳，三反也；温则滞利，四反也；饮食欲寒，五反也；痈疮水洗，六反也。

当洗勿失时，一急也；当食勿忍饥，二急也；酒必淳清令温，三急也；衣温便脱，四急也；食必极冷，五急也；卧必衣薄，六急也；食不厌多，七急也。

冬寒欲火，一不可也；饮食欲热，二不可也；常疹自疑，三不可也；畏避风凉，四不可也；极不能行，五不可也；饮食畏多，六不可也；居贪厚席，七不可也；所欲从意，八不可也。

务违常理，一无疑也；委心弃本，二无疑也；寝处必寒，三无疑也。

【按语】

皇甫谧在服了寒食散之后，备受其苦，深知如何将养。于是，"退而惟之，求诸《本草》，考以《素问》，寻故事之所更，参气物之相使"，撰著《寒食散论》，考服石之源，阐将息之法，举夭害之实，列解救之方。其仁人之心，于此昭昭然。从《诸病源候论》看，随着服石之风的盛行与遗害的日著，论述服寒食散的方法以及服石后出现一系列反应的解救措施的人也越来越多。譬如，"皇甫唯欲将冷，廪丘公欲得将暖"，"江左有道弘道人，深识法体，凡所救疗，妙验若神，制《解散对治方》"。然诸家之中，所论最多以及最切实用者，当属皇甫先生。"览皇甫士安撰《解散说》及将服消息节度……当从皇甫节度。"

本篇所录《寒食散论》的内容及其学术价值可概括为以下几个方面：①考订出服石之法，当衍自仲景，而非华佗；②指出服石之法"御之至难，将之甚苦"；③指出当时服石之风盛行，"服者弥繁，于时不辍"；④指明了服石所造成的危害，"或暴发不常，夭害年命"；⑤批判了当时的医患双方之过，"世人之患病者，由不能以此为戒"，而医官"精方不及华佗，审治莫如仲景"；⑥说明了作者写《寒食散论》的直接缘由：咸宁四年，平阳太守刘泰服石后请求解救之法，始有斯作；⑦指出服石及其解救之法，仍当以《本草》、《素问》之理为据，再结合具体临床实际辨证论治，即"求助《本草》，考以《素问》，寻故事之所更，参气物之相使"。⑧详细列举了服石之后，应该根据不同情况进行调理的各种措施。

（二）《医心方》论寒食散方辑录

《医心方》是日本现存最早的中医养生疗疾名典，撰者丹波康赖（公元912—995年）系东汉灵帝之后入籍日本的阿留王的八世孙，他医术精湛，被赐姓丹波，累迁针博士、左卫门佐。他于日本永观二年（北宋太平兴国七年，公元984年）撰成《医心方》30卷，成为后来宫廷医学的秘典，奠定了医家丹波氏不可动摇的历史地位。该书荟集中国医学典籍达204种，是一部失而复得的中华医药集大成之作。《医心方》是日本的国宝，是中日医学交流史上的一座丰碑。书中内容广及医学的各个领域，乃至于养生、房中，后者则导致它在中国大陆被视为准禁书达几十年。书中也保留了许多医家关于寒食散的医论，兹依原著卷篇次序辑录皇甫谧论寒食散的有关文字，供学者阅览。虽寒食散早已成为历史，然时下过度医疗及盲目滥服补品之风并未退去，因此对不恰当用药仍有警示意义。

【原文】

《医心方·服石节度》

《皇甫谧节度论》云：吾观诸服寒食散者，咸言石药沉滞，凝着五脏，故积岁不除；草药轻浅，浮在皮肤。故解散不久，其违错草石正等。今之失度者，石尚迟缓，草多急疾，而今人利草惮石者，良有以也。石必三旬，草以日决，如其不便，草可悔止，石不得休故也。然人有服草散两匕十年不除者，有服石八两终身不发者，虽人性有能否，论药急缓，无以异也。

又，《发动救解法》云：人将药，但知纯寒用水药，得大益，不知纯寒益动，所以困不解者，由是失和故也。寒大过致药动者，以温解之。热大过致药动者，以冷解之。常识所由也，无不得解。

又云：服寒食散者，唯以数下为急。有终不下之。必不得生。下后当慎如节度。

又云：服散不可失食即动，常令胃中有谷，谷强则体气胜，体气胜则药不损人，不可兼食药，益作常欲得美食，食肥猪、苏脂肥脆者为善。

又云：河东裴秀彦（《诸病源候论》作"裴季彦"）服药失度，而处三公之尊，已错之后，已不复自知，左右又不解救之。

救之法，但饮冷酒，冷水洗之，用水数百石，寒益甚，逐绝命于水中，良可悼也。夫以十石焦炭二百斛，水泼之则炭灭矣。药热气虽甚，未如十石之火也。泼之不已，寒足杀人，何怨于药乎。世之失救者，率多如此，欲服此药者，不唯已自知也。家人大小皆宜习之，使熟解其法，乃可用相救耳。

又云：凡有寒食药者，虽素聪明，发皆顽器告喻难晓也。以此死者，不可胜计。急饮三黄汤下之，得大下即瘥。

《医心方·服石反常性法》

皇甫谧云：凡治寒食药者，虽治得瘥，终不可以治者为恩也。非得治人后忘得效也。昔文挚治齐王病，先使王怒而后治病已。王不思其愈而思其怒，文挚以是虽愈王病而终为王所杀。今救寒食药者，要当逆常理，反正性，犯怒以治之，自非达者。已瘥之后，心念犯怒之怨，必忘得治之思。犹齐王之杀文挚也。后与太子尚不能救，而况凡人哉。然死生大事也，知可生而不救之，非仁者。唯仁者心不已，必冒怒而治之为亲戚之，故不但其一人而已。凡此诸救，皆吾所亲更也。已试之验，不借问于他人也，大要违人理，反常性。

六反：

重衣更寒，一反。(《外台方》云：凡人寒，重衣即暖。服石人宜薄衣，若重衣更寒。《经》云：热极生寒。故云一反。)

饥则生臭，二反。(平人饱则食不消化，生食气。服石人忍饥失食节，即有生臭气，与常人不同，故云二反。)

极则自劳，三反。(平人有所疲极即须消息恬养。服石人久坐卧疲极，唯须自劳，适散石气即得宣散，故云三反。)

温则泄利，四反。(平人因冷乃利，得暖便愈。服石人温则泄利，冷则瘥，故云四反。)

饮食欲寒，五反。(平人食温暖则五内调和。服石人饮食欲寒乃得安稳，故云五反。)

痈疮水洗，六反。

七急：

当洗勿失时，一急。

当食勿忍饥，二急。

酒清淳令温，三急。

衣温便脱，四急。

食必极冷，五急。

卧必底薄，六急。

食不厌多，七急。

八不可：

冬寒欲火，一不可。

饮食欲得热，二不可。

常疾目疑，三不可。（凡服石人常须消息节度，觉少不安，将息依法治，不可生狐疑。）

畏避风温，四不可。（若觉头风热闷，愦愦心烦，则宜常当风梳头，以水洗手面即好，不比寻常风湿。）

极不能行，五不可。（若久坐卧，有所疲极，必须行役自劳。）

饮食畏多，六不可。

居贪浓席，七不可。

所欲从意，八不可。

三无疑：

务违常理，一无疑。

委心弃本，二无疑。

寝处必寒，三无疑。

若能顺六反，从七急，审八不可，定三无疑，虽不能终蠲此疾没齿无患者，庶可以释朝夕之暴卒矣。

《医心方·服石发动救解法》

皇甫谧薛侍郎寒食药发动证候四十二变并消息救解法。（今检有五十一变。）

皇甫谧云：寒食药得节度者，一月辄解，或二十日解，堪温不堪寒，即已解之候也。

其失节度者，或头痛欲裂，坐服药，食温作急宜下之。

或两目欲脱，坐犯热在肝，速下之，将冷自止。

或腰痛欲折，坐衣浓体温，以冷水洗，冷石熨之。

或眩冒欲蹶，坐衣温犯热，宜科头，冷洗之。

《医心方·服石四时发状》

《皇甫谧救解法》云：春发逆冷，夏发短气，秋发瘙痒，冬发寒战。此四时发动，变易无常。诸所为病，乃至万端。或动身体，四肢微强，难于屈伸，或胸胁胀满。但欲干呕，或翕翕少气，不欲语言，或睡眠但常欲卧，或扈扈苦寒，思欲浓衣，诸如此候，药将大发。宜急解，事在汗出、动作、饮酒、美食以为法。或头痛目不欲视，或腹中雷鸣大小便数，或体隐疹状如风搔，或淫策淫策如针刺，或有热剧乍来乍去，或咽喉噎塞有如伤寒，或鼻中萧条若有风吹。诸如此者，皆是将发之候。宜速起行解衣向风便自解。或苦寒噤战如伤寒者，当饮热酒随人能，不先以暖汤小洗头面手足，行步自动作使体中热，以手巾渍冷水摩拭之，良。或腹中雷如鸣，饮冷水一升，若饥，可餐食薄衣脱巾胃毡褥。或但苦热闷而腹满心痛者，宜饮热酒，冷水洗，还薄衣小暖，热气自止。或患腹背热，如手如杯如盘许者，以冷石随热处熨即瘥。或头痛项强两目疼而闷乱者，便以水洗浴即瘥。

《医心方·服石禁忌法》

皇甫谧云：凡诸石士十忌：

第一忌怒，第二忌愁忧，第三忌哭泣，第四忌忍大小便，第五忌忍饥，第六忌忍渴，第七忌忍热，第八忌忍寒，第九忌忍过用力，第十忌安坐不动。若犯前件忌，药势不行，偏有聚结，常自安稳，调和四体，亦不得苦读念虑。但能如是，终不发动，一切即愈。

《医心方·治服石头痛方》

皇甫谧云：或头痛欲裂，坐服药食，温作（普激反，漂谓之），急宜下之。

《医心方·治服石耳鸣方》

皇甫谧云：或耳鸣如风声，汁出，坐自劳出力过瘥，房室不节，气并奔耳故也。勤好饮食，稍稍行步，数食节情即止。

《医心方·治服石目痛方》

皇甫谧云：或目痛如刺，坐热气冒肝上奔两眼故也。勤冷食，清旦以温小便洗之。又云：或头痛项强，两目疼者，以水洗浴即瘥。

《医心方·治服石目无所见方》

皇甫谧云：或目冥无所见，坐饮食居处温故也。脱衣自劳洗，促冷饮食，须臾自明了。

《医心方·治服石齿痛方》

皇甫谧云：或龈肿唇烂，齿牙摇痛，颊（苦协反，面也）车嚓，坐犯热不时救故也。当风张口，使冷气入咽，嗽（桑浓反）寒水即瘥。

《医心方·治服石咽痛方》

皇甫谧云：或咽中痛，鼻塞，清涕出，坐温衣近火故也。促脱衣，冷水洗，当风以冷石熨咽颊五六过自瘥。

《医心方·治服石心腹胀满方》

皇甫谧云：或腹胀欲决，甚者断衣带。坐寝处久下热。又衣温、失食、失洗、不起行、促起行、饮热酒、冷食、冷洗、当风枥梳（所菹反）而立。

《医心方·治服石心腹痛方》

皇甫谧论云：或心痛如锥刺。坐当食而不食，当洗而不洗，寒热相交，气结不通，结在心中，口噤不得息，当绞口捉与热酒，任本性多少。其令酒两得，行气自通，得噫（于基反，根声也），因以冷水洗淹布巾，着所苦处，温复易之自解。解便速冷食，能多益善。若大恶，着衣小使温，温便去衣即瘥。于诸痛之中，心痛最为急者，救之若赴汤火，乃可济耳。

《医心方·治服石腰脚痛方》

皇甫谧云：或脚疼欲折，坐下温，宜常坐寒床，以冷水洗起行。

又云：或腰痛欲折，坐衣浓体温，以冷水洗，冷石熨之。

《医心方·治服石百节痛方》

皇甫谧云：或百节疼（丝官反，下同）痛，坐卧下大浓，又入温被中，又衣温不脱故也，卧下当极薄大要也。被当单布，不着绵衣，亦当薄且垢，故勿着新衣，宜着故絮也。虽冬寒当常科头受风，以冷石熨，衣带初不得系也。若犯此酸闷者，促入冷水浴，勿忍病而畏浴也。

《医心方·治服石身体肿方》

皇甫谧云：或周体悉肿，不能自转，从坐久停息，不饮酒，药气沉在皮肤之内，血脉不通故也。饮酒冷洗，自劳行步即瘥。不能行者，使健人扶曳行之。

《医心方·治服石身体强直方》

皇甫谧云：或关节强直不可屈伸，坐久停息，不自烦劳；药气胜正气，结而不散，起（越，或本此字）沉滞于血脉中故也。任力自温，便冷洗即瘥。任力自温者，令行动出力，足劳则发温也。非浓衣近火之温也。

《医心方·治服石咳嗽方》

皇甫谧云：或咳逆，咽中伤，清血出，坐卧温故也，或食温故也。饮冷水，冷石熨咽外。（今按：《红雪方》云：疗一切丹石发热，上气咳嗽等，病者并和水服之。）

《医心方·治服石痰方》

皇甫谧云：恶食如臭物，坐温衣作也。当急下之。若不下，万救终不瘥也。薛公曰：以三黄汤下之。

《医心方·治服石淋小便难方》

皇甫谧云：或淋不得小便，坐久坐下温及骑马鞍中热，热入膀胱故也。大冷食以冷水洗少腹，以冷石熨，一日即止。

《医心方·治服石小便稠数方》

皇甫谧云：或小便稠数，坐热食及啖诸含热物饼黍之故也，以冷水洗少腹自止。不瘥者，冷水浸阴又佳。若复不解，服栀子汤即解。

《医心方·治服石大便难方》

皇甫谧云：或大行难，腹中坚固，如蛇盘，坐犯温久积，腹中干粪不去故也。消苏若膏，使寒服一二升，浸润则下。不下更服下药即瘥。薛公曰：若不下，服大黄朴硝等下之。

《医心方·治服石下利方》

皇甫谧云：或下痢如寒中，坐行止食饮犯热所致，人多疑是本疾，又有滞癖者，皆犯热所为，慎勿疑也。速脱衣冷食饮冷洗。或大便稠数，坐久失节度，将死之侯也，如此难治矣。为可与汤下之，偿十得一生耳。不与汤必死，莫畏不与也。下已致死，令人不恨。

【按语】

《医心方》所收载的皇甫谧《论寒食散方》见于该书十九、二十两卷。比较而言，卷十九所录为总论性内容，卷二十所录为各论性内容。

前者包括服石节度法、服食寒食药物日常起居当违反常理、石药功效发动时的解救方法、四时发动的不同症状、服石禁忌法等。这些内容分别见于《医心方》第十九卷的第一、第二、第四、第五、第六等篇，第三篇为《服石得力候》，内容较少，全文如下：

"《病源论》云：夫散脉，或洪实，或断绝不足欲似死脉，或细数，或弦快，坐所犯，非一故也。脉无常度，拙医不能识，然热多则弦快，有则洪实，急痛则断绝，沉数者难发，浮大者易发，难发令人不觉药势（热）行已，药但于内发，才不出形于外，欲候知其得力，人进食多是一候，气下颜色和悦是二候，头面身痒是三候，策策恶风是四候，厌厌欲寝是五候也。"

此段文字尚不能判断是否为皇甫谧所作，故未引入正文。

后者主要讲述服石后出现各种症状的救治方法，有头痛、耳鸣、目痛、目无所见、齿痛、咽痛、心腹胀满、心腹痛、腰脚痛、百节痛、身体肿、身体强直、咳嗽、痰、淋、小便难、小便稠数、大便难、下利等。

三、养生辑录

养生之学，实为道学。道学思想在魏晋时代是以玄学的形式传播的。作为魏晋时代有名的文人学士，皇甫谧在崇尚清谈的玄学方面是不会落人之后的，他的玄学思想除反映在直接题名为《玄守论》的文章外，于《释劝论》和《笃终论》中也渗透着它的斑斑点点。

（一）玄守论

【原文】

或谓谧曰："富贵人之所欲，贫贱人之所恶，何故委形待于穷而不变乎？且道之所贵者，理世也；人之所美者，及时也。先生年迈齿变，饥寒不赡，转死沟壑，其谁知乎？"

谧曰："人之所至惜者，命也；道之所必全者，形也；性形所不可犯者，疾病也。若扰全道以损性命，安得去贫贱存所欲哉？吾闻食人之禄者怀人之忧，形强犹不堪，况吾之弱疾乎！且贫者士之常，贱者道之实，处常得实，没齿不忧，孰与富贵扰神耗精者乎？又生为人所不知，死为人所不惜，至矣！暗聋之徒，天下之有道者也。夫一人死而天下号者，以为损也；一人生而四海笑者，以为益也。然则，号笑非益死损生也。是以至道不损，至德不益。何哉？体足也。如回天下之念以追损生之祸，运四海之心以广非益之病，岂道德之至乎！夫唯无损，则至坚矣；夫唯无益，则至厚矣。坚故终不损，厚故终不薄。苟能体坚厚之实，居不薄之真，立乎损益之外，游乎形骸之表，则我道全矣。"

【按语】

《玄守论》及后面提及的《释劝论》、《笃终论》原文均载于唐·房玄龄《晋书·皇甫谧传》中。《玄守论》是皇甫谧针对当时有人劝其修名广交，及时享受社会地位与富贵待遇时所做的答语。他认为人最珍惜的是性命，道所追求的境界是完美，而寓函性命之道的是形体，性命与形体所不容侵犯的则是疾病。如果扰乱全道，损害性命，那怎么能实现自己的根本利益而远离贫贱享受富贵呢？他所追求的最高境界是"生为人所不知，死为人所不惜"，他认为"至道不损，至德不益"，不损则至坚，不益则至厚，一个人如果能够深刻体悟人生与社会的坚厚与真实，那就是得到了全道。

这一思想与黄老之学、德道摄生思想一脉相承。《素问·上古天真论》记载了寿蔽天地，无有终时的"真人"和淳德全道，亦归于真人的"至人"，他们恬惔虚无，精神内守，志闲而少欲，心安而不惧，形劳而不倦，美其食，任其服，乐其俗，高下不相慕。故合于道而德全不危，皆能年度百岁而动作不衰。皇甫谧继承了黄老德道摄生思想，守玄养生。这是其养生学思想的主要体现。

（二）释劝论

【原文】

相国晋王辟余等三十七人，及泰始登禅，同命之士莫不毕至，皆拜骑都尉，或赐爵关内侯，进奉朝请，礼如侍臣。唯余疾困，不及国宠。宗人父兄及我僚类，咸以为天下大庆，万姓赖之，虽未成礼，不宜安寝，纵其疾笃，犹当致身。余唯古今明王之制，事无巨细，断之以情，实力不堪，岂慢也哉！乃伏枕而叹曰："夫进者，身之荣也；退者，命之实也。设余不疾，执高箕山，尚当容之，况余实笃！故尧舜之世，士或收迹林泽，或过门不敢入。咎繇之徒两遂其愿者，遇时也。故朝贵致功之臣，野美全志之士。彼独何人哉！今圣帝龙兴，配名前哲，仁道不远，斯亦然乎！客或以常言见逼，或以逆世为虑。余谓上有宽明之主，下必有听意之人，天网恢恢，至否一也，何尤于出处哉！"遂究宾主之论，以解难者，名曰《释劝》。

客曰："盖闻天以悬象致明，地以含通吐灵。故黄钟次序，律吕分形。是以春华发萼，夏繁其实，秋风逐暑，冬冰乃结。人道以之，应机乃发。三材连利，明若符契。故士或同升于唐朝，或先觉于有莘，或通梦以感主，或释钓于渭滨，或叩角以干齐，或解褐以相秦，或冒谤以安郑，或乘驷以救屯，或班荆以求友，或借术于黄神。故能电飞景拔，超次迈伦，腾高声以奋远，抗宇宙之清音。由此观之，进德贵乎及时，何故屈此而不伸？今子以英茂之才，游精于六艺之府，散意于众妙之门者有年矣。既遭皇禅之朝，又投禄利之际，委圣明之主，偶知己之会，时清道真，可以冲迈，此真吾生濯发云汉、鸿渐之秋也。韬光逐薮，含章未曜，龙潜九泉，砎焉执高，弃通道之远由，守介人之局操，无乃乖于道之趣乎？

且吾闻招摇昏回则天位正，五教班叙则人理定。如今王命切至，委虑有司，上招迕主之累，下致骇众之疑。达者贵同，何必独异？群贤可从，何必守意？方今同命并臻，饥不待餐，振藻皇涂，咸秩天官。子独栖迟衡门，放形世表，逊遁丘园，不眄华好，惠不加人，行不合道，身婴大疢，性命难保。若其羲和促辔，大火西颓，临川恨晚，将复何阶！夫贵阴贱璧，圣所约也；颠倒衣裳，明所箴也。子其鉴先哲之洪范，副圣朝之虚心，冲灵翼于云路，浴天池以濯鳞，排间阖，步玉岑，登紫闼，侍北辰，翻然景曜，杂沓英尘。辅唐虞之主，化尧舜之人，宣刑错之政，配殷周之臣，铭功景钟，参叙彝伦，存则鼎食，亡为贵臣，不亦茂哉！而忽金白之辉曜，忘青紫之班瞵，辞容服之光粲，抱弊褐之终年，无乃勤乎！"

主人笑而应之曰："吁！若宾可谓习外观之晖晖，未睹幽人之仿佛也；见俗人之不容，未喻圣皇之兼爱也；循方圆于规矩，未知大形之无外也。故曰，天玄而清，地静而宁，含罗万类，旁薄群生，寄身圣世，托道之灵。若夫春以阳散，冬以阴凝，泰液含光，元气混蒸，众品仰化，诞制殊征。故进者享天禄，处者安丘陵。是以寒暑相推，四宿代中，阴阳不治，运化无穷，自然分定，两克厥中。二物俱灵，是谓大同；彼此无怨，是谓至通。

若乃衰周之末，贵诈贱诚，牵于权力，以利要荣。故苏子出而六主合，张仪入而横势成，廉颇存而赵重，乐毅去而燕轻，公叔没而魏败，孙膑刖而齐宁，蠡种亲而越霸，屈子疏而楚倾。是以君无常籍，臣无定名，损义放诚，一虚一盈。故冯以弹剑感主，女有反赐之说，项奋拔山之力，蒯陈鼎足之势，东郭劫于田荣，颜阖耻于见逼。斯皆弃礼丧真，苟荣朝夕之急者也，岂道化之本与！

若乃圣帝之创化也，参德乎二皇，齐风乎虞夏，欲温温而和畅，不欲察察而明切也；欲混混若玄流，不欲荡荡而名发也；欲索索而条解，不欲契契而绳结也；欲芒芒而无垠际，不欲区区而分别也；欲暗然而日章，不欲示白若冰雪也；欲醇醇而任德，不欲琐琐而执法也。是以见机者以动成，好遁者无所迫。故曰，一明一昧，得道之概；一弛一张，合礼之方；一浮一沈，兼得其真。故上有劳谦之爱，下有不名之臣；朝有聘贤之礼，野有遁窜之人。是以支伯以幽疾距唐，李老寄迹于西邻，颜氏安陋以成名，原思娱道于至贫，荣期以三乐感尼父，黔娄定谥于布衾，干木偃息以存魏，荆莱志迈于江岑，君平因著以道著，四皓潜德于洛滨，郑真躬耕以致誉，幼安发令乎今人。皆持难夺之节，执不回之意，遭拔俗之主，全彼人之志。故有独定之计者，不借谋于众人；守不动之安者，不假虑于群宾。故能弃外亲之华，通内道之真，去显显之明路，入昧昧之埃尘，宛转万情之形表，排托虚寂以寄身，居无事之宅，交释利之人。轻若鸿毛，重若泥沈，损之不得，测之愈深。真吾徒之师表，余迫疾而不能及者也。子议吾失宿而骇众，吾亦怪子较论而不折中也。

夫才不周用，众所斥也；寝疾弥年，朝所弃也。是以胥克之废，丘明列焉；伯牛有疾，孔子斯叹。若黄帝创制于九经，岐伯剖腹以蠲肠，扁鹊造虢而尸起，文挚徇命于齐王，医和显术于秦晋，仓公发秘于汉皇，华佗存精于独识，仲景垂妙于定方。徒恨生不逢乎若人，故乞命诉乎明王。求绝编于天录，亮我躬之辛苦，冀微诚之降霜，故俟罪而穷处。"

【按语】

《释劝论》也是皇甫谧对别人劝言的答语。当时魏郡召上计掾，举为孝廉；景元初，又征辟为相国，皇甫谧皆未应行。而乡亲劝令应命，于是便做了《释劝论》表达其志愿。后人多以"轻权重道"评价皇甫谧，从本论看皇甫谧重道的确不假，然未必就轻权。他说："天玄而清，地静而宁，含罗万类，旁薄群生，寄身圣世，托道之灵。若夫春以阳散，冬以阴凝，泰液含光，元气混蒸，众品仰化，诞制殊征。故进者享天禄，处者安丘陵。是以寒暑相推，四宿代中，阴阳不治，运化无穷，自然分定，两克厥中。二物俱灵，是谓大同；彼此无怨，是谓至通。"在他看来权是进者享天禄，道是处者安丘陵，两者兼得是谓大同，彼此无怨是谓至通。他将道学思想贯穿于人生观与社会价值观，根据自己的身体状况决定自己的价值取舍，从另一个侧面反映了他的养生思想。

《释劝论》还反映出皇甫谧久慕医学养生的思想。"若黄帝创制于九经，岐伯剖腹以蠲肠，扁鹊造虢而尸起，文挚徇命于齐王，医和显术于秦晋，仓公发秘于汉皇，华佗存精于独识，仲景垂妙于定方。徒恨生不逢乎若人，故乞命诉乎明王。求绝编于天录，亮我躬之辛苦，冀微诚之降霜，故俟罪而穷处。"字里行间透露出皇甫谧有积极追求进步的远大志向，然无奈身染疾患，辛苦荼毒，不堪劳政，只能穷处待命。

（三）笃终论

【原文】

玄晏先生以为存亡天地之定制，人理之必至也。故礼六十而制寿，至于九十，各有等差，防终以素，岂流俗之多忌者哉！吾年虽未制寿，然婴疢弥纪，仍遭丧难，神气损劣，困顿数矣。常惧夭殒不期，虑终无素，是以略陈至怀。

夫人之所贪者，生也；所恶者，死也。虽贪，不得越期；虽恶，不可逃遁。人之死也，精歇形散，魂无不之，故气属于天；寄命终尽，穷体反真，故尸藏于地。是以神不存体，则与气升降；尸不久寄，与地合形。形神不隔，天地之性也；尸与土并，反真之理也。今生不能保七尺之躯，死何故隔一棺之土？然则衣衾所以秽尸，棺椁所以隔真，故桓司马石椁不如速朽；季孙玙璠比之暴骸；文公厚葬，

《春秋》以为华元不臣；扬王孙亲土，《汉书》以为贤于秦始皇。如今魂必有知，则人鬼异制，黄泉之亲，死多于生，必将备其器物，用待亡者。今若以存况终，非即灵之意也。如其无知，则空夺生用，损之无益，而启奸心，是招露形之祸，增亡者之毒也。

夫葬者，藏也；藏也者，欲人之不得见也。而大为棺椁，备赠存物，无异于埋金路隅而书表于上也。虽甚愚之人，必将笑之。丰财厚葬以启奸心，或剖破棺椁，或牵曳形骸，或剥臂捋金环，或扪肠求珠玉。焚如之形，不痛于是？自古及今，未有不死之人，又无不发之墓也。故张释之曰："使其中有欲，虽固南山犹有隙；使其中无欲，虽无石椁，又何戚焉！"斯言达矣，吾之师也。夫赠终加厚，非厚死也，生者自为也。遂生意于无益，弃死者之所属，知者所不行也。《易》称"古之葬者，衣之以薪，葬之中野，不封不树"。是以死得归真，亡不损生。

故吾欲朝死夕葬，夕死朝葬，不设棺椁，不加缠敛，不修沐浴，不造新服，殡唅之物，一皆绝之。吾本欲露形入坑，以身亲土，或恐人情染俗来久，顿革理难，今故粗为之制。奢不石椁，俭不露形。气绝之后，便即时服，幅巾故衣，以籧篨裹尸，麻约二头，置尸床上。择不毛之地，穿坑深十尺，长一丈五尺，广六尺，坑讫，举床就坑，去床下尸。平生之物，皆无自随，唯赍《孝经》一卷，示不忘孝道。籧篨之外，便以亲土。土与地平，还其故草，使生其上，无种树木、削除，使生迹无处，自求不知。不见可欲，则奸不生心，终始无怵惕，千载不虑患。形骸与后土同体，魂爽与元气合灵，真笃爱之至也。若亡有前后，不得移祔。祔葬自周公来，非古制也。舜葬苍梧，二妃不从，以为一定，何必周礼。无问师工，无信卜筮，无拘俗言，无张神坐，无十五日朝夕上食。礼不墓祭，但月朔于家设席以祭，百日而止。临必昏明，不得以夜。制服常居，不得墓次，夫古不崇墓，智也。今之封树，愚也。若不从此，是戮尸地下，死而重伤。魂而有灵，则冤悲没世，长为恨鬼。王孙之子，可以为诚。死誓难违，幸无改焉！

【按语】

　　生与死是一切人生哲学的终极命题，皇甫谧对生死看得极其自然平淡。他认为生死存亡是天地之定制，人理之必至，其情趣与"天行有常，不为尧存，不为桀亡"并无二致。人不必贪生，亦不必畏死，在他看来，"人之死也，精歇形散，魂无不之，故气属于天；寄命终尽，穷体反真，故尸藏于地。是以神不存体，则与气升降；尸不久寄，与地合形。形神不隔，天地之性也；尸与土并，反真之理也"。处处折射着他清静平淡的人生哲学，正是这样的人生哲学传承着他类似于恬淡虚无的养生学思想。

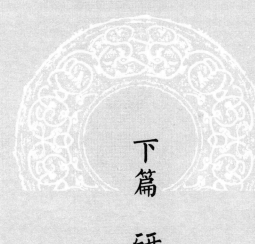

下篇　研究荟萃

　　《针灸甲乙经》是我国医学发展史上第一部理论系统、临床丰富的针灸专科典籍，历代针灸学的发展都是在此基础上不断推进的，至今对针灸理论研究和临床实践仍有很高的指导价值。自《针灸甲乙经》成书至今历代医家均从不同的角度解读、研究。今天看来后世医家对《针灸甲乙经》的研究可归纳为校注、腧穴主治规律、专题、总体等几个方面。

一、《针灸甲乙经》的校注

　　《针灸甲乙经》从成书至今已有 1700 余年，在传抄翻刻、流传过程中主要有以下版本。

　　据现有文献记载，《针灸甲乙经》的最早刊本始于北宋，校正医书局成立后，林亿等参照多种古代医籍，对其进行了校定整理，改称《新校正黄帝针灸甲乙经》，于熙宁二年（公元 1069 年）刊行。林亿等新校正序云："大哉《黄帝内经》十八卷，《针经》三卷，最出远古，皇甫士安能撰而集之。惜简编脱落者已多，是使文字错乱，义理颠倒，世失其传，学之者鲜矣……国家诏儒臣校正医书，令取《素问》、《九墟》、《灵枢》、《太素经》、《千金方》及

《翼》、《外台秘要》诸家善书校对，玉成缮写，将备亲览。"可惜此版本已佚失。

金元时期有无刊本不得而知。现存刊本皆明以后者。明万历吴勉学校刊顾从德辑《医学六经》中含《针灸甲乙经》，有嘉靖二十九年（公元 1550 年）刊本。较为通行者为《医统正脉全书》本，全书十二卷，一百二十八篇，无总目，各卷有卷目，有林亿等新校正序、皇甫谧序、序例，序例后有"晋玄晏先生皇甫谧士安集"文及高保衡、孙奇、林亿三人衔名，后书"明新安吴勉学校"。

嘉靖刊本。肖延平氏《太素·例言》中有云其校《太素》时，"《甲乙经》用正统本、吴勉学嘉靖刊本"。此所谓"嘉靖刊本"，具体情况不详，在校记中亦未见其与《医统》本有何特殊异文。

明蓝格抄本，共计 12 卷，保存了熙宁二年四月及五月的两处衔名。并有乾隆三十六年（公元 1771 年）戴霖及朱筠的跋文。将此本与《医统正脉》本互校，文字相互参差处不少。朱筠跋云："此本讹字虽多，然其不讹处视今本大胜，真古抄本也。"1981 年，《东洋善本医学丛书》也将此本全文影印收入。

新中国成立以后十分重视对《针灸甲乙经》的研究。1955 年，商务印书馆据明刻《古今医统正脉全书》本排版出版了铅印本，1956 年，人民卫生出版社影印《古今医统正脉全书》本，这两种本子仅是刊印而已，并未作任何校注。1962 年，人民卫生出版社出版《针灸甲乙经校勘》。

1979 年，人民卫生出版社出版山东中医学院校释的

《针灸甲乙经校释》，此本由山东中医学院负责校释，河北新医大学、南京中医学院、黑龙江祖国医药研究所、福州市人民医院负责审定。该本以人民卫生出版社影印明刻《医统正脉》本为蓝本，以正统本、嘉靖本、京师医局本、存存轩本、日本八尾勘兵卫刻本等为对校本，根据当时遵循的"七本中医古书校释执行计划"拟定体例，按提要、原文、校勘、注释、语译、按语等六项进行编写。"提要"将每篇的通篇大意、段落梗概言简意赅地列于篇首，加以说明；"原文"以蓝本为主；"校勘"按对校、本校、他校、理校四种方法进行，对原书中脱漏、倒置、衍文、讹字等加以纠正；"注释"包括训诂与注解两个方面。训诂是对某些生僻难懂的字词进行注音和解释，注解是对某些专用术语或部分内容进行解释；"语译"以意译为主，将原文之古汉语译成浅显通俗的语体文；"按语"本着有则按之，无则不按的原则，对应加以阐发，或需归纳概括，或需批判，或需存疑待考等内容均一一作了说明。

1990 年，中国医药科技出版社出版黄龙祥校注的《黄帝针灸甲乙经（新校本）》。新校本以人民卫生出版社影印明刊《医统正脉》本为底本，以日本静嘉堂文库藏明代蓝格抄本为主校本，以日本内阁文库藏抄正统二年刊本为参校本。与以前各校注本不同的是，黄龙祥氏于各篇之首均注明了该篇原文见于现行本《素问》、《灵枢》哪一篇，极便检索对照阅览。同时还选用了《外台秘要》、《医心方》、《千金要方》、《医学纲目》等书的相关内容，对明堂遗文进行了校勘。在正文之前，黄氏还将自己经年研究《针灸甲乙经》形成的一些认识列为"编者与成书年代"、"书名与卷数"、"刊本与抄本"、"构成与内容"、"体例"、"引录《甲乙经》诸书的考察"等六个部分，进行了阐述，充分展示了其在《针灸甲乙经》研究方面取得的丰硕成果，为研读、学习《针灸甲乙经》提供了很多非常重要的线索，厥功甚伟！

1995年，四川科学技术出版社出版古文山、廖崇明等翻译的《黄帝甲乙经》白话全译本。译者其所采用的版本未作说明，全书内容可分为两部分，第一部分为《针灸甲乙经》原文，只是全部转录了原文，而未作任何校注、解说和提要；第二部分为全书的白话文翻译，也只是翻译的白话文，未做诸如校勘、注释等其他的任何说明。这是迄今继山东中医学院校释本之后专门翻译《针灸甲乙经》的文白对照本，为针灸经典的普及教育及其学术思想推广应用作出了一定的贡献。

1996年，华夏出版社出版《针灸名著集成》，收录《针灸甲乙经（重校本）》，此本是黄龙祥在其原新校本基础上补充完善，重新考校。该本称底本为《医学六经》本。因《医学六经》作者吴勉学在整编《古今医统正脉全书》时以原文形式将六经（包括《针灸甲乙经》）直接录入其中，故"医统本"实即"六经本"。又以明代蓝格抄本作为对校本，以《四库全书》本为参校本进行校注。此次重校，黄氏明确指出一向为国内学界所看重的所谓"抄正统本"问题颇多，不足为据，故不取此本相校；又因其他各本均出自"医统本"，与"六经本"同，也不作为对校本。

2005年，人民军医出版社出版王军点校的中医经典诵读丛书之《针灸甲乙经（新校版）》，该版本以明刻《医统正脉》本的影印本为底本，以明蓝格抄本为主校本，以山东中医药大学校释本、黄龙祥新校本以及《素问》、《灵枢》、《太素》、《外台秘要》、《医心方》、《备急千金要方》等为参校本，对全书进行校勘。此本一律采用国家颁行的标准简体字和标点符号，但对没有简繁、正异关系的字仍保留了原字，对简体字不能准确表达文义时，则用繁体字加以提示。此次校勘以阅读原文为主要目标，对诵读中医经典有重要贡献。

2006年，人民卫生出版社出版黄龙祥整理的中医临床必读丛书系列本《针灸甲乙经》，改本以明万历吴勉学校刊《医学六经》本为底本，以明代蓝格抄本为对校本，以《四库全书》本为参校本，并以《针灸甲乙经》引录的文献来源及直接引录《针灸甲乙经》原文的宋以前医书、未经宋人校改的《太素》、《千金要方》、《太平圣惠方》等作他校。黄龙祥在此次整理时还加了"导读"一节，阐述了《针灸甲乙经》的作者与版本、主要学术特点及对临床的指导意义，以及如何学习应用《针灸甲乙经》。对临床医师研读这部经典巨著极具重大指导意义，亦可见黄氏于《针灸甲乙经》研究之重大贡献和精深造诣。

2007年，学苑出版社出版刘聪校注的中医十大经典丛书之《针灸甲乙经》，该本以中国中医科学院藏明刻医统正脉本为底本，以明蓝格抄本为主校本，以正统本为参校本，并参考了山东中医学院校释本、黄龙祥新校本等。该本的校注原则是突出实用性，帮助理解，简明易读，并最大限度地保留原貌。为便于阅读，在每节正文前加有按语，对本节文字的出处、内容进行提要钩玄。

2008年，华夏出版社整理出版中医必读百部名著，其中有黄龙祥精编版《针灸甲乙经》，按黄龙祥教授言，此本是尊皇甫谧当初整理《针灸甲乙经》时之"若必精要，后其闲暇，当撰核以为教经云尔"之旨趣，删繁就简，切于实用而精编的教学版《针灸甲乙经》，书中还收录了"《针灸甲乙经》文献研究"、"《黄帝明堂经》文献研究"和"《黄帝明堂经》（辑校本）"。其最大特点是在正文前设了"导读"一节，为研读《针灸甲乙经》提供了一把金钥匙。

2010年，科学技术文献出版社出版张全明校注的中医经典著作新校系列丛书之《针灸甲乙经》，此校注本以六经本为底本，借明蓝格抄本作为互校本，以《四库全书》本作为参校本，以引录《针灸甲乙经》文献的《太素》、《千金要方》、《太平圣惠方》等作他校资料。本书一律采用标准简化字；在校对过程中凡底本原文古今字能明确其含义者，尽量保留其原貌，不动原文。较其他校本稍长的是该本正文前有关于皇甫谧祖籍及其生平事迹的考证文字。

二、关于腧穴及其主治规律的
分析研究

　　现代医家研究《针灸甲乙经》对腧穴及其相关主
治规律作了大量的分析研究。魏稼研究《针灸甲乙经》
统一取穴方法，其穴位排列顺序，按照头、背、面、
颈、肩、胸、腹等解剖部位排列穴位，四肢部位则按
三阴三阳分经排列穴位。《内经》所载腧穴，只有130
多个穴名，《针灸甲乙经》增加到了349个穴名，而且
对每个穴位的别名、部位、取法、何经所会、何经脉气
所发、五输穴理论、禁刺、禁灸以及误刺误灸所带来的
后果、针刺深度、留针时间、艾灸壮数等都作了全面的
论述。

　　[魏稼.皇甫谧对针灸学的贡献.广西中医药，1982（4）：10.]

　　党文总结了《针灸甲乙经》中手太阴和手阳明经腧
穴的主治疾病的基本规律：近治作用，远治作用，表里
经腧穴主治表里经病，阳经腧穴均治头、面、五官病，
阴经腧穴均治胸腹部疾患。特殊作用：郄穴主治急性病、

疼痛病；交会穴主治相关经脉的病变:《针灸甲乙经》中明确记载是某某经之会的交会穴有 81 个（属阳经的 50个，属阴经的 31 个），此外，间接描述的交会穴有 11个，计 92 穴。腧穴的双向调整作用。

[党文.谈《甲乙经》有关手太阴和手阳明腧穴的主治规律.福建中医药，1998，19（2）：18.]

董建勇从六经皮部与经络的角度分析《针灸甲乙经》的穴位主治规律为纵向、横向联系规律，阐述了区域联系与经络的关系，并从现代研究和临床的角度分析了皮部与经络。

[董建勇.六经皮部与经络:《针灸甲乙经》穴位主治规律分析.甘肃中医学院学报，1991，8（1）：45.]

纪军等选取《针灸甲乙经》中有两个及两个以上明确穴位配伍的条文 101 条，分析其穴位配伍的特点。结果显示《针灸甲乙经》中针灸处方大量选取特定穴配伍，尤以五腧穴相配为多；并运用前后配穴法、表里配穴法、上下配穴法、远近配穴法等多种配穴法。

[纪军，王正明.《针灸甲乙经》处方配穴特点分析.上海针灸杂志，2004，23（7）：38.]

王宏才总结了《针灸甲乙经》中近部选穴、远部选穴、本经取穴、异经取穴、对症取穴等取穴原则，有上下配穴、远近配穴、前后配穴、表里配穴、邻近配穴等配穴规律，

说明针灸处方的基础理论在《针灸甲乙经》时代已经形成，
但还有一些不完善之处。

［王宏才.《甲乙经》针灸处方考.甘肃中医学院学报，
1993，10（3）：40.］

王璞从腧穴与经络的密切关系、经络循行特点等方面
论述《针灸甲乙经》以部列穴的合理性，认为其目的在于
更客观更全面地反映经脉的交会关系及相应的经穴关系。

［王璞.论《针灸甲乙经》以部列穴的合理性.
山东中医学院学报，1989，13（5）：19.］

杨兆明等认为根结、标本、气街、四海是《针灸甲乙
经》腧穴"头身分部四肢分经"的理论渊源。

［杨兆民，方正.试论《甲乙经》腧穴"头部分身四肢分
经"的理论渊源.甘肃医药，1983（增）：31.］

沈尔安用计算机统计分析《针灸甲乙经》的全部针灸
处方，共用经穴329个，计1374次，使用频次较高的有足
三里、委中、风池、太冲等41穴，连同使用频次在4～8
次的104穴一起，这145个经穴构成了总体处方用穴的主
要穴位。使用频次较低（0～1次）的有上廉、臂臑、扶
突、乳中等121穴。在十四经脉中，大肠经、肺经、肝经
等的穴均频次较高，各种类别的207个特定穴，其穴均频
次高于全部经穴的穴均水平。尤其以六腑下合穴、十二原
穴等为高，从而肯定了特定穴在处方中的特殊作用。统计

结果还显示，随着系统疾病的不同，处方用穴的规律随之变化。

［沈尔安，肖继芳，陈大明。《针灸甲乙经》处方用穴计算机分析.江西中医学院学报，1995，7（3）：19.］

张胜春等研究发现《针灸甲乙经》中多为单穴处方，从腧穴的发现形式、配穴理论的发展及实用性分析了单穴处方存在的主、客观原因；病变部位的局部取穴及循经取穴是《针灸甲乙经》中临证选穴的主要规律，并重视特定穴的应用，其理论根源是《内经》中已有记载的腧穴理论和经络理论；临床辨证分类细致，强调辨证选穴。

［张胜春，赵京生.《针灸甲乙经》中处方用穴特点.中国针灸，2002，22（7）：494.］

三、《针灸甲乙经》专题性研究

张埒发掘《针灸甲乙经》的配穴处方治疗癫痫病，并分析了《针灸甲乙经》治痫处方中大量选用头穴，特别是督脉的头部经穴的理论依据。

［张埒.发掘《甲乙经》的配穴处方治疗癫痫病.
甘肃医药，1983（增）：82.］

马艳春对病因病机、治则治法及治疗癫痫的腧穴与归经均作了详细分析。在《针灸甲乙经》中，癫痫的病机为阴阳失衡、五脏六腑受邪、精神失常导致的五脏六腑不和。并提出了"治之，补其不足，泻其有余，调其虚实，以通其道，而去其邪"的治则治法。取穴多取以能够到达头面、四肢部经脉的腧穴和阳经的腧穴为主，同时根据癫痫的不同证型和不同分期，宜针则针、宜灸则灸，或针灸合用来治疗癫痫。

［马艳春，周波，宋立群等.《针灸甲乙经》学术思想及灸治
疗癫痫的探究.针灸临床杂志，2011，27（12）：42.］

刘智艳从病因、症状、治则及其取穴方面对治疗精神类疾病分别作了详细的分析及论述：治疗焦虑症状取穴主要以手厥阴经、手足阳明经、足太阴经之穴为主，治疗抑郁症状取穴以手厥阴经、足太阴经、足少阳经之穴为主；治疗兴奋症状取穴以手足阳明经、手足太阳经、手足太阴经之穴为主；治疗癫痫的取穴以手足太阳经、手阳明经、手太阴经、足少阴经及督脉的穴位为主。

[刘智艳，刘娟.探讨《针灸甲乙经》对针刺治疗精神疾病的认识及论治.上海针灸杂志，2009，5（28）：305.]

王春辉应用《针灸甲乙经》经验治疗痹证 20 例，辅以艾条灸或艾炷灸，以温通经络，取得较好疗效，并就此谈及体会：皇甫氏用熨灸法以疏通气血，使经脉运行通畅而痛皆止。

[王春辉.学习《针灸甲乙经》治疗痹证的体会.上海针灸杂志，1991，10（1）：36.]

雒成林对《针灸甲乙经·阴受病发痹》中治疗肢体痹证的选穴原则与具体方法进行了分析探讨。认为《针灸甲乙经》治疗痹证的选穴，内容比较丰富，选穴特点有：以部位或经脉代替腧穴，只言选穴原则，不列具体穴名，以痛为俞（腧），具体明确的主病腧穴及其特征等。对今天针灸临床治疗痹证仍有很大的指导意义。

[雒成林，何天有.《针灸甲乙经》治疗肢体痹证选穴特点及其意义.中华中医药学刊，2009，27（3）：551.]

贺普仁继承了《针灸甲乙经》为代表的前人刺络疗法的经验，临床使用确有疗效，并介绍了3个典型病例。

［贺普仁.浅谈《甲乙经》的刺络疗法.
甘肃医药，1983（增）：54.］

王英芳详述了《针灸甲乙经》中关于治疗痿证的病因病机，不但遵循了《内经》关于"治痿独取阳明"的治疗总则，而且有所发挥，认为痿之病因，可因脾虚引起。在治疗选穴时，常用脾胃表里经配穴，因健脾胃能除痰湿，可治痰湿阻滞经络之痿；且脾胃运化正常，才能吸取水谷精微，以濡润宗筋而治痿废不用。

［王英芳.浅谈《甲乙经》论治痿证.
国医论坛，2003，18（6）：40.］

刘建明等总结出《针灸甲乙经》治疗妇科疾病达20余种，分门归类为月经病、带下病、妊娠病、产后病、妇科杂病、其他病症等，并归纳阐述每种病种的治疗取穴规律及临床应用意义。

［刘建明，李海棠.《黄帝针灸甲乙经》论治妇科疾病浅释.
国医论坛，2005，20（4）：14.］

王会霞分析胁痛的针灸取穴规律，《针灸甲乙经》中治疗胁痛共选用了26穴、28穴次，涉及10条经脉，其中胆经5穴、6穴次，肝经3穴，膀胱经6穴、7穴次，任脉4穴。手少阳的支沟、颅息，余下的分别是手厥阴的劳宫，手太阳的少泽，手太阴的尺泽，足太阴的大包，足阳明的不容和足少阴的幽门。其取穴以肝胆经腧穴为主。

［王会霞.《针灸甲乙经》胁痛的诊治特点.上海针灸杂志，

2011，30（11）：787.］

罗亚非认为《针灸甲乙经》中禁针穴的提出是有形态学依据的，而不是主观臆造的。记载的绝大多数禁针穴，其周围有重要脏器、血管、神经，若针刺损伤它们会致意外事故的发生。共提出13个禁针穴，它们是绝对禁针的神庭、乳中、脐中、伏兔、三阳络、承筋、鸠尾等7个穴位，禁深刺的上关、云门和人迎等3个穴位，针刺不可多出血的然谷、复溜、颅息等3个穴位以及针刺不可久留的左角。左角是左额角，属禁针部位，不是禁针穴。从13个禁针穴看，头部2个，面部1个，颈部1个，胸部2个，腹部2个，上肢1个，下肢4个。从归经上看，阴经穴5个（包括任脉2个），阳经穴8个（包括督脉穴1个）。这对后世禁针穴的发展奠定了基础。

［罗亚非.剖析《针灸甲乙经》禁针穴的形态学依据.

时珍国医国药，2009，20（6）：1544.］

张永臣等总结了《针灸甲乙经》对特定穴的应用特色：补心经五输穴，填补了手少阴经五输穴的空白，从而完善了十二原穴理论。阐释任脉"双络穴"之观点，皇甫氏提出了鸠尾、会阴并存的络脉络穴理论。该书在言及鸠尾时称："鸠尾一名尾翳……在臆前蔽骨下五分，任脉之别。"

在论及会阴穴时又曰:"会阴,一名平翳,在大便前、小便后,两阴之间,任脉别络。"补三焦之俞募之穴,完善相关临床应用理论。《针灸甲乙经》在《脉经》明确了除"三焦募"和"心包募"以外的十个募穴的名称的基础上,补充了三焦的募穴石门,言"石门,三焦募也,一名利机,一名精露,一名丹田,一名命门,在脐下二寸,任脉气所发",使人体之募穴发展为 11 个。该书又在《灵枢·背腧》和《脉经》所论及的背俞穴的基础上,补充了三焦俞的位置及针刺方法,言:"三焦俞,在第十三椎下两傍各一寸五分,刺入五分,留七呼,灸三壮。"此二穴的补充,使应用俞募穴治疗胸腹部疾病,特别是脏腑病的理论得到进一步的完善。首创"郄穴"、"交会穴"之名,开郄穴治疗急、痛、血证之先河。初见八脉交会穴应用之雏形,以"下辅输"定义三焦下合穴。进一步深化了临床特定穴应用的认识。

[张永臣,张春晓.浅论《针灸甲乙经》对特定穴的贡献.
江西中医药,2011,42(346):46.]

徐彦龙运用现代检索方法,通过计算机对《针灸甲乙经》论述咳嗽的原文进行检索、统计、分析,发现《针灸甲乙经》治疗咳嗽通常采用局部取穴与循经远端取穴相结合的方法。

[徐彦龙.《针灸甲乙经》对咳嗽的疗法特点分析.
针灸临床杂志,2007,23(12):1.]

徐彦龙对治疗耳鸣耳聋原文进行检索统计，结果显示《针灸甲乙经》治疗耳鸣耳聋共涉及41个穴位，总计45穴次。其中，未明确指出腧穴名称的治疗条文中共涉及3条经脉；只说明了取穴部位和所在经脉，但能推导出腧穴名称的条文等共涉及4条经脉，4个腧穴；耳鸣、耳聋以兼症形式出现的经文共9条，涉及9个腧穴。通过分析41个腧穴所属经脉后发现，三焦经11穴、小肠经10穴、胆经8穴、大肠经5穴，胃经与心包经各2穴，督脉与肺经、肾经各1穴；没有选用其他经脉腧穴。通常采用局部取穴与远道取穴相结合的方法，局部取穴主要选用患侧耳廓周围腧穴；远道取穴则选用以经脉循行过程中入耳的经脉为主的腧穴，特别是上肢肘关节以下的特定穴。

[徐彦龙.《针灸甲乙经》治疗耳鸣耳聋特点分析.
上海针灸杂志，2008，27（2）：49.]

徐彦龙对《针灸甲乙经》论述头痛的条目进行检索、统计和分析，结果发现《针灸甲乙经》治疗头痛通常采用局部取穴与远道取穴相结合的方法，局部取穴主要选用患侧头面部以膀胱经、胆经、督脉为主的腧穴；远道取穴则选用相关经络四肢肘膝以下的腧穴，特别是特定穴，如胃经的丰隆、解溪、足三里，大肠经的合谷、阳溪，膀胱经的昆仑、京骨、束骨等。治疗过程中为了取得更好的疗效，常辅以放血疗法。

[徐彦龙.《针灸甲乙经》治疗头痛的特点分析.
上海针灸杂志，2008，27（9）：46.]

四、总体全面性研究

《针灸甲乙经》是对魏晋以前针灸腧穴文献的一次全面总结，隋唐之间，作为针灸医生必修之经典，并流传到日本等国，对后世中外针灸学的发展产生了极其深远的影响。张灿玾将《针灸甲乙经》的主要贡献归为：弘扬《内经》学术；合三书，打破经文篇序，使事类相从，易于寻觅；保留《明堂》的基本内容；形成针灸学术的经典性专著。

[张灿玾.《针灸甲乙经》的主要贡献及对后世的影响.
中医文献杂志，1994（3）：2.]

李志道强调《针灸甲乙经》在类编上的地位，认为《针灸甲乙经》是最早分类研究《内经》的不朽之作，文中论证了《针灸甲乙经》符合构成类编的条件、对《内经》进行了合理的取舍两大方面。《针灸甲乙经》中腧穴的排列方法是四肢归经、头面躯干以部排列。

[李志道，宫宝喜.试论《甲乙经》对于类编《内经》的重
要贡献.天津中医学院学报，1995，14（3）：39.]

王璞论述了以部列穴的临床价值，提出以部列穴应与现行的归经列穴并存。

[王璞.论《针灸甲乙经》以部列穴的临床价值.中国中医基础医学杂志，1999，5（10）：52.]

王德琛论述了《针灸甲乙经》在穴位、临床治疗方面的成就：穴位方面按部位排列取穴、将穴位归类排列、明确穴位归经和部位、统一穴名、总结某些穴位的交会关系；临床方面列举了热病、胀病、疼痛病症的治疗。

[王德琛.关于《甲乙经》的成就.甘肃医药，1983（增）：25.]

李志道从腧穴方面论述了《针灸甲乙经》对针灸学的具体贡献：腧穴学的创始，厘定腧穴位置的准绳，对《内经》证治、经络循行的重要补充等。

[李志道.《甲乙经》腧穴对祖国针灸学的贡献.甘肃医药，1983（增）：28.]

马新平通过梳理《针灸甲乙经》穴位名，指出一些穴位名称蕴含着我国古代哲学中的五行思想；通过对五行思想的了解可以为这些穴位名找到非常明确的命名依据并确定其词义来源。为重新认识穴位的具体内涵及其施治功能提供词源学的观察角度，也为词源学的研究提供传统中医文献材料。

[马新平.《针灸甲乙经》穴位名称中的五行思想探析.医学与哲学（人文社会医学版），2009，30（12）：53.]

　　姜燕等通过对《针灸甲乙经》中"平人"、"调"、"和"等语词的考查，总结出《针灸甲乙经》所有的治病思路都在于"调"与"和"。"平人"失调为不"和"，进行"调"治则导致平和而复归于"平人"，"调"和"和"正反映了中国传统医学的思想精髓。

　　　　　　［姜燕，马新平.浅析《针灸甲乙经》中蕴含的调和思想.
　　　　　　　　　　　　　　　　世界针灸杂志，2007，17（1）：46.］

　　范郁山整理《针灸甲乙经》中浅刺相关论述，初步梳理出书中浅刺针法的概况，整理浅刺腧穴。本书所记载的腧穴中"刺入一分"的穴位有14个，如颅息、天牖、少商、天井、中冲、少冲等；"刺入二分"的腧穴共20个，如完骨、天柱、鱼际、阳池、蠡沟、足临泣、小海等。阐发浅刺相关理论，与浅刺针法密切相关的论述虽大部分源于《素问》、《灵枢》，但《针灸甲乙经》将其作了系统化整理。《针灸甲乙经》作为一部承先启后的针灸专著，对皮部、络脉、筋经、卫气相关理论及浅刺腧穴进行归纳总结，使浅刺相关理论第一次由散在性论述转变为集中化、系统化的理论体系，对后世浅刺的临床应用产生了深远影响。

　　　　　　［范郁山，况彦德.《针灸甲乙经》浅刺针法理论研究探析.
　　　　　　　　　　　　　　　　江苏中医药，2010，42（5）：54.］

　　陈淑珍研究《针灸甲乙经》以脉象作为突破口，详细论述了生理、病理等不同脉象，对病理脉象的成因作了详细的论述，并提出针灸治疗原则；以人迎寸口脉象为依据，作为判断阴阳盛衰的原则，对《灵枢·经脉》篇针灸治病原则作了详细的阐释和补充；以脉象作为考察经脉虚实的依据，制定治疗法则和选穴依据，为以后迎随、开合、呼吸补泻方法的创立提供了理论依据。

[陈淑珍. 论《针灸甲乙经》对脉诊的贡献.

中医文献杂志，2010（2）：25.]

　　章曦研究郄穴的名称、位置及将其定为特定的针刺要穴，首见于《针灸甲乙经》。其卷三中明确指出："孔最，手太阴之郄。郄门，手心主郄。温溜，手阳明郄。会宗，手少阳郄。养老，手太阳郄。地机，足太阴郄。中都，足厥阴郄。水泉，足少阴郄。梁门，足阳明郄。外丘，足少阳郄。金门，足太阳郄。阳交，阳维之郄。筑宾，阴维之郄。跗阳，阳跷之郄。交信，阴跷之郄。手少阴郄，在掌后脉中。"即十二正经每经一个郄穴，加之奇经中阴跷脉、阳跷脉、阴维脉、阳维脉也各有一个郄穴，合计十六郄穴。《针灸甲乙经》中对郄穴的论述，除定名定位，详论针灸法外，还阐明了郄穴的主治规律及治疗疾病，从而使后世医家提出了"阳经郄穴多治急性痛症，阴经郄穴多治急性血症"的论点。对临床具有很高的指导意义。

[章曦. 浅谈《针灸甲乙经》的学术价值.

辽宁中医药大学学报，2008，10（5）：35.]

　　姜燕认为集《素问》、《九卷》和《明堂孔穴针灸治要》三部撰集而成的《针灸甲乙经》的语言反映的是汉代的语

言面貌和语言特点，因此，用汉代语言的一些特点和规律
对《针灸甲乙经》进行校勘整理。以《医统正脉》本为底
本，以明蓝格本、《四库》本为对校本，以刘衡如校勘的
《针灸甲乙经》、黄龙祥的《针灸名著集成·针灸甲乙经》
及张灿玾的《针灸甲乙经校注》为参校本，并参考《素问》
明·顾从德刻本、《灵枢》明·赵府居敬堂本、《太素》人
民卫生出版社影印清·萧延平注本、《明堂类成》丛书集成
1376 册、日本丹波元简的《素问识》、丹波元坚的《素问
绍识》等书进行校勘。肯定了依韵校勘《针灸甲乙经》的
必要性和可能性。

[姜燕.依韵校勘《针灸甲乙经》.江西中医学院学报，

2005，17（3）：20.]

姜燕等分析了《黄帝三部针灸甲乙经》题名的含义，
指出：书名"黄帝"是古人托名之作，以古圣贤作旗号使
人们相信自己的理论，并示与道家、阴阳家的内在关系。
所称"三部"，系指该书内容是将《素问》、《九卷》和《明
堂孔穴针灸治要》三部书"删其泛辞，除其重复"集为
一部。"针灸"是指书中论治以针灸为主，指明该书的主
要内容是关于针灸科的。"甲乙"二字，后代注家多解为
编次之意，是其说之一；另外，从中国传统医学的基础理
论"五行"分析，认为东方甲乙木具有生发欣欣向荣之征，
故"甲乙"二字亦可释为"生"、"活"，并作使动用法，即
"使人生"、"使人活"、"使人远离疾病，保持健康"之意。
"经"，具有"常"、"法"、"径"的意义，古人常把那些重

要的典籍称作"经"，表明《针灸甲乙经》是针灸方面的权威性的经典著作。

[姜燕，马新平.《黄帝三部针灸甲乙经》题名解.

中医文献杂志，2007（4）：23.]

赵京生研究书中所确定的针灸理论基础，以先论脏腑气血阴阳、继论经络的编排顺序，突出脏腑气血阴阳是针灸基础理论的重要构成。全书内容依照脏腑、经络、腧穴、诊查、刺法、病症治疗的顺序安排，完成了针灸理论知识的系统化。第三卷的腧穴排列，以自然身形为总体记穴顺序、头身穴与四肢穴的不同记述方式，体现了不同部位腧穴的意义有别，蕴含着腧穴的特性与规律。第七卷后大量"病症＋某穴主之"条文，当属腧穴主治表述方式趋向固定而统一的过渡阶段。末卷的妇儿科病症针灸治疗乃首次专门单列。

[赵京生.《甲乙经》的组织结构与针灸学术意义.

中医文献杂志，2009（1）：18.]

唐巍东总结《针灸甲乙经》中腹部腧穴的针刺深浅规律：任脉脐下腧穴的针刺深度大于脐上，其中建里、神阙和石关比较特殊；任脉腧穴的针刺深度最深，胃经腧穴最浅；肾经和胃经腧穴在脐上下的针刺深度无变化。上述腧穴针刺深浅规律可用来验证、指导腹针疗法的临床和进一步探索腹针疗法的未知领域。

[唐巍东.《甲乙经》腹部腧穴针刺深浅及其在腹针疗法中的

意义.针灸临床杂志，2006，22（9）：5.]

李今庸认为《针灸甲乙经》由于成书年代久远，其中的文字可能出现脱落遗漏，字形变异等现象，为能正确理解《针灸甲乙经》的医学思想，通过补正拾遗使之完整展现在读者面前。

［李今庸.《甲乙经》析疑五则.天津中医药，
2009，26（3）：177.］

黄龙祥通过对《针灸甲乙经》阅读法的探讨，包括自身条文前后比较、与《明堂经》、《内经》比较以及综合比较法的比较阅读法，领悟编者的编纂思路、由点连线地贯通阅读等创造性阅读法进行深入解析，开拓阅读经典古籍原文的方法。

［黄龙祥.《针灸甲乙经》的读法.中国医药文化，
2008（6）：39.］

黄龙祥还通过对《针灸甲乙经》文字与结构两个层面的深入思考，举例分析并探讨了《针灸甲乙经》在文字、结构、腧穴、表面解剖、腧穴证治等方面的特色，从细节、整体、逻辑推理等多重角度发掘《针灸甲乙经》的内涵，具有一定的启发意义。

［黄龙祥.《针灸甲乙经》的章法.中国医药文化，
2008（5）：28.］

方金森认为，《针灸甲乙经》书名"甲乙"两字，按现代解析是指基础、早期、通俗、常识等的意思。"甲乙"两

字是对全节概括性的标明。所以将《针灸甲乙经》可以理
解为"针灸基础知识"、"针灸常识"、"针灸必读"、或称
"针灸 ABC"。

[方金森.《针灸甲乙经》甲乙两字之我见.
中医文献杂志, 2002（2）: 34.]

张胜春等研究发现《针灸甲乙经》中取两穴或两穴
以上的条文共 152 条，占治疗内容总条文（1045 条）的
14.5%，所占比率虽然不大。但蕴含了古人配穴的思路和方
法，是宝贵的用穴经验。综合《针灸甲乙经》的针灸配穴治
疗内容分析，发现相互配合使用的腧穴之间有一定的规律可
寻，主要体现在不同特定穴的互配及配穴部位的特异性。

[张胜春，赵京生.《针灸甲乙经》配穴特点分析.
针灸临床杂志, 2002, 18（3）: 5.]

鲍良红运用训诂学、文字学、音韵学知识，考释了诸
家未注或所注尚可商榷的数条词语。

[鲍良红.《针灸甲乙经》词语杂释.南京中医药大学学报
（社会科学版）, 2005, 6（3）: 156.]

张胜春收集整理了 20 余年来研究《针灸甲乙经》的文
献，并从版本源流、校勘考证、归纳整理、理论探讨、临
床验证、价值评价等 6 个方面对这些文献进行归纳分析。

[张胜春.《针灸甲乙经》之研究现状.中国针灸,
2002, 22（4）: 279.]

　　严玉林等认为，《针灸甲乙经》对针灸医学的主要贡献主要有以下几方面：穴位的发展，增加穴名达到349个；从针灸学的角度，将《素问》、《针经》、《明堂孔穴针灸治要》中的解剖、生理等进行了归纳，使之比较集中，条理清楚，文简意明，便于学习，提出不同疾病的选穴规律；把晋以前针灸操作手法、禁忌、逆顺总结和肯定下来，成为后世针灸术的总结；重视妇科和儿科。

　　［严玉林，李一清，刘冠军.皇甫谧与《针灸甲乙经》.
吉林医科大学学报，1978（2）：146.］

　　张吉分析认为《针灸甲乙经》首先突出了"神"在针灸治疗中的重要性；强调脏象学说是针灸理论基础；重视营卫运行及经气流注的特点；重视以形态结构厘定俞穴位置；探究针灸机理是提高疗效的关键；强调理论和实践要密切结合。

　　［张吉.从《针灸甲乙经》看皇甫谧的学术思想.
北京中医学院学报，1983，4：35.］

　　孔祥序考查《针灸甲乙经》的成书年代和卷数，认为本书的成书年代在魏末，该书原著为12卷，《中国医籍考》等书原著10卷缺乏确凿依据，不能令人信服。

　　［孔祥序.《针灸甲乙经》成书年代和卷数考.
中华医史杂志，1985，15（1）：54.］

　　张建伟认为《针灸甲乙经》共记述了349个俞穴名称，

其中单穴 49 个，双穴 300 个，有两个热病气穴未加以命名，周身总共 651 穴。

［张建伟，王铁策.《甲乙经》周身俞穴考.

中医药学报，1986，4（1）：49.］

黄龙祥认为《针灸甲乙经》因成书年代久远，在腧穴主治病症方面出现不少差错，如小海穴所主的五条主治病症均误作少海穴所主。提出要对古代有关针灸腧穴文献作一番全面整理工作，引起针灸文献工作者的重视。

［黄龙祥.针灸古籍中腧穴主治错误举例.

中医杂志，1987，37（9）：52.］

钱超尘等以《针灸甲乙经》为核心，将古今以来特别是近现代有关皇甫谧医学思想研究的著作和论文等汇集一卷，编撰成《皇甫谧研究集成》，本书以目录概览和文章辑录等形式全方位、多层次展示皇甫谧及其医学思想的理论精髓和应用价值，是一部了解和研究皇甫谧医学思想的重要参考书。

［钱超尘，温长路.皇甫谧研究集成.

北京：中医古籍出版社，2011.］

综上所述，对《针灸甲乙经》基本内容的研究在训诂、校勘、腧穴主治规律、理论和应用方面的挖掘工作等方面已做了比较深入的工作，从而建立了系统的针灸学理论体系，为后世针灸学的发展提供了丰富的资料。